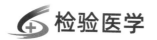
检验医学

检验与临床思维案例：内分泌疾病

主　审｜王传新　王成彬

主　编｜杜鲁涛　唱　凯　李贵星　方　琪

副主编｜崔丽艳　金英玉　程　伟　李　娟

重庆大学出版社

图书在版编目（CIP）数据

检验与临床思维案例. 内分泌疾病 / 杜鲁涛等主编.
重庆：重庆大学出版社，2024.8. --（检验与临床思
维系列）. -- ISBN 978-7-5689-4684-1

Ⅰ. R446.1

中国国家版本馆CIP数据核字第2024G3W698号

检验与临床思维案例：内分泌疾病

JIANYAN YU LINCHUANG SIWEI ANLI：NEIFENMI JIBING

主 审 王传新 王成彬
主 编 杜鲁涛 唱 凯 李贵星 方 琪
策划编辑：胡 斌

责任编辑：张红梅 版式设计：胡 斌
责任校对：关德强 责任印制：张 策

*

重庆大学出版社出版发行
出版人：陈晓阳
社址：重庆市沙坪坝区大学城西路21号
邮编：401331
电话：（023）88617190 88617185（中小学）
传真：（023）88617186 88617166
网址：http：//www.cqup.com.cn
邮箱：fxk@cqup.com.cn（营销中心）
全国新华书店经销
重庆亘鑫印务有限公司印刷

*

开本：787mm×1092mm 1/16 印张：17 字数：344千
2024年8月第1版 2024年8月第1次印刷
ISBN 978-7-5689-4684-1 定价：138.00元

张维红　张　怡　张　艺　赵　磊　赵　敏　周　晋　朱柳君

点评专家：（排名不分先后）

阿祥仁　曾伟宏　曾艳梅　唱　凯　陈启斌　陈贤华　单洪丽　邓智勇

董作亮　方绕红　葛高霞　韩宏艳　侯向萍　来艳君　李　倩　李晓牧

李玉杰　刘　超　刘　静　马兴波　任　丽　孙文伟　汪俊军　王　薇

王　旭　项守奎　谢海瑞　许　颖　晏文华　杨　雷　姚　磊　叶　婷

恽志华　张靖宇　张瑞青　赵富锋　赵丽菲　郑玉芬　朱兴华　庄学伟

主编简介

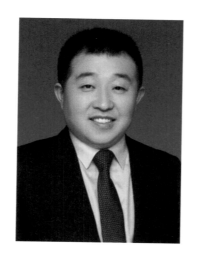

杜鲁涛

　　山东大学教授，博士研究生导师，国家优秀青年基金获得者，泰山学者，山东大学齐鲁医院检验医学中心常务副主任。中国医师协会检验医师分会委员、中华医学会检验医学分会青年学组副组长、山东省医学会检验学分会委员。研究方向为肿瘤新型生物标志物的发现及应用。主持国家重点研发计划项目 1 项，国家自然科学基金优秀青年科学基金项目 1 项、面上项目 2 项，山东省重大科技创新工程项目 1 项。以第一 / 通讯作者在 *PNAS*、*Nature Communications*、*Small* 等上发表 SCI 论文 32 篇，第一发明人授权国家发明专利 8 项。

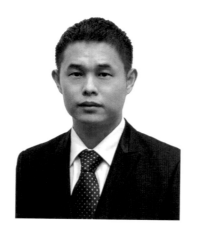

唱　凯

　　陆军军医大学第一附属医院检验科副主任医师、副教授、博士研究生导师，国家优秀青年基金获得者、重庆市杰出青年科学基金获得者、"巴渝学者"青年学者。中华医学会检验医学分会青年学组副组长、重庆市医师协会检验医师分会委员、重庆市医院协会临床检验管理专业委员会常委。主要从事 DNA 纳米结构的临床检验生物传感技术研究。主持国家自然科学基金及省部级重点课题等 9 项课题。以第一 / 通讯（含共同）作者在 *Science Advances*、*Advanced Science*、*Trends in Biotechnology* 等上发表原创性论文 30 篇，IF>10 分的 13 篇。获省部级科技进步二等奖 2 项，国家发明专利 11 件，参编专著 3 部。担任 *Biosensors & Bioelectronics*、*Journal of Clinical Microbiology* 杂志审稿人。

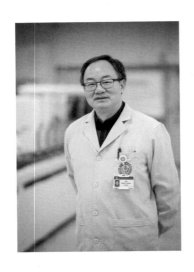

李贵星

四川大学华西医院实验医学科主任技师，教授，硕士研究生导师，华西临床医学院检验系生化教研室负责人。中华医学会检验医学分会临床生物化学学组委员、四川省康复医学会检验医学专委会副主任委员、全国高等医药院校临床生物化学专业组常务理事、中国麻醉学会检验与临床分会全国委员。荣获"四川大学青年骨干教师""学生心目中最喜爱的教师""优秀进修生带教老师"称号。主要研究方向是肝胆、心脏、肾脏、内分泌疾病发生的生化机制及诊断和评价标志物研究。在SCI等核心期刊上发表论文125篇。作为主编、副主编及编者参与27部国家规划教材和学术专著的编写工作。参编中国专家共识和诊疗指南2项。负责及主研国家级和省部级课题10项，获省级奖项3项。

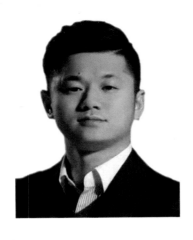

方　琪

副编审，检验医学新媒体平台负责人；重庆市卫生健康统计信息中心期刊部新媒体中心主任；重庆市科技期刊编辑学会新媒体工作委员会主任委员。主管的检验医学新媒体，现有关注用户75万，行业覆盖率超过90%，连续四年策划并主办全国检验与临床思维案例大赛，并对优秀案例进行出版。所在平台荣获中国医师协会健康传播专业委员会全国"健康新媒体十强"、西部科技期刊联盟"十佳新媒体平台"、重庆市科技期刊编辑学会"鸿鹄计划"之"创新发展平台"等荣誉称号。发表医学及编辑类核心期刊20余篇，主策划医学专著4本。

检验医学，如同一条纽带，巧妙地将基础医学与临床医学紧密相连，它是多学科知识的精妙融合。在这个以患者为核心、以疾病诊疗为终极目标的新时代，检验人员更应积极主动地钻研临床知识，深化检验与临床之间的交流。

内分泌疾病，依旧处于在临床的高发病之列。为了探寻疾病的真相，为患者提供精准的治疗方案，我们的临床生化检验专家必须与临床医生、药师等同仁肩并肩，以专业的技术支持与深入的理论探讨，共同铺就健康之路。

自 2021 年起，中华医学会检验医学分会青年学组携手检验医学新媒体，联袂打造了"全国检验与临床（内分泌疾病）思维案例展示"活动。经过层层筛选，从全国各地的稿件中，我们挑选出优秀案例，通过线下展示与线上直播互动，让知识的火花在行业内闪耀，赢得了广泛的赞誉。本书正是这些精彩案例的集结，其中的每一个字句都凝结了检验医生与临床医生的智慧与心血，是他们无缝协作、共同进步的见证。

我们衷心希望，这本书能成为临床与检验医生们的宝贵参考，助力他们在医学的海洋中航行得更远、更稳。当然，书中或许还存在不足，我们诚挚地邀请每一位读者和专家用您的专业眼光来审视并提出宝贵的建议与批评。

检验医学新媒体

2024 年 5 月

+

QIANYAN

前　言

随着检验技术的不断发展，新技术、新方法、新项目层出不穷，检验指标应用领域和应用内涵不断拓展，新的干扰因素和新的问题等也不断出现。如何解读好检验数据，更好地助力临床疾病诊疗和健康管理工作，得到临床及检验同道的高度关注。

为了更好地推进检验与临床的沟通交流，真正用好检验指标，并进一步推动检验医学的发展和骨干队伍的建设，自 2021 年起，以中华医学会检验医学分会青年委员会为指导单位、检验医学新媒体为主办单位，通过网络面向全国医院开展了检验与临床实用典型案例征集系列活动，并于 2023 年、2024 年成功出版了《检验与临床思维案例·内分泌疾病》（第一辑）和《检验与临床思维案例·内分泌疾病》（第二辑）。案例集的出版，不仅带动了各层级医院检验与临床"共话"交流的热潮，也促进了检验与临床的融合发展，得到了全国广大检验与临床同道的高度认可。

案例征集系列活动得到了全国检验和临床同道的大力支持和积极响应，2023 年陆续收集内分泌相关案例190篇，在前期活动广泛交流学习的基础上，后续案例稿件在案例分析、知识拓展及稿件整体质量方面都有明显提升。经过专家初审、比赛评比、专家现场点评和进一步指导，又有42篇案例经过修改完善后入选《检验与临床思维案例：内分泌疾病》，并由重庆大学出版社出版。希望案例集的陆续出版，能为广大检验与临床同道带来更多交流探讨的契机，持续带动检验与临床"共话"交流的热潮，更深入发挥检验指标在疾病诊疗中的作用，更好地助力患者健康。

再次感谢所有编者的案例分享，感谢所有审稿专家和点评专家严谨、务实、专业的指导！也希望广大读者们给予批评指正，并期待更多的编者参与后续的案例分享。

杜鲁涛　唱　凯　李贵星　方　琪
2024 年 5 月

MULU

目　录

第三篇　糖代谢紊乱

第四篇　性激素分泌异常

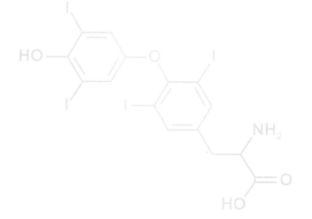

第一篇

甲状腺、甲状旁腺疾病

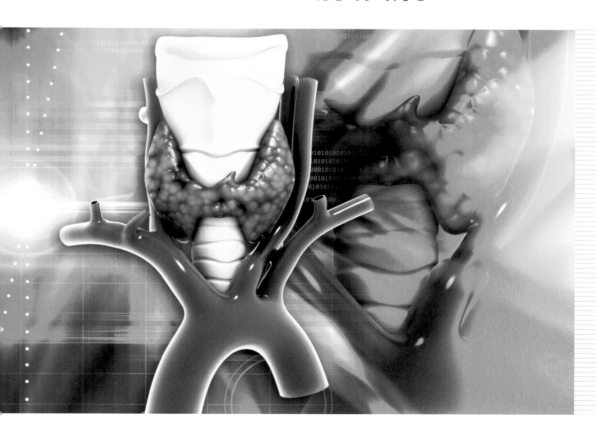

1

罕见的甲状腺功能检测干扰

作者： 张静[1]，曹琳[2]（南京中医药大学附属中西医结合医院，江苏省中医药研究院，1 检验科；2 内分泌科）

点评专家： 刘超[1]，汪俊军[2]（1 南京中医药大学附属中西医结合医院；2 南京大学附属金陵医院）

前言

化学发光法检测是目前临床实验室甲状腺功能检测的首选方法。然而，其检测过程存在多种不同类型的干扰，可引起结果差异，进而导致临床决策错误。现就本院诊治的一例罕见抗钌复合物抗体干扰导致的甲状腺功能异常的病例进行报道。

案例经过

患者，女，31 岁，分娩 2 年余。曾在 2019 年 4 月 17 日孕早期于外院检查甲状腺功能，结果显示：游离甲状腺素（FT4）及游离三碘甲状腺原氨酸（FT3）显著降低，促甲状腺素（thyroid stimulating hormone，TSH）数值不详，无明显自觉不适，未予以治疗。2019 年 4 月，外院复查甲状腺功能，结果均在正常范围。2019 年 12 月，孕晚期至外院复查甲状腺功能，再次提示 FT3、FT4 显著降低，余正常，外院予以左甲状腺素钠片（优甲乐）25 μg qd，口服治疗，但用药后 FT4 仍持续较低，剂量逐渐加至 100 μg qd 口服，直至分娩。

2021 年 5 月至我院内分泌科复查甲状腺功能仍提示 FT3、FT4 显著降低，余正常。予以完善垂体 MRI 平扫 + 增强提示：垂体前后叶交界处异常信号，考虑 Rathke 裂囊肿。甲状腺彩超提示：甲状腺回声稍粗；两侧颈部淋巴结呈反应性改变。颈部 CT 平扫 + 增强提示：双侧甲状腺弥漫性病变。

患者于 2021 年 11 月在外院检查意外发现血清降钙素（calcitonin，CT）升高，达 107 pg/mL（参考值 0~6.4 pg/mL），同月于我院门诊复查 CT 高达 439.30 pg/mL。两次结果均显著升高。为进一步系统诊治，患者于 2021 年 12 月 13 日收治于我院内分泌科。既往史、个人史、过敏史均无特殊。否认甲状腺疾病家族遗传病史。

入院后检查：①体格检查均无异常，甲状腺未见肿大。②三大常规及生化检查：未见明显异常。③内分泌激素检查：促肾上腺皮质激素、皮质醇及甲状旁腺素结果均正常，甲状腺功能全套结果显示 FT3、FT4 仍显著降低，CT 341.40 pg/mL。④物理检查：心电图、胸部 CT、腹部及心脏彩超均未见异常。⑤病理及分子学检查：甲状腺细针穿刺涂片未见恶性细胞，甲状腺肿瘤多基因检测未见异常。⑥诊断结果及随访情况：结合患者病史、临床表现及实验室检查，诊断为甲状腺功能异常、高降钙素血症。

后续随访，2022 年 1 月于我院门诊复查甲状腺功能，仍提示 FT3、FT4 显著降低，余正常，CT 水平仍高达 363.90 pg/mL。2019—2022 年外院及我院异常甲状腺功能结果见表 1.1，2019 年 4 月甲状腺功能检查结果见表 1.2。

表 1.1　2019—2022 年患者甲状腺功能检测结果汇总表（A 检测系统）

时间	医院	检测项目						
		FT3（pmol/L）	FT4（pmol/L）	T3（nmol/L）	T4（nmol/L）	TSH（μIU/mL）	TgAb（IU/mL）	TPOAb（IU/mL）
2019-04-17	外院1	0.4 ↓	0.563 ↓	/	/	/	/	/
2019-12-23	外院2	<0.4 ↓	2.03 ↓	2.61	138.9	1.05	未测	未测
2021-05-27	本院	<0.4 ↓	1.72 ↓	2.04	未测	未测	45.3	20.53
2021-11-26	外院3	<0.6 ↓	2.5 ↓	/	/	/	/	/
2021-11-29	本院	<0.4 ↓	3.1 ↓	1.86	133.7	0.766	32.65	18.96
2021-12-14	本院	<0.4 ↓	3.86 ↓	2.01	127.7	0.721	37.31	20.02
2022-1-20	本院	<0.4 ↓	3.39 ↓	1.92	143.2	0.567	45.6	22.23
参考值		3.1~6.8	12.91~22.35	1.3~3.1	66~181	0.34~5.6	<4.11	<5.6

注：/ 表示结果不详。A 检测系统发光底物为三联吡啶钌。

表 1.2　2019 年 4 月甲状腺功能检测结果（B 检测系统）

时间	医院	检测项目						
		FT3（pmol/L）	FT4（pmol/L）	T3（nmol/L）	T4（nmol/L）	TSH（μIU/mL）	TgAb（IU/mL）	TPOAb（IU/mL）
2019-04-17	外院 4	2.6	0.99	0.8	88.6	0.89	2.16	<0.01
参考值		2.5~3.9	0.59~1.25	1.3~3.1	66~181	0.34~5.6	<4.11	<5.6

注：B 检测系统发光底物为 1,2-二氧环乙烷衍生物（AMPPD）。

案例分析

1. 临床案例分析

本例患者在孕早期常规检查甲状腺功能时提示异常，后在孕中晚期及产后多家医院复查甲状腺功能均提示异常，表现为 T3、T4 正常，而 FT3、FT4 极度降低，TSH 并未负反馈性升高，甲状腺自身抗体均阴性，甲状腺超声及穿刺检查未见异常，排除了原发性甲状腺功能减退。垂体磁共振检查以及其他垂体—靶腺激素测定也排除了垂体性或下丘脑甲状腺功能减退，且患者无甲状腺疾病家族史，无相关甲状腺手术、放疗病史，无特殊用药史，也无乏力、怕冷、记忆力减退、便秘、水肿等甲状腺功能减退症的临床表现，而在经过临床医师给予补充左甲状腺素钠片（优甲乐）且最高剂量达 100 μg 后，患者的 FT3 和 FT4 并未得到纠正，始终低于检测值下限。当患者产后自行停用优甲乐后仍无明显不适，我们考虑该患者的病史、临床表现、对药物治疗的反应性均和实验室检查不符，初步推测实验室结果可能存在干扰。

2. 检验案例分析

接到临床对检测结果的质疑后，检验科专业负责人组织科室专家团队对患者历次数据进行了认真分析，发现数据的极度异常主要体现在 FT3、FT4 及 CT 3 个项目。回顾患者 2 年多来在包括我院的 5 家医院（本院及外院 1—4）进行过的 FT3、FT4 检测结果，其中 4 个实验室数据结果较为一致，基本可以排除分析中的检测错误，但均与外院 4 的结果截然不同，这一现象引起了大家的注意。进一步调查发现，我院与外院（1—3）4 个实验室全部使用 A 检测系统，而外院 4 使用了 B 检测系统，二者发光底物不同（具体见表 1.1 及表 1.2 注），患者血清中是否存在针对 A 检测系统未知的特定干扰？由于 FT3、FT4 检测不能稀释，不能通过稀释法验证这两个项目线性来判断，因此，我们决定通过观察基于不同原理的检测系统的检测结果来验证样本中是否存在针对 A 检测系统的特定干扰。经知情同意后，工作人员分别采用与 A、B 检测系统不同标志物的 C 检测系统进行 FT3、FT4 检测和 D 检测系统进行 CT 检测（C、D 检测系统的发光底物见表 1.3 注），数据见表 1.3。

表 1.3　FT3、FT4 及 CT 验证结果

时间	C 检测系统		D 检测系统
	FT3（pmol/L）	FT4（pmol/L）	CT（pg/mL）
2022-01-25	5.33	22.69 ↑	2
参考值	3.5~7.0	10~22	0~18

注：C 检测系统发光底物为鲁米诺；D 检测系统发光底物为异鲁米诺。

与 A 检测系统采用不同发光底物的 C、D 检测系统结果均显示，该患者 FT3、FT4 及 CT 浓度处于正常水平，这进一步证实了我们的猜想：该患者体内可能存在针对 A 检测系统的特异性干扰。为进一步鉴定该特异性干扰的具体性质，工作人员将剩余血清送至 A 检测系统生产厂家国内实验室进行干扰物分析，最终证实该患者体内存在针对 A 检测系统发光标志物的抗钌复合物抗体。

该干扰不但使采用竞争法检测的 FT3、FT4 结果偏低，而且使采用夹心法检测的 CT 结果显著偏高。其干扰原理为：抗钌复合物抗体与钌复合物结合，再结合在生物素化的检测 FT3 和 FT4 的抗体上，最终与亲和素包被的聚苯乙烯磁珠相连接。通过抗钌复合物抗体的桥接，最终的检测产物上连接了更多的钌标志物，从而产生比正常情况更多的光量子计数。对于采用竞争法检测的 FT3 和 FT4，更多的光量子计数会导致呈现浓度值更低。因此，此时 FT3 和 FT4 测定结果假性偏低，而对于采用夹心法检测的 CT 结果则相反，出现假性升高，如图 1.1 所示。

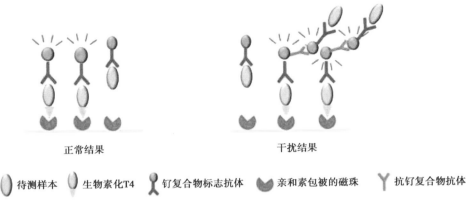

正常结果　　　　　　　　　　　　干扰结果

待测样本　　生物素化T4　　钌复合物标志抗体　　亲和素包被的磁珠　　抗钌复合物抗体

图 1.1　抗钌复合物检测干扰 FT3、FT4 的原理

至此，拨云见日，患者得到结果正常的诊断，几年的焦虑随之而解。

知识拓展

目前，检验科常采用化学发光法检测甲状腺功能。据文献报道，该方法可能存在6种干扰测定的类型，包括嗜异性抗体、生物素、抗链霉亲和素抗体、巨促甲状腺激素、甲状腺激素自身抗体以及抗钌复合物抗体。其中，抗钌复合物抗体干扰发生率很低（<1%），并且对FT3、FT4的影响有不同的报道，而对T4或T3的影响鲜有报道。6种干扰测定对结果的影响见表1.4。

表1.4　抗钌复合物抗体引起甲状腺功能检测结果异常情况汇总

发表年份	FT3	FT4	TSH
2007	↑	—	—
2009	—	↑	—
2009	↑	↑	—
2011	↑	↑	—
2014	—	—	↑
2017	↓	↓	—
2017	—	—	↑

注：↑表示假性升高，↓表示假性降低，—表示正常范围。

案例总结

1. 临床案例分析

本案例患者的诊治经过给临床医师的启示是，当临床表现与实验室检查不符时需及早考虑检验干扰物的存在，减少误诊和过度诊疗，避免产生不良的临床后果。同时需要及时完善患者的临床病史资料，患者是否存在近期免疫接种、输血、自身免疫性疾病、单克隆治疗或与宠物接触等经历。本案例中，钌作为铂族金属的一员，在汽车制造领域广泛使用，而文中的宝妈为某汽车销售公司文员，她体内产生的抗钌复合物抗体是否与职业暴露有关需进一步研究。

2. 检验案例分析

抗钌复合物抗体检测是一种针对特定检测系统标志物的特异性干扰因子，临床发生率极低，常不为专业人员所知。其干扰原因复杂，对FT3和FT4产生不同影响的原因可能与干扰因子的浓度有关。相对于FT3和FT4，T3和T4检测结果未见明显影响的原因尚不清楚，推测可能与人体内T3和T4远高于前两者有关。在长达2年多的时间里，该患者的既往多次检测（包括在我院的检测）均出现异常结果，其明显异常的结果在报告审核过程中没有得到工作人员的足够重视，给患者带来了较大的身心影响。检验工作者应关注包含分析中的全过程，对于不能解释的结果，应通过阅读文献，及时与临床医生交流，必要时进行验证，积极查找原因，避免发出不正确的报告单。

专家点评

本案例是一例因为患者体内存在罕见抗钌复合物抗体而导致结果受到干扰，引起误诊、误治的典型案例，对临床医生的诊疗思维具有极大的启发和促进。当患者的体征以及各项检查与检测结果的提示不一致时，首先要排除检验结果受干扰带来的结果错误，以避免不必要的检查和治疗，给患者带来经济上和心理上的负担。

当患者实验室检测结果与临床表现不一致时，检验工作者应对分析中的全过程进行分析、查找原因，如仍不能解释结果的异常，应积极查阅文献，积极发现潜在的影响因素，包括药物使用、饮食、环境等可能因素，分别进行验证，确认影响因素，确保发出正确的报告单。本案例中，检验科工作人员接收到临床质疑后，由易到难、抽丝剥茧地进行了认真分析，最终找到了导致干扰的"罪魁祸首"，这一实践过程对日常检验工作有较强的指导意义。

参考文献

［1］ FAVRESSE J，BURLACU M C，MAITER D，et al. Interferences with thyroid function immunoassays：Clinical implications and detection algorithm［J］. Endocrine Reviews，2018，39（5）：830-850.

［2］ ANDO T，YASUI J I，INOKUCHI N，et al. Non-specific activities against ruthenium crosslinker as a new cause of assay interference in an electrochemilluminescent immunoassay［J］. Internal Medicine，2007，46（15）：1225-1229.

［3］ SAPIN R，AGIN A，GASSER F. Efficacy of a new blocker against anti-ruthenium antibody interference in the Elecsys free triiodothyronine assay［J］. Clinical Chemistry and Laboratory Medicine，2007，45（3）：416-418.

［4］ HEIJBOER A C，IJZERMAN R G，BOUMAN A A，et al. Two cases of antiruthenium antibody interference in Modular free thyroxine assay［J］. Annals of Clinical Biochemistry，2009，46（Pt 3）：263-264.

［5］ MCKILLOP D，THOMPSON D，SHARPE P. Response to heijboer et Al. ann clin biochem 2009；46（3）：263-4［J］. Annals of Clinical Biochemistry：International Journal of Laboratory Medicine，2009，46（5）：428-429.

［6］ BUIJS M M，GORGELS J P M C，ENDERT E. Interference by antiruthenium antibodies in the Roche thyroid-stimulating hormone assay［J］. Annals of Clinical Biochemistry，2011，48（Pt 3）：276-281.

［7］ GESSL A，BLUEML S，BIEGLMAYER C，et al. Anti-ruthenium antibodies mimic macro-TSH in electrochemiluminescent immunoassay［J］. Clinical Chemistry and Laboratory Medicine，2014，52（11）：1589-1594.

［8］ FAVRESSE J，PARIDAENS H，PIRSON N，et al. Massive interference in free T4 and free T3 assays misleading clinical judgment［J］. Clinical Chemistry and Laboratory Medicine，2017，55（4）：e84-e86.

［9］ RIVERO R S，LORENZO F P，TORRES J D，et al. Falsely elevated thyroid-stimulating hormone value due to anti-ruthenium antibodies in a patient with primary hypothyroidism：A case report［J］. Clinical Chemistry and Laboratory Medicine，2017，55（12）：e273-e275.

2

呼吸衰竭及心力衰竭背后的真相

作者： 韦金虎[1]，涂鑫[1]，谢瑶[1]，李素芬[1]，陈翔[1]，陈贤华[1]，潘刚熙[1]，黄忠道[2]，朱柳君[2]（柳州市柳铁中心医院，1 检验科；2 核医学科）

点评专家： 陈贤华（柳州市柳铁中心医院）

前言

患者因反复腰痛 5 年，病情加重，到我院骨科求治。患者在骨科治疗期间病情发展为不明原因的呼吸衰竭及心力衰竭，为求明确病因进行全院会诊。会诊时发现患者曾有甲状腺切除手术史，遂建议临床加做甲状腺功能检测并邀请内分泌科参与会诊。最终发现引起呼吸衰竭及心力衰竭背后的真相。经予以左甲状腺素钠片、吸氧、机械通气、降压、雾化、利尿、止咳化痰等对症支持治疗，患者病情明显好转。

案例经过

患者，女，68 岁，因"反复腰痛 5 年，加重伴左下肢麻痛 2 月"入院。患者既往身体素质一般，有颈椎病病史，左上肢麻木、乏力，左手持物不稳，偶有头晕不适，未进行正规诊治，有高血压病史，服用硝苯地平降血压；双下肢动脉粥样硬化症，曾进行甲状腺切除手术；否认药物、食物过敏史，否认输血史。

入院检查结果如下：

血常规：红细胞 3.24×10^{12}/L，血红蛋白 102.0 g/L。患者血红蛋白偏低，提示轻度贫血。

生化检查：总胆固醇 5.57 mmol/L，甘油三酯 2.43 mmol/L，高密度脂蛋白胆固醇 1.13 mmol/L，载脂蛋白 AI 1.00 g/L，载脂蛋白 B 1.22 g/L，脂蛋白（a）480.2 mg/L，载脂蛋白 E 6.20 mg/dL，肌酸激酶 588 IU/L，肌酸激酶同工酶 50.0 IU/L，乳酸脱氢酶 279 IU/L， α-羟丁酸脱氢酶 208 IU/L，B 型钠尿肽前体（B-type natriuretic peptide，BNP）723.30 pg/mL。患者心肌酶及 BNP 偏高、血脂偏高。

动脉血气分析：氧分压（体温）40.5 mmHg，二氧化碳分压（体温）51.5 mmHg，血氧饱和度 76.2%，氧合血红蛋白 75.5%，还原血红蛋白 23.6%。提示患者有呼吸衰竭。

检验科参加会诊后认为患者有甲状腺切除手术史，建议完善甲状腺功能检查，检查结果提示患者血清 T3、T4 明显降低，促甲状腺激素明显升高，提示发生严重甲状腺功能减退。

临床完善甲状腺及颈部淋巴结彩超（图 2.1），显示：甲状腺术后，甲状腺缩小，实质回声减低、欠均匀；颈部甲状腺引流区域未见明显肿大淋巴结。

由于患者心肌酶及 BNP 高，临床继续完善心脏彩超（图 2.2），显示：动脉瓣轻微反流（退行性心瓣膜改变）；左室顺应性降低，左室收缩功能在正常范围；心包腔少量积液。

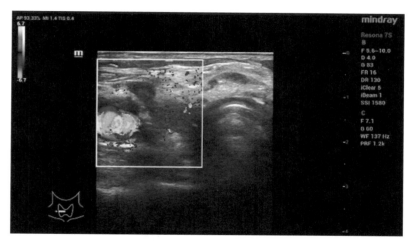

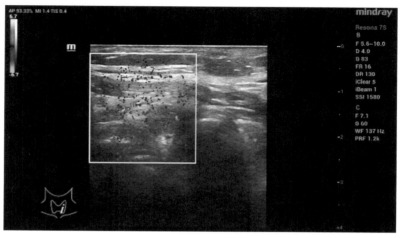

图 2.1　患者甲状腺及颈部淋巴结彩超

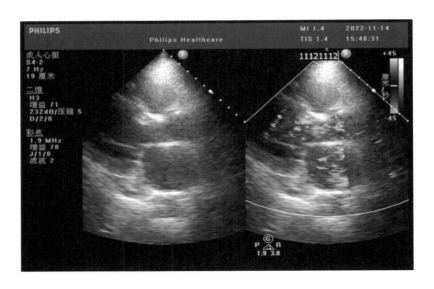

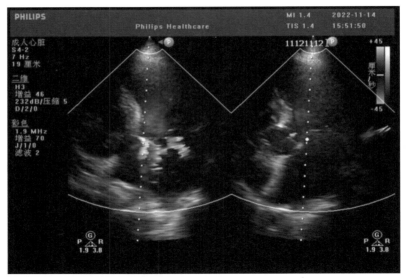

图 2.2 患者心脏彩超结果

最后，临床予以左甲状腺素钠片 25 μg，1 次 / 日替代治疗，同时予以吸氧、降压、雾化、利尿、止咳化痰等对症支持治疗。经治疗后，患者症状明显好转。查体：生命征正常，神志清晰，双肺呼吸音稍粗，两肺未闻及干湿性啰音，心腹查体未见明显异常，双下肢无凹陷性水肿。遂予出院，继续予以左甲状腺素钠片 25 μg，1 次 / 日替代治疗；1 月后到内分泌科门诊复查甲状腺功能及调整剂量。

案例分析

1. 检验案例分析

本案例中，患者由于甲状腺切除手术导致严重的甲状腺功能减退，实验室检查主要表现为血清 T3、T4 降低，同时伴有 TSH 明显升高。其临床表现可能与甲状腺激素严重缺乏密切相关。

（1）轻度贫血：甲状腺激素的缺乏使造血功能受到抑制，红细胞生成素减少，导致患者出现了轻度贫血的临床症状。

（2）高脂血症：甲状腺激素促进脂肪合成和降解，其降解较明显，释放出脂肪酸和甘油，由于肝脏低密度脂蛋白受体利用增加，使更多胆固醇从血中清除，降低血中胆固醇水平。因此，甲状腺功能减退时常伴有高脂血症。

（3）呼吸衰竭：甲状腺激素可保持低氧和高碳酸血症对呼吸中枢的正常驱动作用，维持气体交换时的动力，呼吸肌的功能亦受甲状腺激素的调节。同时，甲状腺激素还可以增加红细胞内 2，3-二磷酸甘油酸（2，3-diphosphoglycerate，2，3-DPG）含量，使血红蛋白与氧解离加快，有利于向组织供氧。在本案例中，患者因切除甲状腺发生甲状腺功能减退，进而因甲状腺激素缺乏导致患者呼吸频率及深度降低，气体交换动力降低，2，3-DPG 含量下降，造成患者肺通气和换气不足，对组织的供氧下降，最终发生呼吸衰竭。

（4）心衰及心包积液：甲状腺激素对心脏有正性变时、变力作用，甲状腺激素不足，心输出量和心率都显著降低，造成血清胆固醇增加及动脉粥样硬化形成，该患者有高血压伴严重缺氧，多种因素造成了心衰的症状。同时，由于心肌代谢降低，从而引起心包膜血管通透性上升，血管内液体和黏蛋白漏出，引起心包积液。同时，心包膜淋巴回流不畅，大量黏蛋白在心包膜上沉积，心包毛细血管有效滤过压升高，反过来促进心包积液的形成。

2. 临床案例分析

患者诉腰痛伴左下肢麻、痛，行走困难，有气喘不适，有声音沙哑，偶有咳嗽、咳痰，咳少许白色黏痰，饮水呛咳，夜间有打鼾，有记忆力下降，偶有头晕，血压 144/69 mmHg，双肺呼吸音稍粗，双下肢轻度凹陷性水肿。甲状腺功能减退危象又称黏液性水肿昏迷，是一种罕见的严重内分泌疾病。甲状腺功能减退危象多见于老年女性，通常由多种疾病诱发，临床表现多样，可引起多器官功能不全。临床主要表现为嗜睡、精神异常、行动迟缓、智力减退甚至昏迷，面部水肿、声音嘶哑、皮肤干燥苍白、体温过低、心动过缓、呼吸衰竭、休克及心力衰竭等。结合实验室检查、影像及心电图检查，本例患者有甲状腺切除手术史，符合甲状腺功能减退危象引起的心功能异常及呼吸衰竭。

知识拓展

甲状腺激素几乎作用于机体的所有组织，从多方面调节新陈代谢与生长发育，影响器官系统的功能。甲状腺激素分泌过多或分泌不足都会引起机体代谢、生长发育以及器官功能障碍等一系列复杂的临床表现（表 2.1）。

表 2.1　甲状腺激素对机体代谢的影响

作用靶点	基本生理作用	分泌过多的表现	分泌不足的表现
能量代谢	↑能量代谢，↑BMR	产热↑，BMR↑，喜凉怕热	产热↓，BMR↓，喜热恶寒
糖代谢	↑血糖（↑肠吸收，↑糖原分解，↑糖异生）； ↓血糖（↑外周组织利用）	餐后血糖↓，随后↓	血糖↓
脂类代谢	↑脂肪分解 > ↑脂肪合成； ↑胆固醇降解 > ↑胆固醇合成	体脂↓ 血胆固醇↓	体脂↑ 血胆固醇↑
蛋白质代谢	↑肝、肾及肌肉蛋白质合成	蛋白质分解↑；骨骼肌蛋白质分解↑，消瘦	蛋白质合成↓；组织黏蛋白↑，黏液性水肿
生长发育	↑胚胎生长发育尤其是脑； ↑骨生长发育（协同 GH）	骨质疏松；体重↓	智力发育迟缓、身材短小（克汀病）
神经系统	↑中枢神经系统的兴奋性	易激动、烦躁不安、喜怒无常、失眠多梦、注意力分散	记忆力减退、言语和行动迟缓、表情淡漠、少动嗜睡
心血管系统	↑心率，↑心肌收缩能力，↑心输出量	心动过速、心律失常、甚至心力衰竭	心率↓，搏出量↓
消化系统	↑消化道运动，↑消化腺分泌	食欲↑，进食量↑；胃肠运动↑，腹泻	食欲↓，进食量↓；胃肠运动↓，腹胀便秘

注：↑促进或增强，↓抑制或减弱

甲状腺功能减退危象（简称甲减危象）又称为黏液性水肿昏迷，是甲状腺功能低下失代偿的一种严重的临床状态，病情凶险，病死率高。目前，临床上甲减危象无明确诊断标准，常根据病史、临床表现、甲状腺功能检查结果（FT3、FT4 水平降低，TSH 升高或不高）诊断。王世义等分析甲减危象 10 例误诊发现，患者存在反应迟钝、食欲不振、胸闷、心悸及全身水肿、呼吸困难、低血糖、重症肺炎、心包积液、贫血、凝血功能障碍、心肌酶异常表现等症状。甲减危象患者呼吸系统常表现为呼吸衰竭。其原因首先考虑呼吸中枢对低氧血症及高碳酸血症的反应减低，进而导致肺通气不足，引起Ⅱ型呼吸衰竭，导致患者昏迷；其次，此类患者存在大量胸腔及腹腔积液，导致肺容量减少；另外，此类患者鼻咽喉部黏液性水肿及巨舌致上呼吸道梗阻。甲减危象患者心血管系统表现为非特异性心电图异常、心动过缓、心脏扩大、心脏收缩力下降及休克，部分患者有大量心包积液和严重心肌病。

治疗甲减危象的关键在于及时识别和纠正导致病情加重的原因，并补充足量的甲状腺激素。若甲减危象患者出现Ⅱ型呼吸衰竭，建议尽早行机械通气治疗，即使在予以左甲状腺素治疗过程中，仍需密切监测呼吸功能，合理使用机械通气支持治疗。

案例总结

本案例中的患者为甲状腺术后甲状腺功能减退综合征，多年来未规范诊疗，入院治疗腰痛时出现了黏液性水肿、呼吸衰竭、心功能不全，濒临死亡。会诊后，一方面，考虑甲状腺术后甲状腺功能减退，及时采用机械通气；另一方面，补充甲状腺素来替代治疗而抢救成功。因此，对甲状腺功能减退患者要早诊断、早治疗，以期达到改善患者症状、减轻患者痛苦、提高患者生活质量的目标。

通过一份甲状腺功能的报告最终找到了患者呼吸衰竭的真相。这提示我们，在日常工作中，除了要保质保量地完成检测工作，还应深挖检验数据本质，并紧密联系临床，这样才能提供有价值的诊疗信息，并最终使患者受益。

专家点评

甲减危象是甲状腺功能减退患者平时没有得到正规的治疗，在遇到如感染等应激因素的情况下导致甲状腺功能减退症状加重，从而出现一系列的临床表现，并且危及生命的一种危急情况。甲减危象的诊断依据主要是患者的临床表现（嗜睡、精神异常，行动迟缓、智力减退甚至昏迷、面部水肿、声音嘶哑、皮肤干燥苍白、体温过低、心动过缓、呼吸衰竭、休克及心力衰竭等），以及实验室检查结果（T3、T4显著降低等）。甲减危象患者如果有低体温，一定要注意保温或是给予升温治疗；如果有感染，还要积极给予抗感染治疗。

参考文献

［1］朱文青，冯学敏，林佑善，等.甲状腺机能减退症并发呼吸衰竭及粘液性昏迷二例［J］.中华内科杂志，1991，30（7）：437-438.

［2］王世义，费爱华.甲状腺功能减退危象十例误诊分析［J］.临床误诊误治，2019，32（11）：6-10.

［3］DHAKAL P，PANT M，ACHARYA P S，et al. Myxedema Coma with reversible cardiopulmonary failure：A rare entity in 21st century［J］. Maedica，2015，10（3）：268-271.

［4］MAJID-MOOSA A，SCHUSSLER J M，MORA A. Myxedema coma with cardiac tamponade and severe cardiomyopathy［J］. Proceedings（Baylor University Medical Center），2015，28（4）：509-511.

［5］SALOMO L H，LAURSEN A H，REITER N，et al. Myxoedema coma：An almost forgotten，yet still existing cause of multiorgan failure［J］. BMJ Case Reports，2014，2014：bcr2013203223.

3

假性甲状旁腺功能减退症

作者：冷蔚玲[1]，张利改[2]，陈刘[1]，何远[2]，吴宇[2]（陆军军医大学第一附属医院，1 内分泌科；2 检验科）

点评专家：唱凯（陆军军医大学第一附属医院）

前言

患者因"反复四肢酸痛 11 年"入院，入院查体：陶瑟征（Trousseau 征）阳性；面神经征可疑阳性。入院后完善相关检查，发现患者低血钙、高血磷、甲状旁腺素升高，伴低血钾、低尿磷、低尿钙。头颅 CT：脑内多发对称性的钙化，提示代谢和内分泌性疾病，可能是甲状旁腺功能低下所致。甲状旁腺显像未见局部腺瘤或功能亢进。眼科相关检查提示继发性白内障。结合检查结果，提示患者可能是假性甲状旁腺功能减退症。进一步完善基因检测，发现 GNAS 甲基化阳性，支持假性甲状旁腺功能减退症诊断。在充分告知患者病情后，给予补钙和活性维生素 D 治疗，患者血钙恢复正常。

案例经过

患者，男，23 岁，因"反复四肢酸痛 11 年"入院。

入院查体：生命体征平稳；BMI 26 kg/m²；陶瑟征阳性；面神经征可疑阳性，心肺腹查体（－）；甲状腺正常，未触及明显震颤，未闻及明显血管杂音，颈部血管无杂音；脊柱正常生理弯曲，脊柱四肢无压痛，四肢关节正常，活动自如，无畸形、下肢静脉曲张、杵状指（趾）；双下肢无明显水肿；四肢肌力正常，腹壁反射正常，肱二头肌反射正常，膝反射正常，霍夫曼征未引出，巴宾斯基征未引出，克尼格征未引出，布鲁津斯基征未引出。家族史：父母健在，否认家族传染病及遗传病史。

入院完善相关检查：钾离子（K⁺）2.92 mmol/L ↓、钠离子（Na⁺）140.60 mmol/L、

氯离子（Cl⁻）97.70 mmol/L、总钙（Ca）1.58 mmol/L↓、无机磷（P）2.04 mmol/L↑；甲状旁腺素（PTH）213.50 pg/mL↑；25- 羟维生素 D16.44 ng/mL↓。

血气分析（未吸氧）：pH 7.43，PCO_2 49 mmHg，PO_2 78 mmHg，Na^+137 mmol/L，K^+2.9 mmol/L，血糖（Glu）9.4 mmol/L，乳酸（Lac）1.4 mmol/L，HCO_3^- 32.5 mmol/L，碱剩余（BE）8.2 mmol/L。

尿液检查：尿糖阴性，尿蛋白阴性。24 小时尿钾（K）33.35 mmol/24 h、24 小时尿钙 1.02 mmol/24 h↓、24 小时尿无机磷 12.78 mmol/24 h↓、24 小时尿钠（Na）150.22 mmol/24 h、24 小时尿氯（Cl）150.64 mmol/24 h。

皮质醇测定值 344.38 nmol/L，促肾上腺皮质激素（adrenocorticotropic hormone，ACTH）测定值 32.33 pg/mL，未见明显异常。立、卧位肾素醛固酮结果如表 3.1 所示。

表 3.1　立、卧位肾素醛固酮结果

检测项目	立位	卧位
血浆醛固酮（pmol/L）	137.62	94.78
肾素活性测定［ng/（mL·h）］	6.33	3.6
血管紧张素（A I）（pg/mL）	12.0	4.99
血管紧张素（A II）（pg/mL）	165.94	117.46
血浆醛固酮与肾素活性比值（ARR）	2.17	2.63

骨密度：骨量正常（Z=-0.4）。超声（小器官）检查提示：①甲状腺超声未见明显异常；②双侧颈部可见多个正常形态淋巴结，胸部摄片未见明显异常。超声（腹部）检查提示：①脂肪肝；②胆囊壁毛糙，胆囊息肉样变；③胰、脾、双肾超声未见明显异常。

肾上腺 CT 提示左侧肾上腺增生。头颅 CT：脑内多发对称性的钙化，增生提示代谢和内分泌性疾病，可能是甲状旁腺功能低下所致。胸腹部 CT 检查提示：左侧肾上腺增生性改变。甲状旁腺显像：未见局部腺瘤或功能亢进。动态血压监测：未提示高血压。眼科相关检查：提示继发性白内障。基因检测：GNAS 甲基化异常检测阳性。

案例分析

1. 检验案例分析

该患者持续性低钾、低钙，四肢酸痛，完善相关检查发现：血磷高，尿磷减少，提示尿磷重吸收多；血钙低，尿钙低，甲状旁腺素（parathyroid hormone，PTH）增高，提示 PTH 未发挥升血钙、降血磷作用，低钙高磷刺激甲状旁腺合成更多的 PTH，提示 PTH 抵抗可能，考虑该患者为假性甲状旁腺功能减退症可能。同时，该患者立、卧位醛固酮结果提示 ARR 值正常，肾素 / 血管紧张素未见明显升高，24 小时尿钾增高，尿蛋白阴性，尿糖阴性，血气提示代谢性碱中毒代偿期，可排除引起低钾、低钙的其他疾病，如 Fanconi 综合征、Batter 综合征和原发性醛固酮增多症等相关疾病。

基因检测：在 trio 全外显子组测序检测中，未发现相应的基因突变，但采用 MS-MLPA 法进行假性甲状旁腺功能减退症 GNAS 甲基化异常检测时发现，该患者母源等位基因甲基化的 GNAS-upstream、GNASXL 和 NESPAS 区域，父源等位基因甲基化的 NESP55 区域均存在甲基化异常（图 3.1）。支持 GNAS 甲基化阳性引起假性甲状旁腺功能减退。

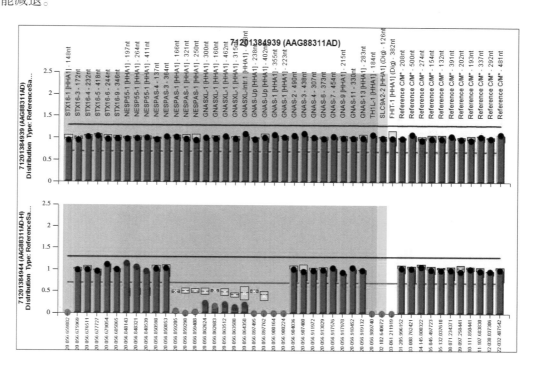

图 3.1　患者 GNAS 甲基化异常检测结果

2.临床案例分析

从检验结果进行诊断：患者低血钙明确，血磷高，尿糖阴性，合并低钾血症，血气分析提示代谢性碱中毒代偿期，不支持 Fanconi 综合征。患者肾素 / 血管紧张素未见明显升高，血氯正常，尿钙降低，且患者无明显低钠，故 Batter 综合征可能性小。患者肾素 -醛固酮水平正常，皮质醇节律及促肾上腺皮质激素正常，暂不支持原发现醛固酮增多症及库欣综合征引起低钾血症。患者低血钙、高血磷，25- 羟维生素 D 水平偏低，与甲状旁腺激素显著升高不吻合。患者甲状旁腺激素水平升高，但血钙水平低，血磷水平高，肾功能正常，尿钙减低，排除尿钙排泄增多所致的低钙血症和肾功能不全所致的低钙血症继发性甲状旁腺功能亢进症。检验结果提示甲状旁腺激素抵抗可能，支持假性甲状旁腺功能减退可能。

从检查结果进行鉴别诊断：患者甲状旁腺激素水平升高，甲状旁腺显像未见甲状旁腺功能亢进（图3.2），提示无甲状旁腺功能亢进，进一步支持假性甲状旁腺功能减退。进一步完善眼底检查，提示双眼继发性白内障，与长期慢性低钙特点吻合。进一步完善头颅 CT 检查，提示脑内多发对称性的钙化（图3.3），提示代谢和内分泌性疾病，甲状旁腺功能低下所致可能。故目前考虑患者假性甲状旁腺功能减退可能性大。

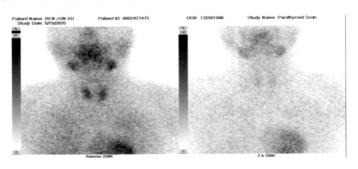

图 3.2　甲状旁腺显像

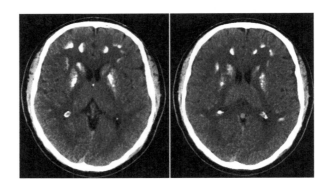

图 3.3　头颅 CT

从基因检测结果进一步明确诊断：患者以反复四肢酸痛为主要临床表现，同时低钙、高磷、高 PTH，临床高度怀疑为假性甲状旁腺功能减退。经基因检查，该患者母源等位基因甲基化的 GNAS-upstream、GNASXL 和 NESPAS 区域，父源等位基因甲基化的 NESP55 区域均存在甲基化异常。证实了该患者为 GNAS 甲基化阳性引起的假性甲状旁腺功能减退。

知识拓展

患者23岁，青年男性，起病隐匿，病史长，多次检查血钙均低，血磷升高，故低钙高磷血症诊断明确。Pepe 等分析了引起低钙血症的疾病可分为甲状旁腺激素和非甲状旁腺激素介导的，前者包括所有甲状旁腺功能受损导致甲状旁腺激素产生缺失或减少的病例，后者主要涉及其他器官和系统，如肾脏、肝脏、骨骼、肠道和维生素 D 代谢，这些病例通常与甲状旁腺激素水平的继发性升高有关。同时，还总结了低钙血症的诊疗流程（图 3.4）。根据该流程，结合本案例患者的特点，即以低血钙、高血磷、低尿钙、低尿磷为表现，肝肾功正常，无胃肠道疾病，PTH 升高，但甲状旁腺显像却未提示甲状旁腺功能亢进，因此聚焦一种罕见的遗传性疾病——假性甲状旁腺功能减退症。

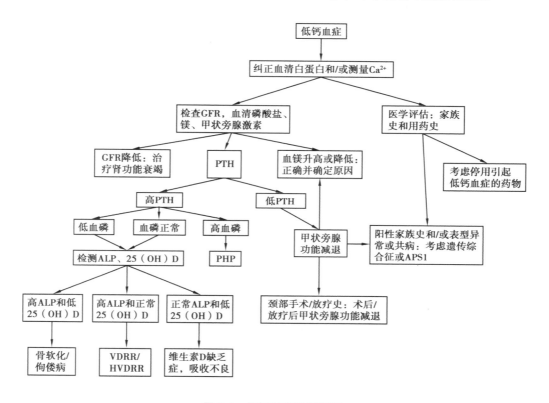

图 3.4　低钙血症诊疗流程

注：GFR—肾小球滤过率；PTH—甲状旁腺激素；ALP—碱性磷酸酶；25（OH）D—25-羟维生素 D；PHP—假性甲状旁腺功能减退症；VDRR—维生素 D 依赖性佝偻病；HVDRR—低钙维生素 D 抵抗性佝偻病；APS1—自身免疫性多内分泌腺病 1 型。

　　假性甲状旁腺功能减退症是一种罕见的遗传性疾病，发病率为（3.4~11）/百万，男女患病率之比约为 1 ∶ 2。其特征是对甲状旁腺激素作用的抵抗，常见的临床表现有身材矮小、圆相、短指、异位骨化、肥胖和认知功能障碍。主要的生化表现为低钙血症、高磷血症和高甲状旁腺激素水平。PHP 通常分为 1 型、2 型，1 型根据存在或缺乏 Albright 遗传性骨营养不良（albright's hereditary osteodystrophy，AHO）特征、Gsα（G 蛋白偶联受体 α 亚基）的活性是否正常等又分为 1a、1b 或 1c，各亚型发病机制不同，临床表现也多样（表 3.2）。PHP1a 和 PHP1c 均可表现出多种激素抵抗，而 PHP1b 仅局限于肾脏。该患者低血钙、高血磷、低尿钙、低尿磷、甲状旁腺激素水平高，结合临床表现，支持假性甲状旁腺功能减退症临床诊断。其甲基化部位为GNAS-upstream，不伴有 AHO，极少其他激素抵抗，支持 PHP1b 型。

表 3.2　PHP 的分型及病因

分型	遗传模式	基因缺陷	染色体定位	主要特征
PHP1a	AD	GANS	20q13，32	伴有其他激素抵抗和 AHO，母源遗传印记
PHP1b	AD/散发	GANS 上游甲基化异常	20q13，32	不伴有 AHO，极少其他激素抵抗，母源遗传印记或散发
PHP1c	AD	GANS	20q13，32	可能为 PHP1a 型的变异，伴有其他激素抵抗和 AHO
PHP2	散发	不明	不明	外源性 PTH 刺激后，肾脏 cAMP 排出升高，但尿磷排出不增加，类似严重维生素 D 缺乏状态，不伴有 AHO

注：AD—常染色体显性遗传；GANS—G 蛋白 α 亚单位；cAMP—环磷酸腺苷；AHO—Albright 遗传性骨营养不良；PTH—甲状旁腺激素。

低钾血症在 PHP1b 的患者中较为常见。有研究者认为，位于髓袢升支和小管周围膜管腔内的钾通道在钾的循环中起重要作用，Gsα/cAMP/PKA 信号通路可促进这些通道的活性。但 PHP 患者的肾脏对 PTH 抵抗，导致 cAMP 水平降低和该信号通路下调，从而对钾的再循环造成障碍，PHP 患者出现低钾。另一方面，人们认为低钙血症本身可能导致肾小管上皮细胞变性，进而可能导致肾小管功能障碍，导致钾重吸收中断。因此，可解释该患者为何反复出现低钾血症。患者低血钾、高尿钾也印证了这两种机制的可能性。患者反复出现低钾血症，进一步支持 PHP1b 型。该患者的基因阳性结果，更进一步支持 GNAS 甲基化阳性引起的假性甲状旁腺功能减退。

案例总结

从检验的角度来看，低血钙通常出现在肾功能不全、甲状旁腺激素水平下降等情况，该患者没有上述异常表现，但反复低钙血症，且合并高磷血症，无高血压等表现，追踪其他检测结果提示甲状旁腺激素水平升高，但甲状旁腺显像未见甲状旁腺功能亢进，PTH 未发挥升血钙、降血磷的作用，提示存在甲状旁腺激素抵抗，假性甲状旁腺功能减退症可能性较大。但仍需排除引起低血钾、低血钙的其他疾病。在与临床医生多次沟通中，尿液电解质，尿蛋白，尿糖和立、卧位醛固酮/肾素检查以及基因测序检查逐一完善，最终明确诊断。患者经过补钙和活性维生素 D 等治疗后，血钙正常，带药出院，我们也将继续追踪其化验结果，及时与临床医生沟通，有助于医生敦促患者按时、按剂量服药。检验医师可以通过生化、激素、基因等多项目综合分析，最终为疾病的诊断提供确凿而完整的实验室证据，并在出院后的随访中扮演重要的角色。

从临床角度来看，该患者四肢酸痛，反复低钙、高磷血症，病史较长。人体内调节钙磷代谢的主要激素为甲状旁腺素（PTH）、活性维生素 D、降钙素（CT）以及成纤维细胞生长因子 23（fibroblast growth factor 23，FGF-23）。这些激素通过影响小肠、骨和肾脏 3 个靶器官相互作用，共同维持血钙、血磷浓度的相对恒定。PTH 作用的主要靶器官是肾脏和骨，总的效应是升血钙、降血磷；活性维生素 D 主要作用于小肠和骨，引起血钙、血磷均升高；降钙素主要作用于骨和肾脏，最终效应是降低血钙、血磷；FGF-23 主要作用于骨，降低血磷，对血钙影响不大。患者入院后检查结果显示血磷升高、尿磷降低、甲状旁腺激素水平升高。甲状旁腺激素的主要效应是升血钙、降血磷，与目前钙磷水平相反，甲状旁腺显像未见甲状旁腺功能亢进，分子检测提示 GNAS 甲基化阳性，最终确诊该疾病，患者得到了规范治疗。

专家点评

假性甲状旁腺功能减退症是一种具有甲状旁腺功能减退症症状和特征性体征的遗传性疾病。腺体至靶组织细胞之间任何环节的缺陷均可引起甲状旁腺功能减退，是一种罕见的家族性疾病。患者的甲状旁腺激素 -PTH 受体对 PTH 反应不完全或完全没有反应，患者临床表现为低钙性搐搦。实验室检查结果异常，表现为低血钙伴高血磷，血 PTH 升高。该案例从检验和临床两个角度出发，设计生化检测、激素检测对可能引起低钙、低磷的疾病进行鉴别诊断，最终通过基因测序，使该罕见病得到明确诊断，对提高患者的生活质量具有重要的意义。

该案例充分体现了实验室检测对临床诊断和鉴别诊断的重要性，基因测序为今后通过检验实现精准诊断提供了新的解决方案。

参考文献

［1］ PEPE J，COLANGELO L，BIAMONTE F，et al.Diagnosis and management of hypocalcemia［J］.Endocrine.2020，69（3）：485-495.

［2］ MANTOVANI G，BASTEPE M，MONK D，et al. Diagnosis and management of pseudohypoparathyroidism and related disorders：First international Consensus Statement［J］. Nature Reviews Endocrinology，2018，14（8）：476-500.

［3］LINGLART A，LEVINE M A，JÜPPNER H. Pseudohypoparathyroidism［J］. Endocrinology and metabolism clinics of North America，2018，47（4）：865-888.

［4］BOVE-FENDERSON E，MANNSTADT M. Hypocalcemic disorders［J］. Best practice & research：Clinical endocrinology & metabolism，2018，32（5）：639-656.

［5］中华医学会骨质疏松和骨矿盐疾病分会，中华医学会内分泌分会代谢性骨病学组. 原发性甲状旁腺功能亢进症诊疗指南［J］. 中华骨质疏松和骨矿盐疾病杂志，2014，7（3）：187-198.

［6］HUANG S H，HE Y Z，LIN X H，et al. Clinical and genetic analysis of pseudohypoparathyroidism complicated by hypokalemia：A case report and review of the literature［J］. BMC Endocrine Disorders，2022，22（1）：98.

［7］张维，张梅，王玉成，等. 假性甲状旁腺功能减退症合并低钾血症临床特点分析［J］. 临床荟萃，2017，32（9）：759-762.

4

RFA 术后对甲状腺功能的影响

作者：曲佳音，乔玉娟，魏岚（吉林大学白求恩第三医院，核医学科）

点评专家：孙文伟（吉林大学白求恩第三医院）

前言

甲状腺癌是一种起源于甲状腺滤泡上皮或滤泡旁上皮细胞的恶性肿瘤，也是头颈部最为常见的恶性肿瘤。近年来，全球范围内甲状腺癌的发病率迅速增长，据全国肿瘤登记中心的数据显示，我国城市地区女性甲状腺癌发病率位居女性所有恶性肿瘤的第 4 位。我国甲状腺癌将以每年 20% 的速度持续增长。

甲状腺是人体最大的内分泌器官，通过垂体 - 甲状腺轴的调控，甲状腺各激素保持动态平衡。但在某些特殊情况下，如医疗活动中，甲状腺调控的动态平衡会被打破，导致甲状腺功能检查异常。

案例经过

患者，女性，54 岁，已婚，主诉发现甲状腺肿物 1 年。1 年前体检时无意中发现甲状腺肿物，无乏力、心慌、声嘶等不适，此后定期复查，肿物进行性肿大，现患者为求系统诊治就诊于我院。

入院情况：颈部对称，无颈前静脉曲张，无皮肤红肿，无手术瘢痕；无局部皮肤温度升高，无颈部压痛；气管居中；甲状腺双叶及峡部未触及肿物；甲状腺双叶未闻及血管杂音；双侧颈部及锁骨上区未触及明显肿大淋巴结。

辅助检查情况：

（1）超声提示甲状腺左叶上极可见大小 0.26 cm × 0.25 cm 极低回声，纵横比 >1，边缘不规则。右叶中下部可见大小 0.63 cm × 0.64 cm × 0.70 cm 极低回声，边缘不规则，内见点状强回声。右叶下极可见大小 0.58 cm × 0.56 cm × 0.46 cm 极低回声，纵横比 >1，边缘不规则。右叶上极可见大小 0.57 cm × 1.00 cm 囊实混合回声，边缘规则。

（2）心电图：窦性心律 QRS 电轴不偏，大致正常心电图。

（3）心脏彩声：主动脉弹性减低，左心室收缩功能检测值正常。

（4）颈部血管彩超：左侧椎动脉颅外段走形、变异。

（5）甲状腺功能检查结果如表 4.1 所示。

表 4.1　甲状腺功能检查结果

检测项目	时间		参考范围
	2023-04-03	2023-04-04	
TSH（mIU/L）	1.45	0.487	0.372~4.94
FT3（pmol/L）	5.07	6.02	3.1~6.8
FT4（pmol/L）	15.86	24.4 ↑	12~22
T3（nmol/L）	1.76	1.98	1.35~3.15
T4（nmol/L）	98.5	161.7 ↑	70~156
Tg（ng/mL）	11.75	149.35 ↑	0.1~23
TgA（%）	5.2	6.9	0~35
TmA（%）	9.2	8.0	0~25
Anti-TPO（IU/L）	12.5	10.9	

检验结论：2023 年 4 月 4 日较 2023 年 4 月 3 日 TSH 检测水平降低，FT3、FT4、T3、T4、hTg 检测水平明显升高。

案例分析

1. 检验案例分析

（1）对近期甲状腺功能检查项目质控情况进行查看，质控在控。

（2）样本复核：无溶血、脂血、黄疸情况，状态良好且确认为患者样本。

（3）检查仪器状态：仪器正常，未出现异常报警。

（4）检测试剂：未发现异常。

（5）人员操作：严格按照 SOP 操作规程进行。

（6）复查促甲状腺激素（thyroid stimulating hormone，TSH）、游离三碘甲状腺原氨酸（FT3）、游离四碘甲状腺原氨酸（FT4）、三碘甲状腺原氨酸（T3）、四碘甲状腺原氨酸（T4）、甲状腺球蛋白（thyroglobulin，Tg）检测项目，复检结果一致。

（7）结合甲状腺超声检查结果，与临床进行沟通。

2.临床案例分析

患者因发现甲状腺肿物 1 年余，甲状腺进行性肿大，入院后经超声检查，明确诊断为甲状腺恶性肿瘤，术前检查甲状腺功能在正常水平。经积极术前准备，在局部麻醉下行甲状腺射频消融术，手术顺利，术后给予对症支持治疗。术后再次对甲状腺功能进行检测，检测结果与术前结果相比，TSH 降低，FT4、T4、Tg 明显升高，可能为甲状腺射频消融手术过程中甲状腺滤泡上皮细胞被破坏所致。嘱患者于 1 个月后复查甲状腺功能。

追踪病理结果，病理诊断提示：见异型细胞，倾向甲状腺微小乳头状癌。

知识拓展

甲状腺微小乳头状癌（papillary thyroid microcarcinoma，PTMC）是临床恶性肿瘤的一种，约占恶性肿瘤的 1%，其肿瘤直径均小于 10 mm。近年来，甲状腺微小乳头状癌患病率急剧上升。目前，PTMC 的主要治疗策略包括手术治疗、积极监测、消融治疗等。手术治疗是甲状腺癌的标准治疗，但 PTMC 手术的必要性和手术范围尚存在争议。而积极监测和消融治疗都是基于循证医学证据的新治疗策略，尤其对低危 PTMC 取得了良好的治疗效果。

射频消融术（radio frequency ablation，RFA）是在影像引导下将射频针插入肿瘤内使病灶局部组织产生高温、干燥，最终凝固和灭活肿瘤。目前，超声引导下的射频消融术在治疗甲状腺微小乳头状癌方面取得了一定成果。

案例总结

通过本案例我们得到了一个启示：在日常工作中，检验人员不仅要注重实验室分析过程，还应增强临床意识。我们需要了解甲状腺癌的治疗方式，以及每种治疗方式对甲状腺功能检测结果的影响。本案例患者术后 1 个月复查甲状腺功能，检测结果均在正常参考值范围内。以甲状腺微小乳头状癌为例，如果患者在临床治疗中选择手术治疗，术后一般会出现 TSH 显著升高、Tg 较低的检测结果；如果患者选择射频消融术进行治疗，术后会出现 TSH 降低、Tg 显著升高的情况，两种治疗方案术后产生了截然不同的检测结果。因此，当检验过程中出现异常结果时，需要及时与临床沟通，关注患者的临床诊疗及用药情况，共同查找原因。

专家点评

本案例分享了射频消融术对甲状腺功能检查结果产生的影响。检验人员在日常工作中应主动学习临床医学与检验医学专业知识，充分了解临床相关疾病的诊疗对检查结果的影响。当发现患者的检测结果异常时，应主动进行临床沟通，分析原因，寻找对策，为临床诊疗提供帮助，更好地服务临床。

参考文献

［1］中华人民共和国国家卫生健康委员会医政医管局.甲状腺癌诊疗指南（2022年版）［J］.中国实用外科杂志，2022，42（12）：1343-1357，1363.

［2］马芳花，黄品同，戚瑞祥，等.超声引导下微波消融治疗甲状腺微小乳头状癌与外科手术切除的研究［J］.中国超声医学杂志，2017，33（5）：399-402.

［3］梁凯，胡慧青，崔晨，等.甲状腺微小乳头状癌治疗策略的共识与争议［J］.国际内分泌代谢杂志，2023，43（2）：100-103，112.

［4］冯娜，黄品同，徐栋，等.甲状腺微小乳头状癌射频消融术与外科手术的比较［J］.介入放射学杂志，2021，30（4）：356-360.

［5］中国医师协会超声医师分会.甲状腺微小乳头状癌热消融诊疗指征专家共识［J］.中华医学超声杂志（电子版），2019，16（8）：571-574.

垂体促甲状腺激素腺瘤

作者: 马朦蒙[1]、李金萍[2]（云南省昭通市第一人民医院，1 检验科；2 心内科）

点评专家: 陈启斌（云南省昭通市第一人民医院）

前言

垂体促甲状腺激素腺瘤（thyrotropin-secreting pituitary adenoma，TSH-oma）是一种起源于垂体，可以分泌促甲状腺激素（thyroid stimulating hormone，TSH）的肿瘤，占所有垂体腺瘤的 0.5%~3%。TSH-oma 是甲状腺功能亢进症的罕见原因，它通过增加 TSH 的分泌刺激甲状腺激素的合成和分泌，以血清游离甲状腺激素（FT4、FT3）水平增高、血清 TSH 水平不被抑制并伴有不同程度甲状腺毒症表现和甲状腺肿为临床特征。

TSH-oma 常被误诊为原发性甲亢，特别是 Graves 病，如同时误治进行甲状腺切除术或放射性碘治疗，反而会促使垂体 TSH 腺瘤增大。在临床工作中误诊、误治的情形时有发生，误诊会导致延误或不适当治疗，部分患者明确诊断时肿瘤巨大且呈侵袭性生长，为治疗带来巨大的挑战。

案例经过

患者，男，58 岁，以"高血压，变异性心绞痛"入住我院心内科。主诉：胸闷、乏力 6 个月。查体：体温 37.1 ℃，心率 91 次 / 分，血压 167/91 mmHg，呼吸 20 次 / 分，BMI 20.18 kg/m^2；未见明显突眼，眼球各方向活动到位；甲状腺未触及肿大，质软，未闻及血管杂音；查体双手平举可见细震颤（表 5.1）。

表 5.1　患者的检查结果及就诊原因

日期	TSH（mU/L）	FT3（pmol/L）	FT4（pmol/L）	检查结果	就诊原因
2022-04-13	7.49	正常	25.16	甲状腺结节	体检
2022-10-06	4.9	7.72	30.07	—	变异性心绞痛
2023-02-02	正常	7.72	29.54	—	多发性结肠息肉
2023-03-09	3.845	7.06	32.75	TRAb、TGAb、TPOAb 正常，摄碘率未见异常	下级医院建议诊治甲状腺功能异常
2023-04-09	4.82	正常	22.89	—	腹胀、纳差
2023-04-25	—	—	—	垂体 MRI 平扫：垂体饱满	甲状腺功能异常
2023-04-28	2.43	5.89	30.6	—	甲状腺功能异常

其他病史：高血压病史 10 余年，收缩压最高达 180 mmHg，院外诊断"高血压 3 级"，自诉长期口服"非洛地平缓释片 5 mg qd；马来酸依拉普利 10 mg qd"，有效。近半月患者睡眠差，腹胀、消瘦 5 个月。2022 年 4 月 29 日就诊于某市中医院医学心理科门诊，诊断：应激性焦虑障碍、高尿酸血症、高血压病，给予口服"米氮平 15 mg，每日晚饭后；阿普唑仑 0.4 mg，每晚睡前；盐酸帕罗西汀 20 mg，每日早饭后；枸橼酸坦度螺酮 10 mg，午饭、晚饭后"治疗，患者睡眠改善不明显。

查体：血压 150/80 mmHg，心率 86 次 / 分，神志清楚，慢性病容，全身皮肤温暖潮湿，双侧瞳孔等大等圆，直径约 3 mm，对光反射灵敏，粗侧视力视野未见明显异常。

既往史：一般情况良好，否认肝炎、结核或其他传染病史，无过敏史，无外伤史。2022 年 3 月于某医院住院行胃息肉氩离子凝固术和多发性结肠息肉氩离子凝固术及切除术。无输血史，无特殊病史。

案例分析

1. 检验案例分析

该患者之前反复甲状腺功能异常，并未确诊，入院后完善相关检查，结果如下：促甲状腺激素 3.34 mU/L，游离三碘甲状腺原氨酸（FT3）5.48 pmol/L，游离甲状腺素（FT4）27.70 pmol/L，性激素结合球蛋白（sex hormone-binding globulin，SHBG）81.3 nmol/L。

对比以前的甲状腺功能检查结果，显示甲状腺功能反复异常。由于患者有较长期的甲状腺功能亢进症状，那么到底是原发性甲状腺功能亢进症，还是继发性甲状腺功能亢进症？究竟是什么原因导致患者甲状腺功能反复异常？临床沟通后，建议做MRI垂体高分辨增强扫描，医生也采纳建议并加做了善宁敏感试验，结果如下：

（1）善宁敏感试验（-15 min、0 min、2 h、4 h、8 h、16 h、24 h、48 h、72 h），TSH值分别为：4.42，4.37，3.17，3.18，2.71，2.43，1.66，0.914，0.209，0.097 mU/L，FT4值分别为：24.3，25.6，23.2，24.0，23.3，23.4，21.7，22.0，18.7，17.2 pmol/L，FT3值分别为：5.23（-15 min）、5.20（0 min）、4.25（24 h）、3.60（48 h）、2.76（72 h）pmol/L。患者善宁敏感试验显示，TSH抑制率为97.8%、FT4抑制率为31.06%，提示对善宁敏感，继续给予善宁皮下注射治疗。

（2）MRI垂体高分辨增强扫描：鞍区小结节（垂体右侧见一等T1等T2信号弱强化结节，大小约1.3 cm × 1.1 cm × 1.0 cm），多系垂体瘤，请结合临床及其他检查。

2. 临床案例分析

根据患者的就诊经历和相关实验室检查，患者主治医生初步考虑患者为：①继发性甲亢？②甲状腺激素不敏感综合征待排？诊断依据：患者FT4升高，TSH不低，考虑继发性甲亢及TSH不敏感综合征。

鉴别诊断：

（1）继发性甲亢：患者有心慌、体重减轻，查体全身皮肤温暖潮湿、双手平举可见细震颤，静息心率偏快。考虑继发性甲亢可能，完善垂体增强MRI检查明确。

（2）甲状腺激素不敏感综合征，多是基因突变导致，有家族性遗传倾向；FT4升高，TSH正常或者升高。该患者暂无甲状腺疾病家族史，建议直系亲属完善甲状腺功能检测，必要时行基因检测。

（3）高血压3级。

（4）消瘦？

结合实验室结果，请相关科室医生进行多学科MDT会诊。患者，男，58岁，因"甲状腺功能异常1年，间断心慌6个月，腹胀、消瘦5个月"入院。患者院外多次检查，均出现FT4升高，TSH正常或偏高。本次入院查FT4升高，甲状腺核素显像：甲状腺摄碘功能稍增高。临床医生详细阅片：患者垂体右侧可见一直径约1 cm大小占位性病变。结合患者FT4升高、TSH正常或偏高，甲状腺摄碘功能增高，考虑垂体TSH腺瘤可能大，告知患者及家属有手术指征，但患者合并高血压，手术风险大，若患者及家属理解并愿意承担手术风险可考虑转神经外科进行手术治疗。治疗情况如下。

（1）入院后予以禁碘，非洛地平、马来酸依拉普利控制血压，硫糖铝口服混悬液保护胃黏膜，醋酸奥曲肽控制甲状腺功能，碳酸氢钠片碱化尿液，米氮平、阿普唑仑改善睡眠。

（2）全麻下行"鼻内镜鞍区占位病变切除术＋窦修补术＋脑脊液漏修补术"。术后复查甲状腺功能指标恢复正常。

知识拓展

垂体促甲状腺激素腺瘤是功能性垂体腺瘤的一种，是导致中枢性甲状腺功能亢进症（简称"甲亢"）的主要原因。以血清游离甲状腺激素（FT4、FT3）水平增高、血清TSH水平不被抑制并伴有不同程度甲状腺毒症表现和甲状腺肿为临床特征。垂体TSH腺瘤罕见，占垂体腺瘤的0.5%~3.0%，目前，国内外文献报道得较少。近年来，随着TSH检测技术敏感性的不断提高、磁共振（MRI）等影像技术的普遍使用，垂体TSH腺瘤的发现和诊断率明显提高。

患者的特征是FT4和FT3的循环水平增加，因此，有甲状腺功能亢进的体征和症状。这些患者多数有甲状腺功能亢进史，常被误诊为Graves病，而不恰当地进行甲状腺切除术或放射性碘治疗。相对于甲状腺激素的循环水平，甲状腺功能亢进症的临床特征相对温和，而不如预期显著。

（1）在TSH/生长激素混合瘤的情况下，肢端肥大症的体征和症状可能掩盖了甲状腺功能亢进症状。

（2）与原发性甲状腺功能亢进症患者观察到的情况相反，甲状腺激素过量对心脏（即心房颤动和/或心力衰竭）的有害影响较少。

（3）大多数患者出现单结节或多结节性甲状腺肿，甲状腺部分切除术后常易复发。而且，病例发展为毒性节性甲状腺肿非常少见。

（4）极少数病例报道了分化型甲状腺癌的存在。

（5）缺乏眼病或胫前黏液性水肿的表现，但有少数病例报告由于侵袭性垂体肿瘤引起的突眼或TSH-oma继发发生自身免疫性甲状腺炎的。

由于大多数垂体TSH腺瘤是大型侵袭性腺瘤，许多患者主要表现为肿瘤体积扩大的体征和症状（即视野缺损、视力丧失、头痛、部分或全部垂体功能减退）。

案例总结

大多数垂体促甲状腺素腺瘤患者有较长期的甲状腺功能亢进症状，常被误诊为原发性甲状腺功能亢进症，约1/3患者曾接受过不恰当的甲状腺切除术或放射性碘消融治疗，而这可能与侵袭性大腺瘤的发展有关。作为一类罕见的垂体腺瘤，借助灵敏的实验室分析和影像学检查，TSH-oma早期诊断成为可能。实验室检查以"中枢性甲亢"特征为著，影像学多数可见鞍区占位。此外，异位 TSH-oma 及同时分泌 TSH 及其他激素的多激素分泌性垂体腺瘤也有相关报道。

该患者有甲状腺毒症表现，结合 FT4 升高，TSH 不被抑制，怀疑是继发性甲亢，不排除甲状腺激素抵抗综合征。为明确诊断，进行了垂体及靶腺激素检测、垂体功能试验和鞍区增强 MRI，多学科专家会诊结果为垂体 TSH 腺瘤的可能性较大。术后，病理结果支持垂体 TSH 腺瘤诊断。

该患者是垂体 TSH 瘤引起的甲状腺功能异常。患者术后垂体前叶及靶腺激素都降低，垂体前叶功能减退。手术为垂体 TSH 腺瘤的首选治疗方法，辅助放疗和生长抑素治疗，有利于提高治愈率。术后定期规律的随访非常重要，早期诊断和治疗是影响预后的关键。在诊断该疾病时需与甲状腺激素抵抗综合征相鉴别，甲状腺激素抵抗综合征系基因突变导致，有家族遗传倾向，鞍区 MRI 无垂体腺瘤表现。垂体 TSH 腺瘤的发病率很低，人群患病率约为百万分之一，该疾病会被误诊、误治。当出现血清 FT4、FT3 高于正常范围，且血清 TSH 水平不被抑制时，要考虑垂体 TSH 腺瘤导致中枢性甲状腺功能亢进的可能。

专家点评

垂体 TSH 腺瘤引起的中枢性甲状腺功能亢进在临床上很少见，大多数垂体 TSH 腺瘤患者有较长期的甲状腺功能亢进症状，常被误诊为原发性甲状腺功能亢进症，延误治疗。其治疗也与其他原因引起的甲状腺功能亢进完全不同，早发现、早诊断并合理治疗是关键。由于 TSH 检测技术敏感性不断提高、MRI 等影像技术的普遍使用，检出率逐渐提高。

参考文献

［1］王璐璐. 内分泌激素水平监测对生长激素型垂体腺瘤患者手术远期疗效的研究［J］. 中国医药指南，2017，15（9）：132-133.

［2］岳志远，张韶君. 垂体促甲状腺素腺瘤的研究进展［J］. 中国现代医生，2016，54（33）：165-168.

［3］李杰，张博，白杨，等. 血清甲状腺球蛋白及促甲状腺素在分化型甲状腺癌预后判断中的意义［J］. 临床外科杂志，2016，24（3）：193-196.

［4］岳增文，刘进忠，朱宝玉，等. 转酮醇酶样蛋白 1 在舌鳞状细胞癌中的表达及意义［J］. 口腔疾病防治，2016（3）：150-153.

［5］滕晓春，金婷，王冉冉，等. 一例 TRβ 基因 P453 T 突变所致的甲状腺激素抵抗综合征合并垂体 TSH 微腺瘤的病例报告［J］. 中华内分泌代谢杂志，2016（1）：19-23.

［6］ 杨莹莹，刘浩，胡媛，等 . 甲状腺素检测在垂体促甲状腺激素腺瘤术后随访中的意义［J］. 中华医学杂志，2016，96（47）：3825-3828.

［7］ 中国垂体腺瘤协作组 . 中国垂体腺瘤外科治疗专家共识［J］. 中华医学杂志，2015，95（5）：324-329.

［8］ 唐鲲，时立新，严征 . 甲状腺结节良恶性与术前血清促甲状腺素间的关系研究（附 1553 例报告）［J］. 贵州医药，2015（7）：619-620.

［9］ 马飞国，王红军 . 甲状腺乳头状癌颈侧区淋巴结转移与血清促甲状腺激素的相关关系研究［J］. 中华普外科手术学杂志（电子版），2015（6）：59-60.

［10］ 陈东栋，黄擎擎，吴建东，等 . 垂体促甲状腺激素腺瘤的诊断和治疗［J］. 中华神经外科疾病研究杂志，2015，14（5）：441-443.

基于不同检测平台差异的 TSH 升高的身材矮小患儿诊断

作者： 杜德财，张怡（昆明医科大学第二附属医院，核医学科）

点评专家： 杨雷（昆明医科大学第二附属医院）

前言

促甲状腺激素（thyroid stimulating hormone，TSH）是一种主要由腺垂体嗜碱性细胞分泌的糖蛋白激素。在促甲状腺激素释放激素的作用下，可使腺垂体合成和释放 TSH。TSH 能促进甲状腺细胞增生，促进甲状腺合成和分泌甲状腺激素，甲状腺激素分泌增加后又能反馈抑制 TSH 的分泌。在体内受三碘甲状腺原氨酸、甲状腺素和中枢神经系统的调节，TSH 的释放呈脉冲式，表现为昼夜节律性变化，在睡眠后开始升高，凌晨 2—4 时最高，下午 6—8 时最低。TSH 是临床上诊断甲状腺功能亢进和甲状腺功能减退的最灵敏指标，对病变部位诊断有辅助价值。TSH 经促甲状腺激素受体（TSHR）及其偶联的 Gs 和 Gq 蛋白介导，全面促进甲状腺功能活动。

亚临床甲状腺功能减退症（简称"亚临床甲减"）是常见的内分泌疾病，本病多是由甲状腺腺体受损导致碘缺乏，其治疗方法主要是补充左旋甲状腺素。在儿童中的发病率约为 2%，传统的观点认为儿童亚临床甲减症并不特异，未得到临床重视，但如今发现该病对儿童危害很大，因此，儿童亚临床甲减的治疗目前尚存在争议。目前，身高体重不达标的亚临床甲减患儿就诊较多，发现因身材矮小来医院就诊的患儿表现为骨龄落后、血清促甲状腺激素水平增高而血清甲状腺激素水平正常。TSH 与甲状腺激素的分泌直接相关且非常敏感，而甲状腺激素对儿童生长、神经系统发育至关重要，因此，TSH 的检测被临床医生所重视。

本文将分享一例 TSH 升高的身材矮小患儿在两个进口检测平台间表现出差异性检查结果的案例，临床医生面对这样的结果会做出怎样的医疗决策？

案例经过

患者，女，4 岁，双胞姐妹之一。主诉：2023 年 6 月 16 日因身材偏矮来我院就诊。

现病史：患儿家属诉 4 年前身高明显低于同年龄、性别儿童，出生时身长 45 cm，前 3 年每年增长 10 cm，平素食量可，经一年增长 9 cm，每晚 10 点入睡。现身高 100 cm，体重 14.2 kg，骨龄 3.5~4 岁，其余无异常。既往史：无特殊。

个人史：患儿系剖宫产生，孕 37+4 周，出生体重 2180 g，混合喂养，智力发育与同龄儿童相符。

家族史：父亲身高 167 cm，母亲身高 155 cm。否认家族遗传病史，否认家族同类疾病史。

事件回顾：该住院患者于 2023 年 6 月 17 日采血送至我科检测甲状腺功能五项，TSH 偏高。次日再次采血到本院另外一科室做甲状腺功能七项，TSH 等指标全部正常，主管医生致电我科要求复查 TSH，我科将样本找出复查，同时送检到另外的三甲医院相同平台检测，检测结果与我科结果无差别，遂告知医生情况并解释。20 日，家属再次分别采血送检至我科和本院另一科室，结果显示，我科检测出的 TSH 依然偏高，另外科室检测出的 TSH 仍是正常。

入院期间检测情况：25- 羟维生素 D 正常，胰岛素样生长因子 -1 正常。生长激素激发实验如下：生长激素 0 min，30 min，60 min，90 min，120 min 分别为 0.42，5.88，7.99，4.88，6.99 ng/mL。

患者的甲状腺功能 TSH 检查结果如表 6.1 所示。

表 6.1　基于不同检测平台的 TSH 检查结果

日期	2013 年 6 月 17 日		2013 年 6 月 17 日（外院）	2013 年 6 月 18 日		2013 年 6 月 20 日	
仪器	平台 1	平台 2	平台 1	平台 1	平台 2	平台 1	平台 2
SHN（mIU/L）	8.35 ↑	6.58 ↑	8.67 ↑	4.75 ↑	3.46（N）	5.83 ↑	4.54（N）

案例分析

1. 临床案例分析

目前临床上儿童亚临床甲减的药物治疗尚存争议，短期随访发现儿童亚临床甲减的自然病程是逐渐趋于恢复正常的；不予药物干预并不会影响其正常的生长发育，但长期影响尚待观察。这样的病例处理方式往往因接诊医生和家属意愿不同而不同。患者因身材偏矮待查入院，入院后进行了多次甲状腺功能的测定，其中 TSH 在两个不同检测平台间的差异性较为明显，平台 1 检测的 TSH 始终偏高，平台 2 除 2013 年 17 日 TSH 偏高外，其余两次检测结果均为正常。因定性上存在差异性，与主管医生沟通时进行了必要的解释，医生表示认可，但更倾向于亚临床甲减的诊断，遂表示该患儿虽有生长激素不足的情况，但反复多次检测均显示 TSH 偏高，故办理出院，并对患儿使用 1/4 片左旋甲状腺素钠片干预 1 个月后再对生长激素不足的情况进行干预。

2. 检验案例分析

回顾此次事件，在实验过程中我科仪器状态、检测试剂、样本复核均未显示异常，室内质控在控，人员操作规范，结果复测前后一致，判断本实验室结果是准确可信的。而另外一个实验室也进行了相应的复测程序，结果与我科均存在定性差异。这种情况下是否有一个平台检测结果出了问题？因为此次 TSH 的检验为同一样本在两个不同平台的检测，而我科室始终提示患儿亚临床甲减的存在，而平台 2 提示正常的甲状腺功能。其中患儿甲状腺超声提示左侧叶胶质潴留性囊肿，甲状腺相关抗体未显示异常。TSH 在两个平台间存在的这一定性差异本身是可以解释的，一方面，TSH 在不同平台上是根据不同百分位数选取正常参考区间的，因而可能会出现定性上的偏差。另一方面，两个平台检测 TSH 的方法不一样。也正是这些原因导致了同一样本表现出的定性差异。而不同的定性可能面临不同的治疗方式，因此，给出准确的定性结果尤为重要。

知识拓展

亚临床甲状腺功能减退症（subclinical hypothyroidism，SCH）是基于实验室检查，被定义为总甲状腺激素或游离甲状腺激素（TT4 或 FT4）在正常范围内，而促甲状腺激素轻至中度高于正常范围的一类疾病。在临床工作中，需结合病史特点、临床表现及辅助检查以明确病因。成人亚临床甲减除可见甲状腺肿大外，多无明显临床症状。而儿童亚临床甲减则可表现为体重增加、胆固醇水平升高、贫血、嗜睡、乏力或者精神认知发育迟缓，但这些临床特征常不典型，容易被忽视。

有研究显示，用甲状腺激素治疗前，亚临床甲减患儿的韦氏智力量表评分显著低于正常对照组，替代治疗后量表的 14 亚项中有 12 项显著改善，其中，分类、领悟、编码、知识、填图、言语量表总分和全量表总分分值增加幅度显著高于用安慰剂治疗组，提示甲状腺激素替代治疗对患儿的言语理解方面的改善有显著意义，但记忆不分心和知觉、组织方面改善不明显，考虑可能与损伤后不易恢复有关。国外亦有类似甲状腺激素替代治疗亚临床甲减可改善患儿的认知功能。

对于 TSH 浓度为 6~20 mU/L，因尚无足够证据推荐或反对治疗，需根据个体情况进行选择。总体而言，若亚临床甲减患儿存在以下任一情况：TSH 水平 >10 mU/L，存在甲状腺肿大或结节性甲状腺肿，有甲减相关症状或体征的持续性 SCH，则提倡予以左旋甲状腺素片治疗。但是，无论治疗与否都需先与患儿家长仔细沟通，告知风险与潜在获益后再共同决定。

案例总结

1. 检验案例总结

促甲状腺激素的影响因素较多，国内外使用的检测仪器也较多，各平台各有特点，但对于孕妇、儿童等特殊人群的甲状腺功能检测，保证检测结果的准确性尤为重要。此次的情况在日常检验工作中可能会经常碰到，对检验人而言很难说谁对谁错。但是对于临床医生而言，出于病人的利益考虑和临床决策的需要，这样的两个结论必须要分出"对错"，或许这也正是该医生反复多次同时在两个平台检测 TSH 的原因，因为不同的结论会导致医生给出不同的治疗方案。日常检验工作中，检验人员须从"人、机、料、法、环"等多个环节严格把控实验室质量，对于临床医生和家属有质疑的检验结果应做到及时沟通并做好必要的解释，同时根据不同检测平台分年龄段设置参考范围也极为必要。

2. 临床案例总结

本案例中，患儿因身材偏矮而入院，从患者的病情考虑，此时平台 1 亚临床甲减的诊断显然是恰当的，给予一定的干预可能会使患者受益，如果按照平台 2 的结论，那么该患者甲状腺功能正常，并不需要干预，可能会导致漏诊。检验工作中遇到的很多问题通常需要和临床医生解释说明，但更多时候临床医生需要的是一个结论，因此，也就不难解释为何该医生和家属要多次复测 TSH。

通过对这次案例的回顾，进一步说明了检验人员主动与临床医生沟通的必要性，作为检验人员在报告审核时不要轻易放过任何一个有疑问的数据。

专家点评

作为临床检验工作者，必须能够合理解读检验结果，能够结合临床来分析问题。特别是对于青少年生长发育过程中起重要作用的甲状腺功能，如 TSH 等指标，其结果的准确性对临床医师用药及今后孩子的生长发育起着至关重要的作用，务必做到精益求精，使检测结果准确地反映孩子甲状腺功能，用准确的结果指导临床用药，避免孩子输在发育的黄金期。

整个案例思路清晰、数据翔实、分析严谨，完美展示了临床医生对检验结果产生疑惑时的分析思路和临床沟通的能力与技巧，是实验工作严谨与细致的典范。

参考文献

［1］王冬青，闫志刚 . 左旋甲状腺素治疗亚临床甲状腺功能减退症临床效果及对血脂水平的影响评估［J］. 中国药物与临床，2019，19（15）：2596-2598.

［2］陈磊，陈萍 . 妊娠合并亚临床甲状腺功能减退症的早期治疗对妊娠结局的影响分析［J］. 吉林医学，2019，40（12）：2744-2745.

［3］何德全，冉卡娜，方永碧 .2 型糖尿病患者在合并亚临床甲状腺功能减退症后对其糖尿病血管并发症发生率的影响［J］. 当代医药论丛，2019，17（1）：62-63.

［4］沈海燕，朱德发，曾献忠，等 . 儿童亚临床甲状腺功能减退症对智力的影响及替代治疗的价值［J］. 安徽医科大学学报，2006，41（3）：338-341.

［5］JENSOVSKY J，RUZICKA E，SPACKOVA N，et al. Changes of event related potential and cognitive processes in patients with subclinical hypothyroidism after thyroxine treatment［J］. Endocr Regul，2002，36（3）：115-122.

［6］LÉGER J，OLIVIERI A，DONALDSON M，et al.European Society for Paediatric Endocrinology consensus guidelines on screening，diagnosis，and management of congenital hypothyroidism［J］. Clinical Endocrinol Metab，2014，99（2）：363-384.

［7］SALERNO M，IMPRODA N，CAPALBO D. Management of endocrine disease：subclinical hypothyroidism in children［J］.European Journal of Endocrinol，2020，183（2）：R13-R28.

［8］SALERNO M，CAPALBO D，CERBONE M，et al.Subclinical hypothyroidism in childhood-current knowledge and open issues［J］. Nat Rev Endocrinol，2016，12（12）：734-746.

7

甲状腺激素异常的原因

作者：李纪文[1]，候玥[2]（成都市龙泉驿区第一人民医院，1 检验科；2 肿瘤血液科）

点评专家：朱兴华（成都市龙泉驿区第一人民医院）

前言

老年男性患者，肝癌术后，胸腹部增强 CT 复查，提示肿瘤转移，遂入院化疗。患者在 4—7 月化疗期间经历了从甲状腺功能正常到甲状腺毒症，再到甲状腺功能减退，最后恢复正常的变化。

案例经过

患者，男，64 岁，肝癌术后 1 年余。2021 年 10 月因肝癌在我院行"右肝癌切除术 + 胆囊切除术"，术后未进一步治疗。2023 年 3 月，胸腹部增强 CT 提示：右侧肾上腺区肿块，较前次结果有所增大，考虑肝癌转移性肿瘤；双肺多发结节，较前次结果数量增多，部分体积增大，考虑肿瘤肺部转移。诊断：肝癌术后肾上腺、双肺多发转移。

治疗经过：2023 年 3 月 31 日开始口服仑伐替尼 12 mg qd，免疫治疗，于 2023 年 4 月 1 日、4 月 22 日、5 月 15 日予以第一、二、三周期替雷利珠单抗 200 mg 免疫治疗。治疗后复查提示肿瘤进展，疗效评价 PD。于 2023 年 6 月 7 日、6 月 26 日予以第一、二周期 FOLFOX4 方案化疗（奥沙利铂 130 mg ivgtt d1+ 亚叶酸钙 300 mg ivgtt d1，2+ 氟尿嘧啶 600 mg iv d1，2+ 氟尿嘧啶 1 800 mg civ 44 h，q2w）+ 阿帕替尼 500 mg 治疗。化疗过程中辅以奥美拉唑 40 mg ivgtt qd 抑酸护胃；胃复安 10 mg，iv qd；阿扎司琼 10 mg，ivgtt qd 止吐；补液等对症支持治疗。

影像学检查：胸腹部增强 CT：右侧肾上腺区肿块，对比 2023 年 3 月 4 日旧片体积稍增大，结合患者肝脏肿瘤病变，考虑转移癌的可能性较大；肝脏右叶动脉期异常强化结节，其余呈等密度，较上述前片未见确切变化；双肺多发结节，较前次增多，部分增大，性质待查。

实验室检查：患者 2023 年 3—7 月的甲状腺激素检查结果见表 7.1。

表 7.1　患者 2023 年 3—7 月的甲状腺激素检查结果

检查日期	检查结果				
	T4（nmol/L）	T3（nmol/L）	FT4（pmol/L）	FT3（pmol/L）	TSH（mIU/L）
3 月 28 日	112.2	1.73	10.48	4.58	1.77
4 月 21 日	115.7	1.82	10.43	5.14	1.97
5 月 15 日	200.85 ↑	2.21	21.26 ↑	6.12	0.02 ↓
6 月 5 日	157.86	2.07	17.68 ↑	5.94	0.01 ↓
6 月 25 日	89.44	1.29	7.82 ↓	4.52	13.59 ↑
7 月 17 日	123.27	1.69	10.77	4.98	4.12

结果显示：①肝肾功检查：未见明显异常；②甲状腺相关自身抗体：抗甲状腺过氧化物酶抗体（A-TPO）、抗甲状腺球蛋白抗体（anti-thyroglobulin antibodies，TGAb）、促甲状腺激素受体抗体（TRAb）均呈阴性；③肿瘤标志物：胃癌抗原（CA724）升高，其余未见明显异常；④甲状腺彩超结果：甲状腺左侧叶囊实混回声结节（TI-RADS 3 类）。

案例分析

1. 临床案例分析

患者在仑伐替尼联合替雷利珠单抗第二周期治疗后，5 月 15 日的甲状腺激素结果出现异常，表现为 TSH 降低，TT4 和 FT4 升高。甲状腺彩超：甲状腺左侧叶囊实混回声结节（TI-RADS 3 类）。甲状腺相关抗体：A-TPO、A-TG、TRAb 阴性。患者否认甲状腺疾病史。临床药师结合药品不良反应关联性评价、ALDEN 评分法和 APS 评估法综合推断，替雷利珠单抗与这次不良反应发生的关联性强。内分泌医师会诊意见：结合患者病史、体征、甲状腺 B 超结果和实验室检查不支持诊断原发性甲状腺功能亢进，考虑化疗药物导致的相关性甲状腺功能异常。患者未表现出甲状腺功能亢进相关症状，建议随访，必要时对症治疗。后期访视中，在仑伐替尼联合替雷利珠单抗第三周期治疗后（2023 年 6 月 5 日），甲状腺功能结果：TSH 0.01 IU/L ↓，FT3 5.94 pmol/L，FT4 17.68 pmol/L ↑，T3 2.07 pmol/L，T4 157.86 pmol/L。在采用 FOLFOX4 方案化疗第一周期结束（2023 年 6 月 25 日），甲状腺功能结果：TSH 13.59 IU/L ↑，FT3 4.52 pmol/L，FT4 7.82 pmol/L ↓，T3 1.29 pmol/L，T4 89.44 pmol/L。在采用 FOLFOX4 方案化疗第二周期结束（2023 年 7 月 17 日），复查甲状腺结果正常。由于患者全程都未表现出甲状腺功能亢进或甲状腺功能减退的症状，临床没有对其进行甲状腺疾病方面的治疗，也进一步佐证了化疗药物引起患者甲状腺激素紊乱这一不良反应的强关联性。

2. 检验案例分析

2023 年 5 月 15 日，我们关注到该患者甲状腺功能异常结果，排除了实验室检测方面的因素，并在随后的时间里对患者的甲状腺功能检查结果进行了跟踪。发现患者虽然在 5 月 15 日、6 月 5 日、6 月 25 日出现 TSH、FT4 异常，但 FT3、T3 始终在正常范围内。回顾甲状腺激素的生理知识，甲状腺激素只有游离型才具有生物活性，同时，FT3 的活性是 FT4 的 5 倍。因此，患者虽然甲状腺功能结果出现异常，但并未表现出相应的临床症状。患者甲状腺功能异常发生在化疗后，且在化疗期结束后恢复正常，考虑是化疗药物毒副作用引起的甲状腺功能异常。

知识拓展

免疫检查点抑制剂是目前肿瘤免疫治疗的新武器，可通过阻断细胞毒性 T 淋巴细胞抗原 -4（cytotoxic T lymphocyte assoccated antigen 4，CTLA-4）、程序性细胞死亡蛋白 -1（PD-1）或其配体（PD-L1）对 T 细胞的抑制信号，活化 T 细胞功能，提高免疫细胞对肿瘤细胞的杀伤和清除作用。替雷利珠单抗是我国百济神州生物有限公司自主研发的一款免疫检查点抑制剂，在难治性经典霍奇金淋巴瘤、晚期肺癌、晚期肝癌等多种癌症治疗上可显著延长无进展生存期，提高应答率，延长应答时间。然而，随着替雷利珠单抗在临床上的广泛应用，许多问题逐渐显露，其中免疫相关性不良事件（immune-related adverse events，irAEs）最受关注。irAEs 可累及多个器官，如肺脏、肝脏、胃肠道、甲状腺、皮肤、骨髓等。替雷利珠单抗引起的 irAEs 在 1183 例接受单药治疗的患者中发生率 ≥ 1%，irAEs 包括免疫相关性甲状腺功能减退、免疫相关性皮肤不良反应、免疫相关性甲状腺功能亢进、免疫相关性肝炎、免疫相关性肺炎、免疫相关性腹泻或结肠炎及免疫相关性甲状腺炎。免疫相关不良反应可发生在治疗期间及停药以后，可能累及任何组织器官。对于疑似免疫相关不良反应，应进行充分的评估以排除其他病因。大多数免疫相关性 AE 是可逆的，且可以通过中断替雷利珠单抗治疗、皮质类固醇 / 支持治疗来处理。

案例总结

甲状腺激素检查是了解甲状腺功能的重要途径。但是诊断甲状腺疾病仅凭甲状腺激素结果是远远不够的，还需依据甲状腺自身免疫性抗体检查、甲状腺彩超、患者的临床症状、药物等因素综合考虑，才能对甲状腺疾病做出正确诊断。本案例中，患者使用免疫检查点抑制剂替雷利珠单抗后出现甲状腺激素紊乱，停药后甲状腺激素水平逐渐恢复正常。这一新增甲状腺功能影响因素，目前检验人员较少关注。提示检验人员要不断学习新的知识，提高自身的专业水平。

专家点评

甲状腺激素检查是实验室常见的检查项目。虽然大多数甲状腺功能检查结果能够很好地区分甲状腺功能正常、减退、亢进，然而，还有一小部分患者的甲状腺功能检查结果令临床费解。这些结果要么是与患者的临床症状不符，要么是甲状腺功能结果彼此变化不一致。例如：甲状腺素升高而 TSH 并未受到抑制或者 TSH 升高而甲状腺素正常。面对这种情况，首先要做的就是重新了解患者的临床背景，并要考虑潜在的影响因素，如正常的生理变化（妊娠等）、并发其他疾病、药物影响（胺碘酮、肝素、左甲状腺素钠片）等。一旦排除这些因素，就应该筛查实验室检测 TSH、甲状腺素（thyroxine，TH）的干扰物，以避免因这些因素影响检测结果而导致患者接受不恰当的进一步检查或者治疗。

此案例通过一段时间的追踪，最后确定为该患者使用免疫检查点抑制剂治疗导致的甲状腺功能异常，为解读甲状腺功能结果提供了一个新的考虑因素。

参考文献

［1］LEE A，KEAM S J. Tislelizumab：First approval［J］. Drugs，2020，80（6）：617-624.

［2］国家药品监督管理局药品审评中心. 替雷利珠单抗注射液说明书［EB/OL］（2020-12-23）［2021-05-13］.

［3］刘一，刘青，黄琳，等. 程序性死亡受体 1 抑制剂——替雷利珠单抗［J］. 临床药物治疗杂志，2022，20（1）：37-42.

［4］中华医学会内分泌学分会，中国医师协会内分泌代谢科医师分会，中华医学会核医学分会，等. 中国甲状腺功能亢进症和其他原因所致甲状腺毒症诊治指南［J］. 国际内分泌代谢杂志，2022，42（5）：401-450.

8

假性甲状旁腺功能减退症

作者：颜海希[1]，徐婷[2]（浙江省台州医院，1 检验科；2 内分泌科）
点评专家：郑玉芬（浙江省台州医院）

前言

患者，女性，反复低钙、高磷、高甲状旁腺激素（parathyroid hormone，PTH）10 余年，十一二岁开始身高停止生长，为生育健康宝宝来我科进行遗传咨询。基因检测结果显示，假性甲状旁腺功能减退相关基因上 GNAS 存在 1 个杂合移码突变，遗传方式 AD，GeneReviews 显示为完全外显，家系验证显示母亲、妹妹携带该突变，外婆未携带。因此，确诊为假性甲状旁腺功能减退症。确诊后，根据血钙及尿钙排泄量调整维生素 D 和钙剂剂量，治疗需维持终生，PTH 维持在正常水平上限或轻度增高水平。

案例经过

患者，女，22 岁，孕 15 周。反复低钙、高磷、高 PTH10 余年，十一二岁开始身高停止生长，为生育健康宝宝来我科遗传咨询。查体：身材矮胖（身高 135 cm、体重 53 kg）、圆脸、手指短粗，14 岁初潮，月经不规律，需药物治疗；家属代诉其言语幼稚，记忆力差，无手足抽搐及麻痹。2012 年 2 月 25 日，实验室检查：血钙 1.49 mmol/L，血磷 2.08 mmol/L，PTH 342.8 pg/mL。期间多地就诊，具体不详。2018 年 8 月 29 日来我科就诊，各项检查基本正常：PTH 27.0 pg/mL，血钙 2.19 mmol/L，血磷 1.45 mmol/L。父母体健，否认近亲结婚，父亲 162 cm，母亲圆脸、身材矮小（身高 150 cm）、不胖，甲状腺及甲状旁腺功能均正常；有一妹，17 岁，甲状旁腺功能减退多年，已闭经。根据以上症状，在我院进行基因检测，结果显示假性甲状旁腺功能减退相关基因上 GNAS 存在 1 个杂合移码突变，遗传方式 AD，GeneReviews 显示为完全外显，家系验证显示，母亲、妹妹携带该突变，外婆未携带，母亲仅表现为身材矮小、圆脸，无 PTH 抵抗，考虑该突变位点可能遗传自外公或新发突变。

案例分析

1. 检验案例分析

患者从 2012 年开始出现低钙、高磷、高甲状旁腺激素，PTH 多次在 300 pg/mL 左右，促甲状腺激素（thyroid stimulating hormone，TSH）为 0.39 μIU/mL，考虑为甲状旁腺功能减退，行甲状腺及甲状旁腺功能减退相关基因的检测。检出 1 个可疑致病突变，*GNAS* ex5c.2273_2274insT（p.Val760fs），杂合移码突变（图 8.1）。

基因 / 转录本	突变信息	突变类型	ACMG 分类	遗传方式	疾病 / 表型	千人基因组频率 db138
GNAS NM_080425.3	ex5c.2273_2274insT（p.Val760fs）	杂合	Likely pathogenic	AD	PHP-1a/1b/1c	/

NCBI 参考序列：AACCTGGTGCCCCCGTGGAG

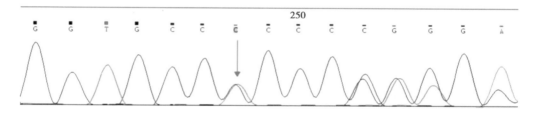

图 8.1　受检者 *GNAS*_ex5 c.2273_2274insT（p.Val760fs）Sanger 测序图（检出）

家系验证显示，母亲、妹妹携带该突变，外婆未携带，母亲仅表现为身材矮小、圆脸，无 PTH 抵抗，考虑该突变位点可能遗传自外公或新发突变。家系图如图 8.2 所示。

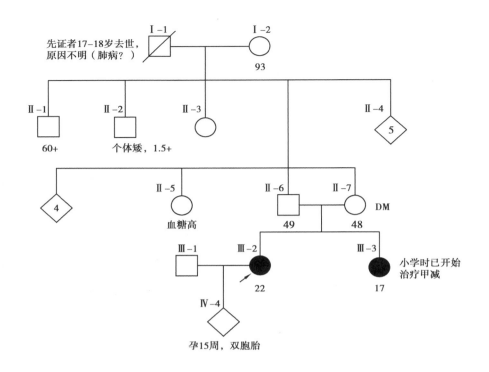

图 8.2　家系图分析

基因 / 突变信息	先证者妹妹 （Ⅲ-2）	先证者母亲 （Ⅱ-7）	先证者外婆 （Ⅰ-2）	先证者二姨 （Ⅱ-4）
GNAS ex5c.2273_2274insT （p.Val760fs）	Het	Het	Het	N

突变类型：Hemi 表示半合子突变，Hom 表示纯合突变，Het 表示杂合突变，N 表示无此突变。

2. 临床案例分析

（1）从检验结果诊断：患者反复低钙、高磷、高 PTH 十余年，2012 年 2 月 25 日实验室检查血钙 1.49 mmol/L，血磷 2.08 mmol/L，PTH 342.8 pg/mL，均提示甲状旁腺功能减退。

（2）临床症状表现：患者十一二岁开始身高已停止生长，身材矮胖（身高 135 cm、体重 53 kg）、圆脸、手指短粗；言语幼稚，记忆力差，无手足抽搐及麻痹。CT 提示两侧基底节区、额叶斑片状对称性钙化，结合临床，初步判断为甲状旁腺功能减退。

进一步进行基因检测，检出 1 个可疑致病突变，*GNAS* ex5c.2273_2274insT（p.Val760fs），杂合移码突变，家系验证显示，母亲、妹妹携带该突变，外婆未携带，母亲仅表现为身材矮小、圆脸，无 PTH 抵抗，考虑该突变位点可能遗传自外公或新发突变。因此，确诊为假性甲状旁腺功能减退症 1a 型。

知识拓展

假性甲状旁腺功能减退症（pseudohypoparathyroidism，PHP）是一种罕见的由外周靶器官抵抗甲状旁腺激素而导致的遗传性疾病，由 Albright 于 1942 年首次报道。GNAS 是一种复合的印记基因，主要编码 PTH 受体偶联的刺激性 G 蛋白的 α 亚基（Gsα），用于激活 Ca^{2+} 通道，提升细胞内 Ca^{2+} 浓度，该蛋白在特异激素作用的靶组织（如肾脏近端小管、甲状腺、垂体和卵巢）中主要由母源等位基因表达，因此，GNAS 突变来源不同，其临床表型多样。

当突变来源于母亲时，表型可分为 PHP-1a、PHP-1b 和 PHP-1c。PHP-1a、PHP-1c 典型体征为 Albright 遗传性骨营养不良症（Albright's hereditary osteodystrophy，AHO）、短指/趾（第 4、5 掌/跖骨缩短）、肥胖、颅内多发钙化和不同程度的智力发育迟缓，终末器官对多种激素产生抵抗，引发低血钙，高血磷，高 PTH、TSH、LH 和 FSH 等。而 PHP-1b 患者常不伴有 AHO 表型，主要表现为 PTH 抵抗，部分存在 TSH 抵抗，极少其他激素抵抗。

当突变来源于父亲时，可表现为假性甲状旁腺功能减退症、进行性骨发育异常（progressive osseous heteroplasia，POH）和皮下骨瘤（OC）。PHP 患者无 PTH 抵抗等生化表现，仅表现为 AHO 体征；POH 表现为儿童皮肤、皮下组织和深部肌肉组织的广泛骨化形成；而 OC 仅表现为皮肤及皮下组织的骨化。

案例总结

患者反复低钙、高磷、高 PTH 十余年，检验医师通过生化、激素、基因检测等指标，为疾病的最终确诊提供了关键的作用。临床医师综合患者的临床症状、基因检测及家系验证，考虑假性甲状旁腺功能减退症 1a 型。由于 GNAS 遗传方式为常染色体显性遗传，后代患病风险为 50%，因此，建议该患者如果行产前诊断后再生育，可考虑第三代试管婴儿，且在整个孕期及产后注意监测血钙、血磷、PTH、TSH 等指标，临床随诊。在该诊疗过程中，基因的检测发挥了重要的作用。

专家点评

假性甲状旁腺功能减退症是一种罕见的遗传病。目前 PHP 的诊断依赖典型的临床症状和血液检查，基因突变的检测可以辨别 PHP 的各种类型，给临床一个精准的诊断，也体现了实验室诊断在临床中的重要性。在罕见病的诊断与治疗中，检验医师与临床医师的沟通至关重要，为提高临床的诊断准确性和及时性提供了良好的思路。

参考文献

［1］ SPIEGEL A M. The molecular basis of disorders caused by defects in G proteins［J］. Hormone Research，1997，47（3）：89-96.

［2］ LINGLART A，LEVINE M A，JüPPNER H. Pseudohypoparathyroidism［J］. Endocrinology and Metabolism Clinics of North America，2018，47（4）：865-888.

［3］ SMITHA C，SERAP T，DAW-YANG H，et al. Deletion of the Noncoding GNAS Antisense Transcript Causes Pseudohypoparathyroidism Type Ib and Biparental Defects of GNAS Methylation in cis［J］. Molecular Endocrinology，2010（6）：6.

9

甲状旁腺腺瘤导致骨质疏松

作者：李玉霞，徐斌（重庆市急救医疗中心，核医学科）

点评专家：李倩（重庆市急救医疗中心）

前言

　　临床上常见的异位甲状旁腺腺瘤多位于胸腺、食管后，但异位在甲状腺的甲状腺旁腺腺瘤相对罕见，往往会被误诊为甲状腺结节，从而耽误最佳的治疗时机。而甲状旁腺、血钙、血磷的检测能灵敏地发现隐藏在甲状腺内的秘密，给予治疗正确的方向。

案例经过

　　患者，女，41 岁，因"发现甲状腺结节 1 年"就诊于我院甲亢专科。1 年前，患者外院超声提示：甲状腺结节，考虑良性。随后遵医嘱定期门诊随诊。随访期间，患者开始出现全身多处疼痛不适。门诊复查彩超提示：甲状腺结节，考虑腺瘤；骨密度检测：重度骨质疏松（最负值 –5.5）。患者出现了和年龄明显不相符的骨质疏松，收入我院内分泌科进一步检查。

　　入院后体格检查：体温 36.2 ℃，心率 108 次 / 分，呼吸 19 次 / 分，血压 130/92 mmHg。神志清楚，自动体位，呼吸平稳；颈软，气管居中，甲状腺不大，颈静脉无充盈，肝颈征阴性；双肺叩诊清音对称，双肺未闻及干湿啰音及胸膜摩擦音；心界不大，心律齐，心脏各瓣膜未闻及病理性杂音及心包摩擦音；周围血管征阴性；腹部无压痛、反跳痛及肌紧张；脊柱生理曲度正常，无明显压痛，右髋关节活动时疼痛加重，四肢肌力、肌张力正常，双下肢不肿，病理征未引出。

　　辅助检查：外院骨盆 CT 提示骨盆骨质疏松，骨质破坏，右耻骨陈旧性骨折；骨盆MR 提示双侧髂骨骶髂关节组成骨、骶骨、坐骨、耻骨，双侧股骨上段异常信号灶，代谢性疾病可能，不排除血液性、淋巴性疾病，附件：双侧卵巢多发囊性灶（卵泡形成）；全身骨显像：超级骨显像伴颅骨黑颅征表现，考虑代谢性骨病。

初步诊断：①骨质疏松待查：原发性？继发性？②甲状腺结节。入院查血尿酸升高、钙升高、无机磷减低、甲状腺旁腺激素升高，肝肾功、心肌酶谱、甲状腺功能、肿瘤标志物未见明显异常。

案例分析

1. 检验案例分析

患者血生化检查血尿酸、胱抑素 C、乳酸及 β2- 微球蛋白升高，提示肾小球滤过功能受损；同时，患者甲状腺旁腺激素明显升高，结合血钙升高、无机磷减低，且患者肿瘤标志物未见异常，排除内分泌肿瘤所致的甲状腺旁腺激素升高，提示该患者甲状旁腺功能亢进。

2. 临床案例分析

患者为中青年女性，月经正常，出现了和年龄不相符的严重骨质疏松，实验室检查提示高钙低磷、甲状旁腺激素明显升高，考虑存在甲状旁腺功能亢进。但超声、CT 均考虑甲状腺腺瘤或甲状腺内良性占位，未发现异常的甲状旁腺增生或结节。且患者肿瘤标志物未见异常，排除内分泌肿瘤的可能。但检验结果的异常让我们不得不把目光聚焦到患者"甲状腺结节"上，这是否根本不是真正的甲状腺结节。为了证实我们的猜想，进一步做了甲状旁腺显像，提示甲状旁腺腺瘤。至此，导致患者骨质疏松的罪魁祸首终于被发现，遂进一步手术治疗，也进一步印证了临床诊断。

知识拓展

在胚胎发育过程中，甲状旁腺因迁移距离过长 10% 可发生异位，多位于甲状腺、颈静脉旁、颈动脉鞘、颈动脉分叉、主动脉旁、胸锁乳突肌前、舌下神经内侧、食管旁、食管后、前纵隔、主动脉 - 肺间窗或心包内，甲状腺内异位甲状旁腺多位于右侧甲状腺下 1/3。甲状腺内异位甲状旁腺及甲状腺内异位甲状旁腺腺瘤（ectopic intrathyroidal parathyroid adenoma，ETPA）极为罕见，甲状腺内异位甲状旁腺发生率为 3%，ETPA 发生率为 1.4%。在因原发性甲状旁腺功能亢进而进行手术的患者中，ETPA 发生率为 1.4%~3%。

案例总结

本案例中，患者既往体健，无高血压、冠心病病史，1年多前发现甲状腺良性结节，遵医嘱定期随诊。在随诊过程中开始出现全身多处骨痛，检查提示骨质疏松。基于不符合年龄的骨质疏松的出现，同时血液检验提示甲状旁腺升高、高钙低磷，临床医生断定这是甲状旁腺功能亢进。经过相关检查，最后找出了导致患者高钙低磷以及骨质疏松的真正元凶——一直被忽略的甲状腺良性结节。

专家点评

该案例为本院的真实临床案例。甲状旁腺自身发生了病变，如过度增生、瘤性变甚至癌变，医学上称之为原发性甲状旁腺功能亢进。异位甲状旁腺功能亢进是一种容易被误诊的疾病，异位的甲状旁腺常见，但甲状腺异位甲状旁腺以及甲状腺内异位甲状旁腺瘤罕见。通过检测血液甲状腺旁腺激素、血钙、血磷可以大大提高诊断率。虽然临床上并不建议对甲状腺结节常规进行甲状旁腺激素以及血钙、血磷的检查，但如果患者同时合并了不明原因骨痛、骨折等，需要积极进行此项检验，才能为临床的诊断提供更为有力的依据。

本案例真实、可靠，是检验与临床沟通、检验为临床疑难病例的诊断提供良好服务的典型病例，值得分享。

参考文献

［1］ ROY M，MAZEH H，CHEN H，et al. Incidence and localization of ectopic parathyroid adenomas in previously unexplored patients［J］. World Journal of Surgery，2013，37（1）：102-106.

［2］ SMITH J R，OATES M E. Radionuclide imaging of the parathyroid glands：Patterns，pearls，and pitfalls［J］. Radiographics，2004，24（4）：1101-1115.

［3］ YUSIM A，ASPELUND G，AHRENS W，et al. Intrathyroidal parathyroid adenoma［J］. Thyroid，2006，16（6）：619-620.

［4］ ALHARBI N，ASA S L，SZYBOWSKA M，et al. Intrathyroidal parathyroid carcinoma：An atypical thyroid lesion［J］. Frontiers in Endocrinology，2018，9：641.

10

方法学原因导致的甲状腺检测结果误差

作者： 石娇，卢迪（成都医学院第一附属医院）
点评专家： 许颖（成都医学院第一附属医院）

前言

　　甲状腺疾病是内分泌系统最常见的疾病之一，包括甲状腺功能亢进症、甲状腺功能减退症、亚急性甲状腺炎、自身免疫性甲状腺炎、甲状腺结节等。其诊断依据临床症状、甲状腺超声检查、甲状腺核素检查、甲状腺细针穿刺和细胞学检查、影像学检查以及临床实验室相关指标等。实验室甲状腺检测指标有血清三碘甲状腺原氨酸（triiodothyronine，T3）、血清甲状腺激素（thyroxine，T4）、血清促甲状腺激素（thyroid stimulating hormone，TSH）、甲状腺自身抗体、甲状腺球蛋白（thyroglobulin，Tg）、降钙素（calcitonin，CT）和尿碘等。当出现与临床症状不符的甲状腺相关检测结果时，应从多方面查找原因，从而为临床提供准确无误的检测结果。

案例经过

　　患者，女，72 岁。因"头痛 2 年余，加重 4 天"于 2023 年 2 月 15 日入院。既往有高血压、糖尿病、心脏起搏器置入病史。查体：体温 36.2 ℃，心率 100 次 / 分，呼吸 19 次 / 分，血压 187/93 mmHg。辅助检查：甲状腺及颈前区淋巴结彩色超声检查提示甲状腺双侧叶多发实性结节，TI-RADS 3 类。甲状腺功能检查显示总三碘甲状腺原氨酸（TT3）3.19 nmol/L，总四碘甲状腺原氨酸（TT4）245.65 nmol/L，游离三碘甲状腺原氨酸（FT3）10.04 pmol/L，结果均高于正常值。几天后复查甲状腺功能显示：T3 2.46 nmol/L，T4 207.82 nmol/L，FT3 9.42 pmol/L，结果均高于正常值。根据临床症状及辅助检查结果考虑，是否为垂体促甲状腺激素腺瘤、甲状腺激素抵抗综合征、家族性白蛋白异常高甲状腺素血症或实验室误差。因患者有心脏起搏器置入病史，暂不考虑颅脑 MRI 检查。遂联系检验科，重新复核标本并做抗干扰实验。检验科接到临床沟通电话后，启动相应措施，最后经排查是一例由于检测方法学缺陷而导致的总三碘甲状腺原氨酸（TT3）、总四碘甲状腺原氨酸（TT4）、游离三碘甲状腺原氨酸（FT3）假性升高，临床诊断为甲状腺结节。

案例分析

1. 临床案例分析

该患者入院后两次甲状腺功能分别提示：TT3、TT4、FT3 均增高。患者无怕热、多汗、消瘦等高代谢症状，无宠物饲养史。该患者甲状腺功能特点为 TT3、TT4、FT3 升高，而血清 TSH 正常，不能除外体内异嗜性抗体产生对检测结果的影响或垂体罕见 TSH 瘤可能。因患者有心脏起搏器置入病史，不能完善垂体鞍区增强 MRI 检查，遂建议检验科进行不同仪器、不同试剂比对。

2. 检验案例分析

（1）查看实验室近期室内质控，检测项目均在控。核查样本状态和检查当天仪器、试剂等情况，同时对 2022 年 2 月 16 日和 2022 年 2 月 21 日两个时间点的送检样本再次复查，结果如表 10.1 所示。根据表 10.1 结果，确保本实验室结果无误。

表 10.1 本实验室对两次标本的比对结果

项目	2022-02-16 送检标本		2022-02-21 送检标本	
	第一次结果	复核结果	第一次结果	复核结果
TT3（nmol/L）	3.19 ↑	3.43 ↑	2.46 ↑	2.68 ↑
TT4（nmol/L）	245.65 ↑	269.86 ↑	207.82 ↑	214.17 ↑
FT3（pmol/L）	10.04 ↑	10.52 ↑	9.42 ↑	10.23 ↑
FT4（pmol/L）	11.51	14.42	11.79	12.95
TSH（mIU/L）	2.07	2.21	1.72	1.9

（2）将 2022 年 2 月 21 日的待测样本外送至其他两家临床实验室进行不同仪器、不同试剂厂家比对，比对结果如表 10.2 所示。由表可知，本实验室与其他两家实验室结果存在差异，对结果进行分析考虑血液样本或本实验室检测系统是否存在干扰物质影响，遂进行相关干扰物质排除实验。

表 10.2 不同实验室、不同方法学的比对结果

项目	我院结果	外院 1	外院 2
TT3（nmol/L）	2.46 ↑	1.46	1.53
TT4（nmol/L）	207.82 ↑	116.33	125.42

续表

项目	我院结果	外院 1	外院 2
FT3（pmol/L）	9.42 ↑	4.56	4.34
FT4（pmol/L）	11.79	14.25	13.97
TSH（mIU/L）	1.72	1.50	1.69

（3）采用阻断剂查找导致标本假性升高结果的原因。采用各类阻断剂处理待测样本后再次检测。加入阻断剂后可排除基质干扰、异嗜性抗体干扰和碱性磷酸酶干扰等。最后发现，使用经碱性磷酸酶相关物质阻断剂处理后的待测样本，检测结果均在参考范围内，与外院检测结果相符；使用其他阻断剂的待测样本结果变化不大。采用碱性磷酸酶阻断剂结果出现偏差的可能原因与试剂方法学有关，本实验室选用的 TT3、TT4、FT3检测试剂采用的是标记物是碱性磷酸酶，当待测样本中有碱性磷酸酶相关干扰物时，其会桥联在包被的微粒子和碱性磷酸酶标记抗体（或抗原）复合物上，导致在碱性情况下对应底物去磷酸化后发光值变化，而出现检查结果的假性升高。

因此，结合以上分析，该待测样本甲状腺功能检测结果均在参考区间内。

知识拓展

在临床诊疗过程中，出现 TT3、TT4升高或 FT3、FT4升高，而血清 TSH 水平正常时，多考虑是否为垂体促甲状腺激素腺瘤、甲状腺激素抵抗综合征、家族性白蛋白异常高甲状腺素血症或者实验室误差。当检测结果与临床表现或辅助检查不相符时，应首先排查是否为其他影响因素或者检测误差。甲状腺激素检测常见的影响因素有生理因素、药物影响、其他疾病和干扰因素。干扰因素包括标本的采集和处理、检测方法、干扰物质等。

临床实验室甲状腺相关指标检测方法学包括电化学发光法、化学发光法、放射免疫吸附法等。甲状腺功能指标的免疫标记法测定结果受到多种因素的影响，常见的干扰因素有异嗜性抗体、巨 TSH、甲状腺自身抗体、检测平台标记物干扰（如生物素、抗链霉素亲和素抗体、抗钌抗体、碱性磷酸酶）等。

（1）人类异嗜性抗体来源途径广泛，直接接触宠物或实验室动物小鼠是人体内异嗜性抗体产生最常见的原因，通常 3% ~15% 的健康人群中可检出异嗜性抗体，长期饲养动物以及接受单克隆抗体或单克隆抗体偶联的生物制剂治疗者体内检测率可达 80%。异嗜性抗体干扰可采取的措施有连续血清稀释法、抗体阻断剂、非免疫动物血清封闭或聚乙二醇沉淀，也可改用竞争性免疫试剂盒复测等。

（2）巨 TSH 是由 TSH 单体与抗 TSH 抗体组成的巨大复合体，在血液循环中聚集，导致 TSH 测定结果假性升高。巨 TSH 干扰可采取凝胶过滤色谱仪检测或聚乙二醇沉淀法。

（3）甲状腺自身抗体是一种多克隆的自身反应性抗体，在自身免疫性疾病的患者中存在，对一步法免疫检测试剂盒造成干扰。甲状腺自身抗体干扰可采取更换检测方法学或使用金标准平衡透析 - 质谱法。

（4）生物素、抗链霉亲和素抗体、抗钌抗体会干扰以生物素 - 链霉亲和素免疫分析为检测平台的试剂盒，过量的生物素会从链霉亲和素蛋白包被的微粒中置换生物素化的抗体 - 抗原复合物，导致结果偏差。碱性磷酸酶会干扰以碱性磷酸酶为标记物的检测平台。可以采取更换其他标记物检测平台或凝胶过滤色谱仪检测或液相色谱 - 串联质谱法测定。

因此，准确识别并排除相关因素的干扰以保证检测结果的准确性，对支持临床准确诊断、指导治疗和评估疗效等有着重要作用。

案例总结

当怀疑甲状腺激素功能指标的检查结果受到干扰时，首先应结合专业知识和患者病史、临床表现等，确认是否存在干扰，并排除年龄、性别、合并疾病（包括遗传）、药物治疗以及来自标本采集与保存等常见原因，进一步排除内源性物质干扰。临床上当检测结果与临床诊断不相符时，要及时联系检验科进行有效沟通，为疾病准确诊断提供依据，为患者提供科学、合理的医学决策。

甲状腺相关指标检测在甲状腺疾病的诊断中有着重要的意义。目前甲状腺相关指标检测的检验仪器和方法学种类较多，但缺乏标准化的检测物质，因此，作为临床检验师要识别检测指标的影响因素，正确认识各种检测方法的优缺点和干扰因素。当检测结果与临床诊断不相符时，要分析检测结果，探究异常指标的可能问题，并及时和临床医师有效沟通，为疾病的准确诊断提供依据。

专家点评

甲状腺功能实验室检测是甲状腺疾病的重要诊断依据之一，其检测方法众多，使用的标记物质不同，会导致结果不一致。该案例体现了检验医师与临床医师沟通的重要性，虽未明确筛选出具体的干扰物质，但及时发现影响检测结果的干扰因素，为临床诊疗提供了可靠依据。

参考文献

[1] 葛均波，徐永健，王辰．内科学［M］．9版．北京：人民卫生出版社，2018.

[2] 许波进，彭文芳，黄珊．2022版《中国甲状腺功能亢进症和其他原因所致甲状腺毒症诊治指南》解读［J］．外科理论与实践，2023，28（6）：512-519.

11

药物对甲状腺功能的影响

作者： 鞠盼[1]，赵磊[2]（重庆医科大学附属第三医院，1 检验科；2 肾内科）

点评专家： 韩宏艳（重庆医科大学附属第三医院）

前言

甲状腺是人体最重要的内分泌器官，主要负责甲状腺激素的合成和分泌。虽然药源性甲状腺疾病在临床并不常见，但了解该现象有助于临床在某些药物的应用过程中定期进行甲状腺功能监测，以便及时正确诊断与合理治疗药物相关的疾病。

案例经过

患者，女，77 岁。因"头昏、黑矇、晕厥 1 月，再发 8 小时"入院，急诊以"晕厥待查；阵发性房颤，慢性肾脏病，冠心病，高血压，糖尿病"收入心血管内科。既往有高血压病史 10 年，最高血压 180/100 mmHg，口服拉西地平降压治疗，血压控制不详。有糖尿病病史 10 余年，口服格列齐特及二甲双胍控制血糖，血糖控制不详。有冠心病病史 6 年，口服血塞通治疗。入院完善检查后初步诊断：①晕厥待查；②病态窦房结综合征？③阿 - 斯综合征？④阵发性心房颤动；⑤冠状动脉粥样硬化性心脏病；⑥高血压病 3 级（极高危）；⑦2 型糖尿病；⑧慢性肾脏病 5 期；⑨肾性贫血。于 2022 年 10 月 27 日行"双腔永久起搏器植入 + 单根导管的冠状动脉造影术"，术后予以胺碘酮抗心律失常，琥珀酸美托洛尔控制心室率，肝素抗凝，呋塞米利尿消肿等治疗。定期复查肾功能，提示肌酐进行性升高，全身水肿较前加重，经肾病科会诊建议转科治疗肾衰竭。

转科后查体：甲状腺不大。辅助检查，甲状腺功能 3 项：游离三碘甲状腺原氨酸（FT3）2.35 pmol/L ↓，游离甲状腺素（FT4）18.53 pmol/L ↑，高灵敏促甲状腺激素

（hTSH）7.075 mIU/L ↑（2022 年 11 月 5 日）。甲状腺及颈部淋巴结彩超：甲状腺右叶囊实混合回声结节，TI-RADS3 类，考虑：良性结节（2022 年 11 月 10 日）。促甲状腺激素受体抗体测定（TRAb）0.80 IU/L。甲状腺功能 5 项 + 甲状腺功能补充 3 项：总三碘甲状腺原氨酸（TT3）0.63 nmol/L ↓，总甲状腺素（TT4）178.21 nmol/L ↑，FT3 3.47 pmol/L ↓，FT4 19.34 pmol/L ↑，hTSH 6.389 mIU/L ↑，甲状腺球蛋白（Tg）5.53 ng/mL，抗甲状腺球蛋白抗体（TgAb）10.20 IU/mL ↑，抗甲状腺过氧化物酶抗体（TPOAb）1.00 IU/mL（2022 年 11 月 11 日）。甲状腺功能 5 项 + 甲状腺功能补充 3 项：TT3 0.76 nmol/L ↓，TT4 152.52 nmol/L，FT3 2.40 pmol/L ↓，FT4 14.14 pmol/L，hTSH 0.349 mIU/L ↓（2022 年 11 月 30 日）。

案例分析

1. 临床案例分析

患者为高龄女性，因冠心病、病态窦房结综合征入住心内科，予以双腔永久起搏器植入 + 单根导管冠状动脉造影术，术后因肾功能衰竭及全身水肿转入肾内科治疗。其水肿考虑为肾衰竭所致，但需排除其他原因，查甲状腺功能 3 项，表现为 FT4、促甲状腺激素（thyroid stimulating hormone，TSH）同时升高，FT3 下降。甲状腺机能存在负反馈调节机制，当 FT4 升高时，TSH 是下降的，该异常组合在临床是罕见的，难道是检验错误？与检验科医师沟通后再次复查甲状腺功能，并完善甲状腺功能补充检查，检查结果仍提示 FT4、TT4、TSH 同时升高，FT3、TT3 下降，TgAb 升高，Tg、TPOAb、TRAb 正常。询问该患者是否有甲状腺功能减退，以及是否正在补充甲状腺激素治疗。回顾病史，患者无甲状腺相关疾病史，亦无心悸、乏力、嗜睡、多汗、少汗等甲状腺功能亢进或甲状腺功能减退的临床表现。TgAb 升高，难道是免疫性甲状腺炎？但该抗体可使甲状腺上皮细胞被过多地破坏而造成甲状腺功能减退，虽然 TSH 升高，但 FT4 及 TT4 升高，与该疾病不符。该患者甲状腺功能改变的原因使临床医生百思不得其解，只得再次与检验科医师沟通，希望能从检验方面寻找到真相。

2. 检验案例分析

检验科的检验医师在审核报告时发现，该患者甲状腺功能 5 项、甲状腺功能补充 3 项检验报告异常且不合常理，TSH、FT4、TT4 同时升高而 FT3、TT3 降低确实少见，与医生沟通了解患者病情、病史以及用药史未发现任何线索，通过回顾甲状腺激素代谢并查阅相关文献发现，T4、T3 变化不一致可能是由于脱碘酶缺乏或活性受到抑制导致的，影响脱碘酶缺乏或抑制其活性的因素包括：维生素 E、硒（Se）等微量元素和胺碘酮、糖皮质激素、肾上腺素受体阻滞剂等药物。由于患者正在使用的药物胺碘酮、美托洛尔均对脱碘酶有抑制作用，且胺碘酮影响过程中有反三碘甲状腺原氨酸（rT3）水平升高，于是加做了维生素 E、Se、rT3 等检测项目。检测结果显示：维生素 E 10.0 mg/L（参考值 ≥ 18 岁 5.5~17.0 mg/L），Se 51.3 μg/L ↓（参考值 70.0~150.0 μg/L），rT3 0.48 ng/mL（参考值 0.31~0.95 ng/mL），患者确实有脱碘酶合成不足的内在因素。但 rT3 检测结果不支持胺碘酮对甲状腺功能检测的影响，再次回顾甲状腺激素的合成代谢过程发现，参与 rT3 合成的脱碘酶为 D Ⅰ 和 D Ⅲ，它们都是含硒酶，缺硒对其合成和活性均有影响，从而导致 rT3 的检测结果正常。早期由于碘的抑制作用，hTSH 水平升高，称为 Wolff-Chaikoff 效应，持续时间约数天至数周后恢复正常。大多数患者在摆脱 Wolff-Chaikoff 效应后，甲状腺功能表现为 T4、FT4 轻度升高，FT3、T3 下降，TSH 正常或轻度抑制。患者于 2022 年 11 月 30 日复查甲状腺功能显示：TT4、FT4 恢复正常，TT3、FT3、TSH 下降，符合使用胺碘酮后对甲状腺功能检测的变化（表 11.1）。

表 11.1　胺碘酮对甲状腺功能检测的影响

检测项目	参考范围	2022–11–05	2022–11–11	2022–11–30
TT3（nmol/L）	0.92~2.38	—	0.63 ↓	0.76 ↓
TT4（nmol/L）	69.71~163.95	—	178.21 ↑	152.52
FT3（pmol/L）	3.53~7.37	2.35 ↓	3.47 ↓	2.40 ↓
FT4（pmol/L）	7.98~16.02	18.53 ↑	19.34 ↑	14.14
hTSH（mIU/L）	0.56~5.91	7.075 ↑	6.389 ↑	0.349 ↓

知识拓展

　　胺碘酮是治疗心律失常的常用药物，其本身是一种苯丙呋喃衍生物，每个分子含两个碘原子（含碘量约 37%），由于碘的存在及其分子结构与甲状腺素相似，故可视为甲状腺素类似物作用于肝脏及垂体。在我国，胺碘酮的常规剂量为 100~600 mg/d，按 10% 的脱碘率计算，患者每日需负荷 3~22 mg 的碘，相比于国际卫生组织推荐的全球每日 150 μg 的最佳摄碘量高出 20~145 倍。由于碘的作用及药物本身固有的作用，胺碘酮对甲状腺功能的影响主要是表现为两方面：阻断甲状腺激素合成和释放以及对甲状腺细胞直接的损害。胺碘酮对甲状腺的影响可分为：①引起甲状腺功能检验数值的变化，但患者甲状腺功能正常；②胺碘酮诱发的甲状腺功能减低症（amiodarone-induced hypothyroidism，AIH）；③胺碘酮诱发的甲状腺功能亢进症（amiodarone-induced thyrotoxicosis，AIT）。胺碘酮对甲状腺功能检测的影响主要包括：抑制 1 型和 2 型 5' 脱碘酶，导致 TT4、FT4、rT3 水平升高，TT3 水平下降。胺碘酮导致甲状腺滤泡上皮细胞中碘增加，从而抑制甲状腺的聚碘作用及甲状腺激素的合成、释放，即 Wolff-Chaikoff 效应，一般会持续 2~14 天，随后甲状腺滤泡上皮细胞摄取碘的过程恢复正常，即 Wolff-Chaikoff 效应的逃逸现象。胺碘酮诱发的甲状腺功能减低临床症状与原发性甲状腺功能减退类似，主要因患者碘摄取量过多，在甲状腺内达较高浓度时可抑制碘氧化作用，呈现碘阻断效应，对于具有潜在甲状腺疾病的患者，胺碘酮会干扰 Wolff-Chaikoff 效应逃逸现象，导致 Wolff-Chaikoff 效应逃逸失败，从而导致甲状腺激素合成及释放的持续减少，TSH 水平持续性升高，甲状腺体积发生代偿性增大，最终发展成 AIH。胺碘酮诱发的甲状腺功能亢进症根据其发病机制可分为以下几类：① 1 型 AIT：碘致甲亢，主要发生在存在潜在甲状腺功能异常的患者。② 2 型 AIT：主要为胺碘酮自身所致的破坏性甲状腺炎。1 型 AIT 与甲状腺自身调节机制失控有关，临床称之为 Jod-Basedow 效应，多见于缺碘地域及存在诸如结节性或自身免疫性甲状腺病变等基础甲状腺功能障碍者。2 型 AIT 见于毁损性、炎性甲状腺患者，是滤泡细胞严重损伤后甲状腺激素逸入血液循环内所致。此外，尚可见混合型 AIT。

案例总结

甲状腺是人体重要的内分泌器官，分泌的甲状腺激素在生长发育、机体代谢、维持神经系统兴奋性等方面发挥着不可替代的作用。甲状腺功能受到多种因素的影响，其中包括甲状腺疾病、情绪、饮食、用药史、手术史、感染史等，病因复杂对临床医生的诊疗提出了很大的挑战。该患者出现 FT4、TT4 与 TSH 同时升高，TT3、FT3 下降的罕见表现，排除其他原因后考虑为胺碘酮、美托洛尔等药物共同影响甲状腺功能测定，同时还合并因硒缺乏而导致的脱碘酶缺乏，整个甲状腺功能检测的数值变化过程曲折，让临床医生受益匪浅，从中了解了胺碘酮这种常用药对甲状腺功能检测数值的影响变化过程，从而指导临床治疗，亦体现了与检验科医师密切沟通的重要性。

本案例中，甲状腺功能的检验结果为少见组合，TSH、FT4、TT4 同时升高而 FT3、TT3 降低确实少见，同时检验医师在审核报告时已发现问题并积极与临床医生沟通了解患者的疾病史、用药史以及患者目前的临床表现，在现有证据无法解释时积极查阅文献寻找突破口，加做项目提供更加充分的证据支撑，最终找到了导致甲状腺功能变化的影响因素——胺碘酮和硒。难点在于明确胺碘酮对甲状腺激素影响的完整过程以及对脱碘酶的作用和影响因素等知识的掌握。临床上使用的很多药物都对甲状腺功能及甲状腺功能检测有影响，当发现患者的甲状腺功能检测结果不能解释患者的临床表现时，检验医师应该积极与临床医生沟通，了解患者的病情、病史以及用药史，积极查阅文献寻找可能的各种因素，仔细推敲论证各个指标的变化。

专家点评

很多药物在用于治疗非甲状腺疾病时，可通过干扰甲状腺激素的合成、分泌、转运、代谢来影响甲状腺的功能，这将直接影响临床诊断与治疗。本案例就是由于患者治疗心律失常使用胺碘酮、美托洛尔等药物引起的药源性甲状腺功能异常。临床医生与检验医师共同合作，充分沟通交流，不仅找到甲状腺功能降低的原因，还在监测过程中找到胺碘酮用药后甲状腺功能变化的规律，体现了检验医师追根溯源，真正为临床医生、为患者解决问题的决心和能力。

参考文献

［1］邱一华，彭聿平．生理学［M］．3 版．北京：科学出版社，2013.

［2］谷秀莲，窦京涛．药源性甲状腺功能异常［J］．药品评价，2013，10（15）：17-22.

［3］廉革伟，丁兰，赵大庆，等．甲状腺激素及其脱碘酶［J］．化学通报（网络版），2001（1）.

［4］钱凤娟，马向华．药源性甲状腺功能异常［J］．医学综述，2008，14（15）：2338-2340.

［5］MELMED S，NADEMANEE K，REED A W，et al. Hyperthyroxinemia with bradycardia and normal thyrotropin secretion after chronic amiodarone administration［J］. The Journal of Clinical Endocrinology and Metabolism，1981，53（5）：997-1001.

［6］蔡晓频，杨文英．药源性甲状腺疾病［J］．药物不良反应杂志，2006，8（3）：206-209.

12

原发性甲状旁腺功能亢进致膝关节损伤

作者： 杨丽精[1]，吴严[2]（成都市双流区第一人民医院，1 医学检验科；2 骨科）

点评专家： 赵富锋（成都市双流区第一人民医院医学）

前言

　　患者，男性，36 岁，因"外伤致左膝关节疼痛伴活动受限 8 天"入院，有糖尿病病史，入院后完善相关检查，初次生化检测存在高钙低磷、碱性磷酸酶升高，感染性指标无异常，随后安排左膝关节髌韧带修补手术，术后诊断：左侧髌韧带损伤；左髌骨内外侧支持带损伤；左膝内外侧半月板损伤。再次复查生化项目，仍存在高钙低磷、碱性磷酸酶升高，提示患者存在代谢性骨病之原发性甲状旁腺功能亢进。进一步完善相关检查：患者甲状旁腺激素（parathyroid hormone，PTH）升高、25-OH 维生素 D 降低、β-胶原特殊系列显著升高、总 I 型胶原氨基端延长肽明显升高，甲状腺功能无异常，肾功能无异常；补充诊断：原发性甲状旁腺功能亢进。完善甲状腺区域彩超提示甲状旁腺腺瘤？上级医院完善甲状腺 MIBI 核素显像，膝关节术后恢复尚可，原发性甲状旁腺功能亢进症药物治疗后门诊随访。

案例经过

　　患者，男，36 岁。主诉：打篮球时受伤，致左膝关节疼痛伴活动受限 8 天，有糖尿病史。查体：体温 36.5 ℃，心率 75 次 / 分，呼吸 18 次 / 分，血压 124/75 mmHg，正常面容，正常体型，心肺（－）。无高钙血症家族史。入院后完善相关检查，生化检查结果：钙 3.19 mmol/L ↑，磷 0.78 mmol/L ↓，碱性磷酸酶 437.1 U/L ↑，葡萄糖 6.89 mmol/L ↑；血常规、凝血功能、肾功能、感染性指标无异常。随即安排左膝关节髌韧带修补手术，术后诊断：左侧髌韧带损伤；左髌骨内外侧支持带损伤；左膝内外侧半月板损伤。术后再次复查生化项目：钙 3.12 mmol/L ↑，磷 0.79 mmol/L ↓，碱性磷酸酶 325.8 U/L ↑，葡萄糖 7.35 mmol/L ↑。次日加查项目，结果显示：PTH 81.7 pmol/L ↑，25-OH 维生素 D 12.46 ng/mL ↓，β - 胶原特殊系列 2599 pg/mL ↑，总 Ⅰ 型胶原氨基端延长肽 250 ng/mL ↑，甲状腺功能检测无异常，肾功能检测无异常。甲状腺超声提示：甲状腺长大；甲状腺右侧叶下极下方低回声团：甲状旁腺腺瘤？泌尿系超声提示：双肾尿盐沉积。上级医院完善甲状旁腺 MIBI 核素显像。

案例分析

1. 检验案例分析

患者术前、术后两次生化结果均提示高钙低磷且碱性磷酸酶显著升高，肾功能无异常。结合患者为青年男性，因外伤致左膝关节疼痛伴活动受限，故考虑患者可能存在代谢性骨病之甲状旁腺功能亢进。从检验的角度分析和思考后，联系主诊医师补充完善甲状旁腺素及骨标志物检测，以及甲状腺彩超检查，以明确病因。检验结果显示，患者 PTH 明显升高、25-OH 维生素 D 显著降低，β - 胶原特殊系列显著升高，总 Ⅰ 型胶原氨基端延长肽亦显著升高。结合肾功能正常结果，综合考虑患者系原发性甲状旁腺功能亢进、骨质疏松。患者膝关节损伤已不是偶然。

2. 临床案例分析

患者为青年男性，因外伤致膝关节受损活动受限收入我科治疗，完善常规检查安排手术。

术后第二日复查生化、血常规及凝血功能，结果显示患者肾功能正常，但高钙低磷、碱性磷酸酶（alkaline phosphatase，ALP）升高，建议用生化标本立即加做 PTH 和骨标志物项目，该患者可能存在内分泌方面疾病。听从检验技师建议后，随即请来内分泌科医师会诊。会诊结论与检验技师上述判断一致，除加做检验项目外，并加做查甲状腺及泌尿系彩超。考虑患者刚做完膝关节手术，不便转入内分泌科，根据内分泌医师建议降钙治疗。综合目前检查结果，考虑诊断：原发性甲状旁腺功能亢进、维生素 D 缺乏。

知识拓展

甲状旁腺功能亢进症分为原发性（primary hyperthyroidism，PHPT）、继发性、三发性和假性 4 种。

原发性甲状旁腺功能亢进症是引起骨质疏松症较常见的病因，随着血钙测定和甲状旁腺激素测定在临床上的广泛运用，甲状旁腺功能亢进性骨质疏松的患病率也随之上升。目前我国原发性甲状旁腺功能亢进症多为骨型和肾型。

PHPT 是由 1 个或多个甲状旁腺过度分泌甲状旁腺激素引起的，主要原因有甲状旁腺腺瘤、甲状旁腺增生及甲状旁腺癌。在 PHPT 中，孤立性甲状旁腺腺瘤占 80%，全部 4 个腺体均增生占 10%~15%，多发性腺瘤占 5%，甲状旁腺癌少于 1%。PHPT 可发生于任何年龄段，绝经后的妇女更多见，约占 50%。PHPT 可有骨痛、骨质疏松、骨折、尿路结石、胃炎、胃溃疡、胰腺炎、口腔溃疡、神经精神症状等多种临床表现。

原发性甲状旁腺功能亢进症导致的骨质疏松与绝经后骨质疏松具有不同的临床特点，以皮质骨受累更早且更重。PHPT 会导致骨骼中的钙释放到血液中，导致血管钙化及复发性泌尿道结石等，骨骼是 PHPT 最常涉及的靶器官之一，因此，PHPT 也逐渐成为继发性骨质疏松的常见病因之一。

案例总结

对于外科医师而言，解决患者外科症状早已成为习惯性思维。由于原发性甲状旁腺功能亢进诱发的症状呈多样性，累及的器官众多，很容易误诊、漏诊。此次幸得检验科及时发现并提醒，经多学科联合，让患者在短期内找到膝关节受损的真正原因，明确患者的下一步治疗。

近年来，虽因甲状旁腺功能亢进诱发的骨质疏松、高钙血症、泌尿道结石等病例并不少见，但临床表现具有多样性且隐匿性的特点，并非首次分诊就能将患者准确分到与之相对应的科室。检验科有获得一手检验数据的优势，若检验者能敏锐地通过一项或几项数据及时发现其中的相关性，尽早与主治医师取得沟通，通过辅助检查尽快确定诊断，并最终让患者获得有效的治疗方案，是检验人应尽的责任。利用专业知识将检验数据转化为有价值的临床诊疗信息，才能更好地辅助医师，服务患者。

专家点评

该案例展示了检验辅助临床诊断的全过程，快速、准确、高效。检验从来都不是独立的一门科目，它与临床紧密相连，检验技师不能仅停留在流水线工作模式，还需要储备大量医学知识、养成临床思维模式。在注重检验质量的同时，还需重视检验报告分析与解读，才能真正完成辅助医师诊断的使命。

参考文献

［1］ 中华医学会骨质疏松和骨矿盐疾病分会，中华医学会内分泌分会代谢性骨病学组.原发性
甲状旁腺功能亢进诊疗指南［J］.中华骨质疏松和骨矿盐疾病杂志，2014（3）：187-198.

［2］ 张丽媛.甲状旁腺功能亢进症诊断与治疗［J］.中外健康文摘，2012，9（13）：15-17.

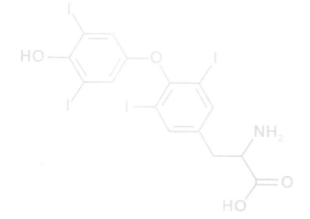

第二篇

肾上腺疾病

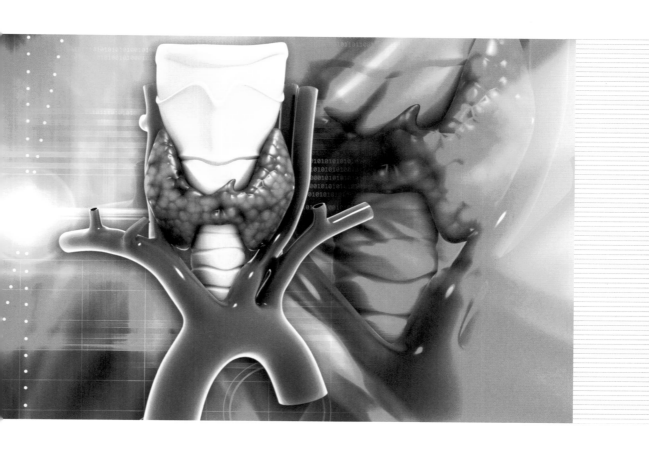

13

库欣综合征临床检验路径实践

作者：罗敏[1]，贾红霞[2]（南方医科大学南方医院，1 检验医学科；2 内分泌科）

点评专家：曾艳梅（南方医科大学南方医院）

前言

库欣综合征可分为库欣病（Cushing disease，CD）、肾上腺库欣综合征、异位促肾上腺皮质激素（adrenocor ticotropic hormore，ACTH）分泌的库欣综合征。库欣病是最常见的一种类型，女性的发病率是男性的 4~6 倍，病因常见于分泌 ACTH 的垂体微腺瘤（大小 <1 cm）。肾上腺库欣综合征常与肾上腺皮质中的良性或恶性肿瘤有关。肾上腺腺瘤能合成大量皮质醇，但肾上腺癌往往由于合成皮质醇较少而过度分泌性激素，导致女性男性化。异位 ACTH 分泌的库欣综合征中，小细胞肺癌和支气管类癌患者占大多数，男性更常见。在缺乏肺癌或类癌相关体征和症状的情况下，这些患者在临床上与库欣病患者难以区分。

结合患者病史、体征，考虑诊断库欣综合征，进一步行辅助检查发现患者血尿皮质醇水平整体偏高，节律消失，确诊为库欣综合征。为了定性诊断，进一步完善午夜及标准小剂量地塞米松抑制试验，不被抑制，结合患者 ACTH 水平偏高，考虑为 ACTH 依赖性库欣综合征；行大剂量地塞米松抑制试验未被抑制，外周去氨加压素（1-de-amino-8-D-arginine Vasopressin，DDAVP）兴奋试验可被兴奋，垂体 MRI 提示 Rathke 囊肿可能，F18-PET-CT 及奥曲肽标记的 PET-CT 均未见明显异位灶，库欣综合征病灶无法明确，经与患者充分沟通后行岩下窦静脉采血，采血结果提示中枢来源可能性大。患者经手术切除垂体病灶后，术后复查激素提示皮质醇、ACTH 明显降低，病理确认为垂体腺瘤。后随访患者一年，病情稳定。

案例经过

患者，男，44岁。主诉：体重增加1年，发现血压升高6天。现病史：患者自1年前无明显诱因出现体重增加5 kg，尤以面部、腹部为著，伴易疲劳、性功能减退。6天前无明显诱因出现双下肢水肿，无晨轻暮重，无胸闷气喘等症，至某中医院就诊，血压203/130 mmHg，予以硝苯地平控释片30 mg，一天一次，效果不佳。次日完善相关检验检查：钾离子3.07 mmol/L，甘油三酯1.94 mmol/L；睡眠呼吸监测提示：重度阻塞性睡眠呼吸暂停低通气综合征并重度夜间低氧血症。患者为进一步行高血压查因于我院门诊就诊，门诊拟"高血压病，低钾血症"收入我科。无高血压、糖尿病家族史。

查体：体温36.3 ℃；血压177/115 mmHg；体重77 kg；身高170 cm；BMI 26.6 kg/m^2。满月脸，腹型肥胖，腹部未见紫纹，双下肢轻度水肿。心肺腹（−）；全身浅表淋巴结无肿大，颜面部无水肿，甲状腺有无肿大。

初步诊断：①高血压病；②低钾血症；③重度阻塞性睡眠呼吸暂停综合征。

入院后完善相关检查，检查结果如下。

（1）生化：K^+ 3.47 mmol/L，Mg^{2+} 1.15 mmol/L，P 0.75 mmol/L；空腹血糖：5 mmol/L；餐后葡萄糖：葡萄糖（1 h）GLU 15.32 mmol/L，葡萄糖（2 h）GLU 8.74 mmol/L。结果提示：低血钾、糖耐量受损。

（2）尿蛋白：尿微量白蛋白（ALBU）30.20 mg/L，尿 β_2 微球蛋白（β_2-MU）0.84 mg/L，尿微量白蛋白／尿肌酐（ALBU/UCR）3.7 mg/mmol。

（3）其他激素：甲状腺功能五项、性激素六项，结果无明显异常。

（4）血尿皮质醇（COR）检查结果如表13.1所示。

表13.1 血尿皮质醇的检查结果

时间	COR8 h（μg/dL）	COR16 h（μg/dL）	COR0 h（μg/dL）	ACTH（pg/mL）	24hUFC（μg/24 h）（尿量 L）	1 mg 地米COR8 h
第一天	37.39	22.79	29.62	173.7	956.8（4~61.6 L）	17.26
第二天	17.32	—	—	98.93	1182.9（4~73.0 L）	
参考范围	5.3~22.5	3.4~16.7	3.1~16.6	7.2~63.3	20.9~292.3	2.0~10

24 h 尿 18- 羟皮质醇：1051.4 nmol/24 h。

结果提示：血尿皮质醇水平整体偏高，节律消失，午夜及标准小剂量地塞米松抑制试验，不被抑制。

（5）库欣的鉴别诊断：

①原醛初筛（表13.2）（注：醛固酮／肾素比值 ARR>30 ng/dL，醛固酮 ALD>15 ng/dL

为阳性，肾素活性 PRA）。

表 13.2　原醛初筛结果

高血压四项	肌酐（μmol/L）	血钾（mmol/L）	ALD（ng/dL）	PRA［ng/（mL·h）］	ARR（ng/dL）
卧位	30	3.47	6.59	0.09	73.22
非卧位 2 h	—	—	12.9	0.15	86
参考范围	44~106	3.5~5.3	3~16	0.15~2.33	—

②嗜铬细胞瘤筛查（表 13.3）。

表 13.3　嗜铬细胞筛查结果

筛查项目	MN（nmol/L）	NMN（nmol/L）	3-MT（nmol/L）
空腹卧位	0.2	0.18	<0.08
参考范围	<0.5	<0.9	<0.18

注：MN—3-甲氧基肾上腺素，NMN—甲氧基去甲肾上腺素，3-MT—3-甲氧基酪胺。

结果提示：高血压四项初筛结果未见明显异常，MN、高血压立位复查结果无明显异常，暂不考虑原发性醛固酮增多症。嗜铬细胞瘤基本排除。

（6）大剂量地塞米松抑制试验。试验结果：ACTH（基础）122.90 pg/mL；抑制后 ACTH 151.80 pg/mL，皮质醇 COR8h 23.30 μg/dL，24hUFC 214.54 μg/24h（尿量 1.7 L）。结果提示：24 小时尿皮质醇抑制，血皮质醇未见明显抑制（与典型库欣病不符合）。

（7）氨加压素试验（外周 DDAVP 激发试验）（表 13.4）

表 13.4　氨加压素试验结果

DDAVP 兴奋前	0 min	15 min	30 min	45 min	60 min	90 min	120 min
ACTH（pg/mL）	127.00	232.00 +82.68%	230.10	185.30	159.00	116.70	81.55
COR（μg/dL）	30.19	35.07	39.45	41.49 +37.43%	37.30	34.09	27.12

结果提示：结果阳性，库欣综合征病灶无法明确，建议患者进一步行岩下窦静脉采血（注：ACTH 升高 ≥ 35.0%、血皮质醇升高 ≥ 20.0% 为阳性）。

（8）其他检验结果：肺癌四项未见明显异常。

（9）影像学检查：①CT 肾上腺增强扫描：双侧肾上腺未见明显异常；②MRI 垂体增强扫描（3T）：垂体前后叶之间小类圆形异常信号，多考虑为 Rathke 囊肿，请结合临床；③PET-CT 全身检查：a.FDG 和 68Ga-DOTATATE 于双侧肾上腺未见明显嗜铬细胞瘤病灶，全身其他部位也未见异位嗜铬体，b. 脑垂体正常显影，c. 全身其他部位未见明显恶性肿瘤征象，d. 全身其他部位未见明显异常。

（10）其他检查。呼吸睡眠中心会诊进行专科检查。人工气道压力滴定，结果显示：①患者夜间睡眠可，浅睡眠比例多，深睡眠、快速眼球运动（rapid eyes movement，REM）期比例减少，睡眠效率可；②滴定后呼吸暂停、低通气指数（apnea-hypopnea Index，AHI）为 3.9 次 /h，平均血氧饱和度为 96%，最低血氧饱和度为 87%；③ REM 期仰卧位治疗压力为 6.0 cmH$_2$O。

结果提示：目前，仍不能明确 ACTH 增高原因，经多学科会诊（multiple disciplinary team，MDT）建议行岩下窦静脉采血明确诊断。

（11）双侧岩下窦静脉采血（BIPSS）多点采血联合 DDAVP 刺激（表 13.5、表 13.6）。

表 13.5　双侧岩下窦取血（BIPSS）多点采血

DDAVP 兴奋前	股 V	髂内 V	下腔 V	上腔 V	右颈内 V	右 IPS	左颈内 V	左 IPS	肘 V
ACTH（pg/mL）	67.92	70.32	68.71	88.79	80.02	141	63.15	57.84	48.4
PRL（ng/mL）	11	10.68	10.83	11.35	10.74	13.36	10.44	12.74	9.35

表 13.6　DDAVP 刺激后 ACTH 水平

DDAVP 兴奋后 5 min	右 IPS	左 IPS	肘 V
ACTH（pg/mL）	186.2	118.5	87.12
PRL（ng/mL）	10.55	13.36	9.67
DDAVP 兴奋后 10 min	右 IPS	左 IPS	肘 V
ACTH（pg/mL）	881.7	127.4	107.6
PRL（ng/mL）	13.46	45.67	9.91

结果提示：ACTH 兴奋前右侧中枢 / 外周 =2.91>2，兴奋后右侧中枢 / 外周 =8.91>3，该患者 ACTH 增高考虑为中枢来源大。

（12）进一步诊疗。患者转神经外科行内镜下经鼻蝶入路鞍区病变切除 + 视神经减压 + 鞍底修补术。术后 2 天复查：COR 1.37 μg/dL，ACTH 1.57 pg/mL，K$^+$3.14 mmol/L，GLU 2.74 mm。术后 7 天复查：24 hUFC 1.79 L，24 hUCOR 17.90 μg/24h，皮质醇 COR 1.00 μg/dL，K$^+$4.29 mmol/L，GLU 5.43 mmol/L。

病理诊断：垂体腺瘤。

案例分析

1. 临床案例分析

患者因"体重增加 1 年，发现血压升高 6 天"就诊，内分泌科医生基于患者存在满月脸、体重增加、高血压、低血钾等特征，疑似库欣综合征，建议入院做进一步的排查。

入院后，经检验检查提示存在一系列的代谢紊乱，包括皮质醇激素升高、高血压、低血钾等，最终确诊为 ACTH 依赖性库欣综合征（图 13.1）。

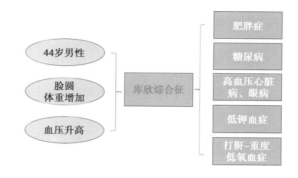

图 13.1　患者的基本情况

患者血压升高、体重增加、糖耐量异常都是由库欣综合征引起的，同时还发现高血压并发症、低钾血症和重度阻塞性睡眠呼吸暂停综合征等其他并发症。

为了进一步明确皮质醇增多是来源于垂体还是其他部位，对患者进行影像检查寻找病灶，垂体 MRI 发现垂体微腺瘤，但需和 Rathe 囊肿鉴别；PET-CT 目前未发现异位病灶，但上述检查仍无法完全确定病灶的来源是垂体还是异位，患者的诊疗陷入困境。为进一步明确，垂体肾上腺亚专科团队经过多学科会诊讨论后，提出行双侧岩下窦取血（图 13.2）多点采血联合 DDAVP 刺激进行鉴别，实施精准定位。

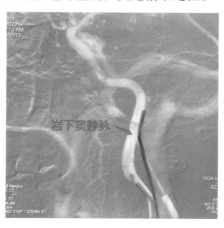

图 13.2　双侧岩下窦取血

BIPSS 是一种血管内介入放射分段采血的方法，从股静脉、下腔静脉插管至双侧岩下窦取血，通过测定双侧岩下窦和外周静脉血的促肾上腺皮质激素和泌乳素（prolactin，PRL）水平，在插管成功的前提下对检验结果进行比较分析，对责任病灶做出精准定位。BIPSS 是目前鉴别垂体和异位来源的金标准，敏感性和特异性高达 95% 以上，但由于操作过程复杂，难度系数高，很多临床中心未能开展，给库欣的诊治带来困难。

经垂体肾上腺 MDT 会诊后为患者制订了详细的 BIPSS 实施方案和操作流程。该操作由神经外科成功实施 BIPSS 多点取血联合 DDAVP 刺激，多点取血新方法在异位病灶的寻找方面比传统的 BIPSS 有着更精准的效果。

在内分泌代谢科、神经外科、介入科、影像科、检验科、核医学科 PET 中心等亚专科多学科团队的配合下，成功采血后将标本快速送检，最终证实皮质醇增多来源于垂体，病灶定位明确，查清病因，随后患者转至神经外科垂体组实施微创手术切除垂体病灶。

2. 检验案例分析

本案例中库欣综合征的临床检验诊疗路径实践图如图 13.3 所示。

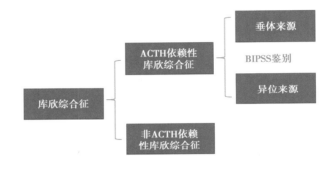

图 13.3　临床检验诊疗路径实践图

第一步：由临床表现、检测血尿皮质醇异常，确认库欣综合征。本案例为血尿皮质醇水平整体偏高，节律消失。通过检测醛固酮、醛固酮 / 肾素活性比值等排除原醛；查血和尿的儿茶酚胺及其中间代谢产物、香草扁桃酸、MN、NMN 等以排除嗜铬细胞瘤。

第二步：库欣综合征病因分析——是否依赖 ACTH。患者完善午夜及标准小剂量地塞米松抑制试验，不被抑制，结合患者 ACTH 水平偏高，考虑为 ACTH 依赖性库欣综合征。

第三步：ATCH 来源定位诊断——库欣病（垂体来源）或异位 ATCH。患者进一步行大剂量地塞米松抑制试验，未被抑制，外周 DDAVP 兴奋试验可被兴奋，垂体 MRI 提示 Rathe 囊肿可能，F18-PET-CT 及奥曲肽标记的 PET-CT 均未见明显异位灶，库欣综合征病灶无法明确。最终行岩下窦静脉采血，考虑为中枢来源可能性大，经手术切除垂体病灶，病理证实垂体腺瘤。术后患者皮质醇及 ACTH 降低，随访一年，病情稳定。

检验相关分析如下。

（1）皮质醇。本案例采用免疫法（化学发光法）检测皮质醇。血清皮质醇包括血清中与蛋白质结合和游离两部分的总皮质醇浓度。监测 8：00、16：00、0：00 三个监测点监测皮质醇浓度来判断昼夜节律。此患者在入院后连续检测中，皮质醇血皮质醇水平整体偏高，节律消失。

尿皮质醇的测定反映血清中未结合或游离皮质醇的浓度，也有助于肾上腺功能亢进的诊断。24 小时尿游离皮质醇排泄量（UFC），可间接反映全天血浆游离皮质醇的状态，不用考虑血清皮质醇分泌的昼夜节律波动，是评估肾上腺皮质功能的主要依据。同时检测尿肌酐，以 UFC/g 肌酐为单位矫正，排除 24 小时尿收集不完全及肾小球滤过功能的影响。

午夜唾液皮质醇：唾液中不含皮质醇结合蛋白，因此，唾液皮质醇（MSC）能反映血液中具有生物活性的游离皮质醇水平。测定夜间唾液中皮质醇的水平对库欣综合征筛查具有较好的特异性和敏感性。由于影响唾液分泌的因素很多，因此，唾液成分不够稳定，采集时间需要限定固定时间段。

（2）ACTH。本案例采用免疫法（电化学发光法）检测血浆 ACTH。血浆 ACTH 的分泌存在昼夜节律，也需要收集清晨和午夜的样本。需要注意的是，ACTH 检测需关注分析前的干扰，由于 ACTH 极易被玻璃器皿大量吸附，也易被血液中的肽酶水解成无活性的代谢物，因此，血样采集需使用预加抗凝剂的冰冻聚乙烯试管，及时送检，迅速低温离心分离血浆，并立即测定。本案例中，采用 ACTH 与皮质醇共同测定来判断病变部位，BIPSS 多点取血联合 DDAVP 刺激用于检测 ACTH，与外周血的 ACTH 进行比较。结果显示，岩下窦血的 ACTH 大于外周血的两倍以上，诊断为垂体来源的库欣病。

（3）地塞米松抑制试验。由于地塞米松对 ACTH 可产生强大的皮质醇样负反馈抑制作用，可用于库欣综合征的定性和定位诊断。本案例中，患者行午夜及标准小剂量地塞米松抑制试验，不被抑制，结合患者 ACTH 水平偏高，诊断为 ACTH 依赖性库欣综合征。

临床上较常用的大剂量地塞米松抑制试验（HDDST）有较高的敏感度，80%~90% 的库欣病患者可被大剂量地塞米松抑制，但仍有 10%~20% 的库欣病患者不能被大剂量地塞米松所抑制，使其与异位 ACTH 综合征的鉴别诊断成为难点。本例患者行大剂量地塞米松抑制试验后，24 小时尿皮质醇抑制，血皮质醇未见明显抑制。虽然大剂量地塞米松抑制试验尿皮质醇与血皮质醇结果不相符，但 DDAVP 激发试验呈阳性，该患者 ACTH 水平升高考虑垂体分泌过量 ACTH 可能性大。

（4）DDAVP（1-脱氨-8-精氨酸血管加压素）兴奋试验。1-脱氨-8-精氨酸血管加压素是一种长效的抗利尿激素类似物，具有促肾上腺皮质激素释放激素（corticotropin releasing hormone，CRH）样作用，可促进垂体 ACTH 肿瘤细胞分泌 ACTH。DDAVP 是一种长效血管加压素类似物，有 3 种受体，分别是精氨酸加压素受体 AVPR1a、AVPR1b 及 AVPR2。库欣病患者瘤体表面有高度表达的 AVPR1b，与精氨加压素（AVP）结合后可促进垂体 ACTH 瘤分泌 ACTH，而在健康人、肥胖者及异位促肾上腺皮质激素综合征（ectopic adrenocorticotrophic hormone syndrome，EAS）患者中反应很小或无反应。而 AVPR1a 和 AVPR2 的表达与库欣病患者血 ACTH 及血皮质醇的变化无相关性。基于上述研究结果，临床已将外周 DDAVP 刺激试验作为 ACTH 依赖性库欣综合征病因诊断的定位试验（异位 ACTH 与库欣病的鉴别）。2011 年，库欣综合征专家达成共识，将刺激后血 ACTH 升高 ≥ 35.0%、血皮质醇升高 ≥ 20.0% 作为诊断库欣病的阳性判断指标。

本案例中，患者行外周 DDAVP 兴奋试验可被兴奋，但是垂体 MRI 未见提示 Rathke 囊肿可能，F18-PET-CT 及奥曲肽标记的 PET-CT 均未见明显异位灶，肺癌四项未见明显异常，ACTH 增高目前仍不能区分异位分泌还是中枢分泌，因此，建议进一步行岩下窦静脉取血。通过测定基础和 DDAVP 刺激后的中枢（岩下窦静脉）和外周血 ACTH 浓度差异，可有效鉴别库欣病和异位 ACTH 肿瘤。最终 ACTH 兴奋前右侧中枢/外周 =2.91>2，兴奋后右侧中枢/外周 =8.91>3，考虑为 ACTH 增高为中枢分泌。

知识拓展

库欣综合征是各种病因造成肾上腺分泌过多糖皮质激素（主要是皮质醇）所致病症的总称，其中因垂体 ACTH 分泌亢进引起的临床类型称为库欣病。生活中长期服用激素（糖皮质激素）的患者也可因激素服用过多导致外源性库欣综合征。

库欣综合征的临床表现包括向心性肥胖、满月脸、多血质面容、肚皮两侧出现紫色纹等，严重的患者还可出现体重减轻、高血压、水肿、高血糖、低钾血症导致的乏力等，长期不治疗的患者甚至会出现病理性骨折、心力衰竭、脑卒中、肺部感染等。

《库欣病的诊断和管理共识（更新版）》建议，临床医师可根据当地的医疗条件以及患者的具体情况，对疑诊库欣综合征者选择下述任一试验或多个试验进行筛查（图 13.4）。

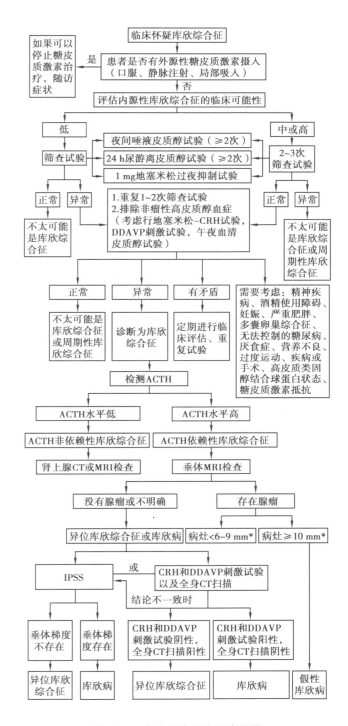

图 13.4　库欣综合征诊断流程图

注：ACTH—促肾上腺皮质激素，CRH—促肾上腺皮质激素释放激素，DDAVP—去氨加压素，IPSS—岩下窦静脉采血。

*《库欣病的诊断和管理共识（更新版）》认为，所有病灶直径 <6 mm 的患者均应行 IPSS，病灶 ≥ 10 mm 的患者不需要进行 IPSS，但专家对于 6~9 mm 的病灶意见尚未统一。

库欣病是最常见的库欣综合征，多见于成人，女性多于男性。垂体病变最多见的是ACTH 微腺瘤，10% 的患者为 ACTH 大腺瘤，另有少数为恶性肿瘤，可发生远处转移。在库欣综合征的病因诊断过程中，通常会采用小剂量地塞米松抑制试验、大剂量地塞米松抑制试验、DDAVP 试验，同时运用 CT、磁共振等影像学方法鉴别。对于仍无法明确病因 ACTH 依赖性库欣综合征，BIPSS 成为确定血 ACTH 来源的金标准。

案例总结

本例患者确诊使用了 BIPSS 多点取血联合 DDAVP 刺激方案。BIPSS 是一种血管内介入放射分段采血的方法，从股静脉、下腔静脉插管至双侧岩下窦取血，通过测定双侧岩下窦和外周静脉血的促肾上腺皮质激素和泌乳素水平，在插管成功的前提下对检验结果进行比较分析，对责任病灶做出精准定位。目前，BIPSS 是鉴别垂体和异位来源的金标准，敏感性和特异性高达 95% 以上，多点取血新方法在异位病灶的寻找方面比传统的BIPSS 有着更精准的效果。但由于操作过程复杂，难度系数高，很多临床中心未能开展，给库欣病的诊治带来困难。

本案例中的患者经垂体肾上腺 MDT 会诊后，制订了详细的 BIPSS 多点取血联合DDAVP 刺激实施方案和操作流程。在内分泌代谢科、神经外科、介入科、影像科、检验科、核医学科 PET 中心等亚专科多学科团队的配合下，成功采血后将标本快速送检，最终证实皮质醇增多来源于垂体，病灶定位明确，查清病因，随后患者转至神经外科垂体组实施微创手术切除垂体病灶。

检验与临床内分泌关系密不可分。检验可以通过测定体液中某一激素水平来判断内分泌功能，也可对某一激素（皮质醇、ACTH）的连续监测来反映激素的节律性有无改变，可以配对检测功能激素及其调节性激素（ACTH）的水平辅助内分泌疾病诊断定位。同时，功能实验（地塞米松抑制试验）也有助于确定内分泌疾病的病变部位与性质。

专家点评

库欣病是内源性库欣综合征（Cushing syndrome，CS）的常见病因，是由分泌促肾上腺皮质激素的垂体腺瘤引起的以高皮质醇血症为特征的临床综合征。及时准确地诊断、正确地治疗和精细而长期地管理可以使患者获得良好的疗效。如果怀疑库欣综合征，UFC、LNSC、1 mg-DST 或组合的诊断测试，尤其 ACTH 与皮质醇的同步动态监测可以帮助鉴别诊断或定性，同时，库欣综合征并发症和合并症识别非常重要。IPSS 一直是确定 ACTH 依赖性 CS 患者血 ACTH 来源的金标准。经过对采血数据的详细分析和研判，最终本例患者的病灶部位确定在垂体的位置。这个结果不仅为后续的手术治疗提供了重要依据，也最大限度地避免了误切情况的发生。在未开展 BIPSS 这项技术之前，外科医生只能根据各项检验检查结果推断库欣病的病因来源，手术预后的不确定性非常大。开展此项技术可以在其余检查方法无法确定病灶的 ACTH 依赖性的库欣综合征患者中，明确病灶的位置，指导后续的手术治疗。

由于 IPSS 属于有创检查，为降低患者的风险，IPSS 最好在专业的垂体疾病诊疗中心进行治疗。国际垂体协会更新的库欣综合征指南与国际内分泌协会发布指南强烈推荐此类患者前往垂体疾病多学科诊疗中心接受诊断和治疗。国内多家医院目前正开展基于多学科专家团队（MDT）垂体疾病诊疗模式，针对库欣综合征在内的垂体腺瘤及相关疾病制订个体化的诊治方案和随访，显著改进了库欣综合征的诊治疗效。

参考文献

［1］ 谭惠文，唐宇，余叶蓉，等．国际垂体协会《库欣病的诊断和管理共识（更新版）》解读：诊断篇［J］．中国全科医学，2022，25（20）：2435-2442.

［2］ NEWELL-PRICE J，PERRY L，MEDBAK S，et al. A combined test using desmopressin and corticotropin-releasing hormone in the differential diagnosis of Cushing's syndrome［J］. The Journal of Clinical Endocrinology and Metabolism，1997，82（1）：176-181.

［3］ 张微微，余叶蓉，谭惠文，等．精氨酸血管加压素刺激试验与大剂量地塞米松抑制试验在库欣病与异位促肾上腺皮质激素综合征诊断中的价值［J］.中华医学杂志，2016，96（11）：845-849.

［4］ 李佳琦，孙丽思，余叶蓉．库欣综合征筛查试验的选择和临床应用［J］.国际内分泌代谢杂志，2021，41（6）：573-577.

［5］ QIAO J T，LI J Q，ZHANG W W，et al. The usefulness of the combined high-dose dexamethasone suppression test and desmopressin stimulation test in establishing the source of ACTH secretion in ACTH-dependent Cushing's syndrome［J］. Endocrine Journal，2021，68（7）：839-848.

［6］ 朱蕾蕾，余叶蓉，肖珍，等．清晨血皮质醇及促肾上腺皮质激素水平用作库欣病经蝶术后缓解标准的临床价值［J］.四川大学学报（医学版），2019，50（2）：260-263.

［7］ ZILIO M，MAZZAI L，SARTORI M T，et al. A venous thromboembolism risk assessment model for patients with Cushing's syndrome［J］. Endocrine，2016，52（2）：322-332.

［8］ MILJIC D，JOKSIMOVIC M，DOKNIC M，et al. ACTH and Cortisol responses to ghrelin and desmopressin in patients with Cushing's disease and adrenal enlargement［J］. Journal of Endocrinological Investigation，2010，33（8）：526-529.

［9］ VASSILIADI D A，TSAGARAKIS S. DIAGNOSIS OF ENDOCRINE DISEASE：The role of the desmopressin test in the diagnosis and follow-up of Cushing's syndrome［J］. European Journal of Endocrinology，2018，178（5）：R201-R214.

［10］ PERLMAN J E，JOHNSTON P C，HUI F，et al. Pitfalls in performing and interpreting inferior petrosal sinus sampling：Personal experience and literature review［J］. The Journal of Clinical Endocrinology and Metabolism，2021，106（5）：e1953-e1967.

14

原发性醛固酮增多症

作者: 于晓洁¹、王希¹、王南铸¹、单洪丽¹、丘木水²（吉林大学第一医院，1 检验科；2 内分泌科）
点评专家: 单洪丽（吉林大学第一医院）

前言

血清钾浓度低于 3.5 mmol/L 时称为低钾血症，是多种原因引起的综合征。当机体出现低钾时可引起机体多种临床表现，如神经肌肉兴奋性降低、胃肠蠕动减慢、酸碱代谢失常、高血压、甚至心源性事件。而低钾血症发生的原因多样，主要为摄入不足、丢失过多或分布异常。原发性醛固酮增多症（primary aldosteronism，PA）简称原醛症，主要导致血钾重吸收障碍，丢失量增加，临床以高血压、低血钾为主要特征，对症治疗能有效降低心血管疾病的发生风险。因此，该病的早期诊断及鉴别诊断尤为重要。现介绍 1 例幼儿原发性醛固酮增多症。

案例经过

患者，男，5 岁。1 年前因"肠套叠"于当地医院行手术治疗，术后恢复良好，术前检查发现该患儿持续性低血钾，诊治期间血钾控制不良，为求进一步诊治来我院就诊，以"低钾血症"收入院。

入院完善相关检查，查体：体温 36.4 ℃，心率 92 次 / 分，呼吸 20 次 / 分，血压 181/131 mmHg，一般状态及精神状态尚可，其他查体未见异常。专科查体：身高 117 cm（P75—P90），体重 20 kg（P50—P75），BMI 14.6 kg/m^2（P25—P50），血压 181/131 mmHg（>P99+5）。唇上小须，背部汗毛较重，阴茎松弛长度约 4 cm，睾丸容积约 4 mL。入院前离子检测：钾 2.32 mmol/L（参考范围 3.5~5.5 mmol/L）。

实验室检查，POCT 血气分析：pH 7.50，K$^+$1.8 mmol/L，Ca^{2+}1.10 mmol/L；尿常规：

酸碱度（pH）7.5；比重（SG）1.004；心肌酶：肌酸激酶同工酶 32.5 U/L；肝功：门冬氨酸氨基转移酶 46.8 U/L；游离三碘甲状腺原氨酸（FT3）6.20 pmol/L。肾素 - 血管紧张素 - 醛固酮系统（RAAS）（卧位）：肾素 100 ng/dL，血管紧张素 Ⅱ 112.677 pg/mL，醛固酮 >100 ng/dL；促肾上腺皮质激素（adrenocorticotropic hormone，ACTH）及皮质醇正常，17α - 羟孕酮 1.015 ng/mL。心脏超声常规检查，结果显示：左室壁略均匀增厚；升主动脉略增宽；卵圆孔未闭；主动脉瓣微量反流。腹部彩超检查，结果显示：胰腺形态饱满，双肾体积增大，双肾髓质改变，考虑钙质沉着。心电图提示窦性心动过缓。基因检测：未见异常。详细结果见表 14.1、表 14.2。

表 14.1　血清电解质

日期	3.14	3.15	3.16	3.18	3.20	3.21	3.22	3.23	3.25	3.27	3.29	3.31
钾（mmol/L）	2.74	2.25	2.34	3.19	2.82	2.97	3.08	3.48	3.96	3.18	4.75	4.18

表 14.2　ARR 比值

日期	醛固酮 ALD（ng/dL）	肾素浓度 PRA（μIU/mL）	ARR（ALD/PRA）
3.15—4.2	>100	<0.50	—
6.5	82.3	1.69	48.70

肾上腺多排 CT 平扫 + 二期增强检查，结果提示：①双侧肾上腺 CT 平扫未见异常；②双肾小结石；右肾囊肿；③左侧肾盂略扩张，考虑壶腹型肾盂。ACTH 及皮质醇正常，17α - 羟孕酮、24 h 尿游离皮质醇未见异常，性激素六项提示孕酮升高。

案例分析

1. 临床案例分析

追踪一段时间患儿的血清钾，发现多次出现低值，经常规治疗难以纠正。根据低钾血症诊疗思路（图 14.1）及相关实验室检查，可排除继发性醛固酮增多症、肾上腺肿瘤、先天性肾上腺皮质增生症，包括先天性 17α - 羟化酶缺乏症、11β - 羟化酶缺陷等，同时患儿存在高血压、高醛固酮与低肾素和代谢性碱中毒等特点，诊断为原发性醛固酮增多症。首选药物治疗，螺内酯可竞争性拮抗醛固酮受体，保钾、排钠。患儿选用长效、小剂量苯磺酸氨氯地平片控制血压，加用螺内酯积极控制血压，补钾对症支持治疗。

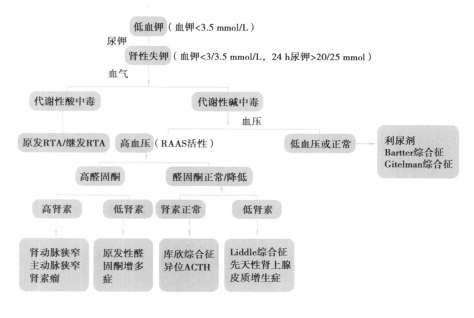

图 14.1　肾性失钾诊疗思路

2. 检验案例分析

根据患儿的症状、体征、辅助检查，分析如下。

患儿为学龄前男孩，起病隐匿，病程长，以间断低血钾 1 年余为主症，患儿血钾明显降低。入院当天积极补钾后，血气显示血钾仍偏低，回馈检验科进行血钾复测，与血气显示结果一致。患儿病程期间饮食良好，未见明显的厌食及偏食等现象，同时无长期腹泻、呕吐等消化道症状，无多汗，以及服用药物。虽然患儿 FT3 稍高，但无明显甲状腺功能亢进表现，其余甲状腺功能未见明显异常，排除以上病因后考虑肾性失钾，且失钾很多。

增加肾脏排钾的疾病很多，如原发性醛固酮增多症、库欣综合征、Liddle 综合征、Gitelman 综合征等。根据患儿入院前查体发现，血压：181/131 mmHg，为高血压 2 级，伴有心肌损伤等检查指标改变。结合以上症状及表现，主要考虑肾素 - 血管紧张素 - 醛固酮（RAAS）系统、肾上腺疾病或肾小管疾病等。因此，临床进行肾素、醛固酮、血管紧张素Ⅱ、ACTH 及皮质醇等相关筛查项目对疾病（即高血压伴低血钾）做进一步鉴别诊断。检测结果显示为患儿 ACTH 及皮质醇正常，库欣综合征可能性小，而 Liddle 综合征、Gitelman 综合征则与患者症状不符。高醛固酮、低肾素、血管紧张素Ⅱ正常，因此，高度怀疑为醛固酮增多症。原醛症的确诊实验包括生理盐水试验、氢化可的松抑制试验等，但对于合并自发性低血钾、血浆肾素低且醛固酮 >20 ng/dL 的无需确诊实验条件。但需注意的是，虽然患儿外生殖器为男性生殖器外观，但睾丸容积偏大，有唇上小须、汗毛较重，是否存合并在先天性肾上腺皮质增生症，如先天性 17α - 羟化酶缺乏症、11β - 羟化酶缺陷，由于此类疾病也表现为高血压合并低血钾，同时累及性腺发育。进一步与检验科联系进行 17α - 羟化酶、11β - 羟化酶、24 h 尿游离皮质醇、性激素六项检查，并对肾上腺进行 CT 扫描用以排除肾上腺肿瘤存在。结果显示 11β - 羟化酶，17α - 羟孕酮、24 h 尿游离皮质醇未见异常，虽然性激素六项提示孕酮升高，但为不典型表现。肾上腺 CT 未见明显肿瘤征象，因此，该疾病诊断为原发性醛固酮增多症。

原醛症亚型众多，包括醛固酮瘤、特发性醛固酮增多症、原发性肾上腺皮质增生、家族性醛固酮增多症、分泌醛固酮的肾上腺皮质癌、异位醛固酮分泌瘤等。进一步查找病因，患儿无家族史，完善基因检测未见异常，肾上腺 CT 未见明显肿瘤征象，排除糖皮质激素可抑制性醛固酮增多症。考虑患儿年龄较小，建议药物性治疗，控制症状。螺内酯可以竞争性拮抗醛固酮受体，保钾、排钠，为原醛症的首选药物。苯磺酸氨氯地平片控制血压，加用螺内酯积极补钾治疗后，在实验室指导下定时进行血钾的监测，发现患儿的血钾基本稳定在正常范围。在检验科与内分泌科积极配合下患儿的血压控制稳定，血钾维持正常后顺利出院。

知识拓展

原醛症是一种因肾上腺皮质分泌过量醛固酮而引起的疾病，其病因包括双侧或单侧肾上腺增生、肾上腺瘤等。原醛症是继发性高血压最常见的病因，全球患病率约为 5%~12%，是导致心血管事件的独立因素。有研究表明，醛固酮不仅可以导致水钠潴留，而且可以促进胶原组织沉积、纤维化，参与心、肾等器官的纤维化进程。同时介导心肌和血管壁的重塑，导致外周及冠状动脉血管外膜及血管间质出现纤维化。而本案例患儿已经出现心脏左心室壁增厚，心肌酶高于正常等心肌损害现象。因此，PA 的早期诊断及治疗更显得尤为重要。

ARR 作为 PA 筛查方法已经被广泛接受，不同人群的截断值从 20~100 不等，大多数学者认为 ARR>30 或更高时可诊断为 PA。但 ARR 测定容易受药物（噻嗪类利尿剂）、患者体位、采血时间等因素干扰，因此，为确保实验结果的准确性需要校正低钾，停用药物 2 周后进行多次采血。同时 ARR 仅为筛选试验，如需确诊可能需要进一步做确诊实验，包括生理盐水试验、卡托普利试验、氢化可的松抑制试验等。

原醛症亚型众多，其中醛固酮瘤、单侧肾上腺增生以及异位瘤等建议手术治疗。对于特发性醛固酮增多症、家族性醛固酮增多症等可选择药物治疗。本病例中患儿年龄较小，同时药物控制血压及血钾效果良好，因此继续给予药物治疗。但对于缺乏典型症状的患者，影像学及体位试验存在疑惑并同时伴有分型困难时，可选择肾上腺静脉采血（adrenal venous sampling，AVS），AVS判断结果以单侧比为主。国内指南表明，皮质醇校正的醛固酮单侧比 >4 时具有指导意义，是原醛症分型诊断的金标准。

案例总结

从检验的角度看，血清低血钾通常引起神经肌肉兴奋性降低、胃肠蠕动减慢、酸碱代谢、高血压，甚至心源性事件。回顾病史，该患儿在 1 年前因"肠套叠"进行手术治疗，主要考虑为低钾血症导致的胃肠道蠕动降低。患儿低钾血症在过去 1 年中并未引起重视。通过建议性报告，积极与临床沟通，协助临床找到高钙血症的病因，这次检验与临床之间的对话很有意义。精准医学正需要这种多学科之间的协助，才能共同解决更多的问题。

从临床角度来看，该案例为"低钾血症"入院患儿，完善常规检查后发现存在高血压，单独鉴别这两种疾病都不难，但高血压合并低血钾在临床上不多见。如果要用"一元论"解释的话，主要就是怀疑原发性醛固酮增多症和先天性肾上腺皮质增生症，而这两个疾病除了实验室检查结果相似，影像学也可以见到肾上腺增生。但是先天性肾上腺皮质增生症常导致性腺发育异常，完善性腺发育相关检查、基因检测，虽然孕酮升高但为不典型表现，同时基因检测排除此类疾病。明确诊断达到了早诊断、早治疗的目的，避免影响患儿的发育与成长。

专家点评

整个案例思路清晰、数据翔实、分析严谨、语言流畅。此病例患儿为学龄前男孩，起病隐匿，病程长。本文从患者的典型临床表现入手，以实验室检查为主线，结合激素检测、生化检测等多方面精准检测，在有限的时间内将此罕见病例的诊断过程完整地叙述清楚，使患儿得到明确的诊断。实验室的检测结果直接指导了临床的诊断和治疗，从本案例中可以看出实验室精准的检测结果能为患儿的临床诊断和治疗提供很大的帮助。本例患儿的成功诊断、检测、治疗为同行解决同类问题时提供了经验。

参考文献

［1］ DICK S M，QUEIROZ M，BRONDANI L A，et al. Update in diagnosis and management of primary aldosteronism：reply to a letter to the editor ［J］.Clinical Chemistry and Laboratory Medicine，2018，56（11）：e253-e254.

［2］ KHAN U，GOMEZ-SANCHEZ C E. Primary aldosteronism：Evolving concepts in diagnosis and treatment［J］. Current Opinion in Endocrinology Diabetes and Obesity，2004，11（3）：153-157.

［3］ RAYNER B L，OPIE L H，DAVIDSON J S. The aldosterone/renin ratio as a screening test for primary aldosteronism［J］. South African Medical Journal：Suid-Afrikaanse. Tydskrif Vir Geneeskunde，2000，90（4）：394-400.

［4］ 那彦群，孙光. 中国泌尿外科疾病诊断治疗指南［M］. 北京：人民卫生出版社，2009.

15

PD-1后免疫相关肾上腺皮质功能低下

作者: 薛美婷[1],张维红[2](天津医科大学肿瘤医院,1 检验科;2 生物治疗科)

点评专家: 任丽(天津医科大学肿瘤医院)

前言

肿瘤免疫治疗在一些晚期恶性肿瘤治疗中取得了卓越疗效,其作用机制是通过免疫检查点抑制剂(immune checkpoint inhibitors,ICIs)阻断抑制 T 细胞功能的调节因子来增强抗肿瘤作用。现有 ICIs 包括细胞毒性 T 淋巴细胞相关抗原 4(CTLA-4)抑制剂和程序性死亡受体 1(PD-1)/ 程序性死亡受体配体 1(PD-L1)抑制剂。但其可能引起一系列免疫相关性不良反应(immune-related adverse events,irAEs),内分泌不良反应是最为常见的不良反应之一,主要涉及垂体、甲状腺、胰腺、肾上腺等内分泌腺体,导致相应的内分泌功能紊乱。临床上诊断及治疗的延误势必影响患者的生活质量,甚至危及生命。因此,早期识别和治疗对改善患者预后具有重要意义。

案例经过

患者,男,62 岁,诊断为食管鳞状细胞癌、多发淋巴结转移。病理结果为鳞状上皮高级别上皮内瘤变。

日常审核报告中发现,2022 年 7 月 11 日早 8 点的皮质醇 <0.5 μg/dL,明显低于 2022 年 1 月 16 日早 8 点的皮质醇(19.05 μg/dL)。时隔半年为何患者皮质醇严重降低? 是药物影响还是另有原因?

2022 年 1 月 15 日,患者因"诊断食管鳞状细胞癌一周余"入院。患者一般状况可,自觉上腹部不适,胃部烧灼感,伴反酸,与进食无关。无腹痛、腹胀,无发热。神清,精神可,食欲差,睡眠可,大小便如常。2022 年 1 月 17 日,根据相关指南建议患者行

PD-1 免疫治疗联合化学治疗，具体为：帕博利珠单抗 100 mg d0+ 白蛋白紫杉醇 300 mg d1+ 卡铂 500 mg d2，同时予以止吐、护胃等对症支持治疗，密切观察病情变化。治疗结束后出院，后续由于疫情原因在当地治疗，在 2022 年 1 月 17 日至 2022 年 6 月继续按原方案治疗 5 个周期。

后患者自觉恶心、呕吐，无法进食，乏力，伴发热，最高达 39 ℃，感染两项：降钙素原 3.4 ng/mL，C 反应蛋白 61.13 mg/L。于当地医院行抗感染等对症治疗及营养支持，未见明显好转。

2022 年 7 月 10 日，患者一般状况较差，自觉恶心、呕吐，无法进食，食欲差，上腹部不适，胃部烧灼感，反酸，自觉乏力，低热，体温 37 ℃，无进食哽咽感，为求进一步诊治入我院。怀疑患者存在肾上腺皮质功能不全可能，进一步完善内分泌功能相关检测。检查结果显示：垂体激素皮质醇 <0.5 μg/dL ↓，促肾上腺皮质激素（adrenocorticotropic hormore，ACTH）1.37 pg/mL ↓，生长激素（growth hormone，GH）4.92 ng/mL ↑，泌乳素 59.69 μg/L ↑，血常规、电解质、肝功、肾功、TSH、LH、FSH、甲状腺功能等未见明显异常。

案例分析

1. 临床案例分析

临床表现：2022 年 7 月 10 日，患者一般状况较差，自觉恶心、呕吐，无法进食，食欲差，自觉乏力，低热，体温 37 ℃。经当地医院行抗感染等对症治疗及营养支持，服用甲氧氯普胺止吐，未见明显好转。PET-CT 检查排除骨髓转移引起的乏力、发热原因，怀疑患者存在肾上腺皮质功能不全可能，进一步完善内分泌功能的相关检查。

辅助检查：血常规下血红蛋白（Hb）88 g/L，红细胞计数（RBC）2.72 × 10^{12}/L，白细胞计数（WBC）3.40 × 10^9/L，血小板计数（PLT）215 × 10^9/L；甲状腺功能、心功能、尿常规、肝功、肾功未见明显异常；皮质醇（COR）<0.50 μg/dL；垂体激素常规：GH 4.92 ng/mL，ACTH 1.37 pg/mL ↓，泌乳素 59.69 μg/L ↑。

患者食管鳞状细胞癌，PD-1 联合化疗 6 个周期后，PET-CT 评价完全缓解（complete remission，CR），一般状况差，自觉恶心、呕吐，COR<0.50 μg/dL，高度怀疑为肾上腺皮质功能减退症，外加影像学表现（图 15.1），考虑免疫性垂体炎 Ⅱ 级可能。予以补充甲泼尼龙激素治疗后，患者一般症状较前明显改善，无明显的恶心、呕吐，进食好转。予以激素逐渐减量，至晨起 8 时口服醋酸泼尼松片 20 mg qd，一周后复查。

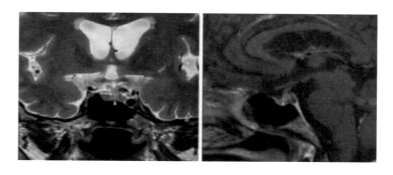

图 15.1　垂体增强 MRI 资料

2. 检验案例分析

2022 年 7 月 11 日，审核报告时发现，皮质醇数值为 <0.5 μg/dL，明显低于半年前（图 15.2），时隔半年患者再次入院为何皮质醇严重降低？是药物影响还是另有原因？随后进行以下分析。

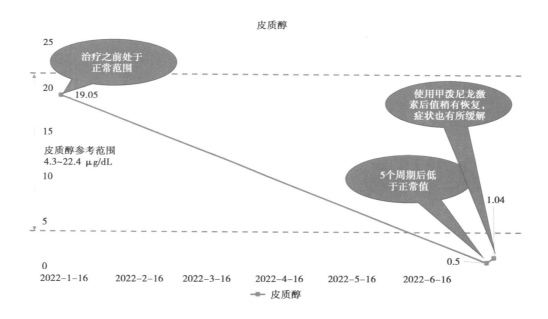

图 15.2　患者 5 个周期治疗的皮质醇数值范围

（1）当天的仪器状态、试剂均无异常，质控通过，且其他标本结果亦未见异常，可以排除系统误差的影响，进一步查询患者病史，了解患者检验结果是否与临床相符。

（2）皮质醇因其分泌存在昼夜节律，临床通常早晨 8 点检查，两份标本均为早晨 8 点检测，排除因昼夜节律而导致降低。

（3）相关指南指出，清晨 8 时空腹采血测定血清皮质醇。非应激情况下，血清

皮质醇 <3 μg/dL（80 nmol/L），应高度怀疑肾上腺皮质功能减退症（adrenocortical insufficiency，ACI）。肾上腺皮质功能减退症分为原发性和继发性。继发性 ACI 血浆 ACTH 水平降低或在正常范围低限；血浆 ACTH 正常有助于排除原发性 ACI，根据患者 ACTH 1.37 pg/mL↓，该患者为继发性 ACI。继发性 ACI 的主要致病原因是长期摄入外源性糖皮质激素使 ACTH 合成和分泌受抑制；以及产后大出血、垂体肿瘤、感染、外伤等损毁垂体，导致垂体分泌 ACTH 不足所致。但是该患者无外伤，无摄入糖皮质激素等，考虑垂体疾病所导致的可能性最大，且肝肾功能无明显异常。随后立即报告临床，注意将皮质醇与半年前数值相差很多，并把分析过程告知临床。

知识拓展

免疫检查点抑制剂治疗相关垂体损伤（垂体炎）的流行病学：

（1）发病率：垂体炎是与免疫检查点抑制剂（immune checkpoint inhibitors，ICIs）治疗相关的最常见内分泌 irAEs 之一。有荟萃分析显示，单药治疗组 CTLA-4 抑制剂伊匹单抗诱发垂体炎的发生率较高，约为 3.2%；PD-1 抑制剂诱发垂体炎的发生率仅为 0.4%，PD-L1 抑制剂诱发垂体炎的发病率 <0.1%。联合治疗明显增加垂体炎的发生，伊匹单抗和纳武利尤单抗联合治疗诱发垂体炎的风险高达 6.4%。

（2）发病时间：垂体炎发生的时间与 ICIs 种类有关，联合治疗时出现垂体炎相对较早（平均 30 天），单用 CTLA-4 抑制剂时发生垂体炎的时间为 2~3 个月，PD-1/PD-L1 抑制剂治疗时易在 3~5 个月出现。

免疫检查点抑制剂治疗相关垂体损伤（垂体炎）的诊断：

（1）临床表现：ICIs 相关垂体炎的症状和体征是非特异性的，最常见的表现为头痛和疲乏。值得注意的是，有些垂体炎患者可发生肾上腺危象，严重者危及生命，典型表现有低血压或休克、发热、恶心、呕吐、意识障碍、电解质紊乱如低钠血症和高钾血症等。出现上述情况需要与脓毒血症鉴别。

（2）激素水平：主要的临床问题是存在一种或多种垂体激素缺乏，其中最常见是促甲状腺激素（TSH）、促卵泡激素（FSH）、黄体生成素（LH）、ACTH 的缺乏，而 GH 缺乏或泌乳素异常者少见。怀疑垂体炎的患者均需进一步检查，垂体及靶腺激素的测定最好在早上 8 点空腹进行，检查项目包括：甲状腺轴（TSH、FT4、FT3）、肾上腺轴（ACTH、皮质醇或必要时行 ACTH 兴奋试验）、性腺轴（睾丸素、雌二醇、FSH、LH）、生长激素（GH）、胰岛素样生长因子 1（IGF-1）及催乳素。

（3）影像学检查：垂体 MRI 是敏感的影像学检查方法。垂体影像学的改变可以在垂体炎临床和生化证据之前出现，建议尽早行垂体 MRI 检查。

案例总结

患者转入我院进行综合检查，发现皮质醇降低，ACTH 降低，垂体增强 MRI，提示垂体斑片状异常，信号影合并垂体柄增粗，明确诊断为免疫相关垂体炎 II 级，紧急干预，避免更严重的情况发生。在免疫抑制剂快速发展的今天，免疫抑制剂相关垂体炎起病隐匿，临床症状不特异，多为头痛、恶心、呕吐等，容易被忽视。部分垂体炎严重者可出现肾上腺危象，危及生命，典型的临床表现有低血压或休克、发热、呕吐等。这种情况，临床上往往容易考虑为严重的脓毒症而忽视了垂体炎所致的肾上腺危象。本例患者出现呕吐、恶心、发热等症时，外院开始考虑的方向可能也是脓毒症，但治疗效果欠佳，转入我院后第一时间意识到免疫相关垂体炎所致肾上腺危象的可能，进而完善了皮质醇、ACTH、垂体 MRI 检查并得以证实，最终使用激素治疗使得患者转危为安。因此，免疫相关垂体炎的早期识别和治疗至关重要。

免疫抑制剂引起内分泌不良反应是最常见的不良反应之一，其中包括垂体炎。临床上诊断和治疗的延误，势必影响患者的生活质量，甚至危及生命。因此，早期识别和治疗，对改善患者预后具有重要意义。作为检验医师，在保证检验前、中、后的质量前提下，在日常审核报告中，如遇到特殊数值应及时与临床医生沟通。对于使用免疫抑制剂患者在用药前做好基线值检查，以及用药过程中定期随访是非常重要的，可以尽早发现并发症。身为检验人也要不断提升自身水平，了解最新用药原理等，分析治疗方案，才能更好地配合临床给患者更大的帮助。

专家点评

近年来，免疫检查点抑制剂给肿瘤患者带来福音的同时也带来很多相关毒性作用，内分泌系统不良反应是其中之一。本案例通过对皮质醇异常下降引发的一系列思考，免疫相关垂体炎临床症状不典型，其中还涉及与脓毒症的鉴别诊断，叙述完整，逻辑性强。希望通过此案例，引起临床医生和检验科技师的思考，对于医疗工作者而言，无论是临床还是检验都应该与时俱进，学习掌握最新的医疗技术，思考异常指标背后的真正原因。

参考文献

［1］ 中华医学会内分泌学分会免疫内分泌学组.免疫检查点抑制剂引起的内分泌系统免疫相关不良反应专家共识（2020）［J］.中华内分泌代谢杂志，2021，37（1）：1-16.

［2］ FAJE A T，SULLIVAN R，LAWRENCE D，et al.Ipilimumab-induced hypophysitis：a detailed longitudinal analysis in a large cohort of patients with metastatic melanoma［J］.The Journal of Clinical Endocrinology and Metabolism，2014，99（11）：4078-4085.

［3］ DILLARD T，YEDINAK C G，ALUMKAL J，et al. Anti-CTLA-4 antibody therapy associated autoimmune hypophysitis：serious immune related adverse events across a spectrum of cancer subtypes［J］.Pituitary，2010，13（1）：29-38.

16

11β – 羟化酶缺陷症

作者：周晋[1]、李松涛[1]、岳玉林[1]、崔逸芸[2]（南京医科大学附属儿童医院，1 检验科；2 内分泌科）
点评专家：王旭（南京医科大学附属儿童医院）

前言

    患者，男，9 岁 11 个月，频繁出现不明原因的晨起头晕、乏力表现，学校体检，测量血压高达 180/140 mmHg。当地医院就诊 CT 提示肾上腺占位，遂转至我院普外科拟 "肾上腺占位" 收治入院。检验医师在检验结果中发现，其孕酮值远超正常参考区间，引起检验医师的高度重视。查看既往病史发现，曾被诊断为性早熟，立即联系临床进行多学科会诊并完善肾上腺两项、血压监测、肾上腺 MRI 等检查。检验医师和临床医师根据相关检验检查结果，结合患儿有性早熟、高血压、低血钾等表现，考虑先天性肾上腺皮质增生症（congenital adrenal hyperplasia，CAH）可能，随即将该患儿转入我院内分泌科诊治。进一步完善基因检测后，发现患儿 CYP11B1 基因 exon6-8 纯合缺失。其他检验结果发现患儿 17α - 羟基孕酮（17α-OHP）、硫酸去氢表雄酮（dehydroepiandrosterone sulfate，DHS）、雄烯二酮均升高，符合 11β - 羟化酶缺陷症（11β-hydroxylase deficiency，11β-OHD）表现。得到合理治疗后，患儿身体各项指标较前明显好转，予以出院，嘱内分泌科门诊定期随诊。

案例经过

    患者，男，9 岁 11 个月。主诉：1 月余前无明显诱因下出现晨起头晕、乏力，无发热，无胸闷，无咳嗽、咳痰，无尿频、尿痛，1 周前学校体检提示高血压，高达 180/140 mmHg。父母体健，非近亲婚配，无相关疾病家族病史。查体：体温 36.5 ℃，血压 147/88 mmHg，体重 48 kg，身高 147.5 cm。皮肤黝黑，呼吸平稳，无全身中毒症状。

四肢活动可，生理反射存在，病理反射未引出，外院 CT 提示肾上腺占位，6 岁时诊断为性早熟。为求进一步治疗，来我院就诊，急诊拟"肾上腺占位"收住我院普外科。入院后完善相关检查（表 16.1、表 16.2）。

表 16.1　生化检查相关结果

序	编码	项目	结果	单位	参考区间
1	ALT	谷丙转氨酶	7.0	U/L	0~41
2	AST	谷草转氨酶	14.0 ↓	U/L	15~40
3	ALP	碱性磷酸酶	120	U/L	0~316
4	GGT	谷氨酰转肽酶	7 ↓	U/L	8~61
5	CHE	胆碱酯酶	7521	U/L	5000~12000
6	LDH	乳酸脱氢酶	196	U/L	145~300
7	CK	肌酸磷酸激酶	93	U/L	50~310
8	CK–MB	肌酸酶同工酶	20.0	U/L	0~25
9	HBDH	α–羟丁酸脱氢酶	155	U/L	80~220
10	TP	总蛋白	66.5	g/L	60~80
11	ALB	白蛋白	46.0	g/L	40~55
12	GLO	球蛋白	20.50	g/L	20~29
13	A/G	白球比	2.24	—	1.5~2.5
14	GLU	葡萄糖	4.48	mmol/L	3.5~5.6
15	TBIL	总胆红素	5.2	μmol/L	3.4~17.1
16	DBIL	直接胆红素	2.2	μmol/L	0~6.8
17	IBIL	间接胆红素	3.00	μmol/L	1.7~13.7
18	PA	前白蛋白	0.21	g/L	0.15~0.4
19	BUN	尿素	4.3	mmol/L	1.79~6.43
20	UA	尿酸	286	μmol/L	208~428
21	Cr	肌酐	56 ↓	μmol/L	57~97
22	Cys-C	胱抑素 -C	0.75	mg/L	0.6~2.5
23	RBP	视黄醇结合蛋白	28.97	mg/L	25~70
24	K	钾	3.14 ↓	mmol/L	3.5~5.5
25	Na	钠	141.8	mmol/L	135~145
26	Cl	氯	103.3	mmol/L	96~108
27	Ca	钙	2.25	mmol/L	2.25~2.67
28	Mg	镁	0.90	mmol/L	0.8~1.2
29	P	磷	1.56	mmol/L	0.95~1.95

序	编码	项目	结果	单位	参考区间
30	TRIG	三酰甘油	0.70	mmol/L	0~1.7
31	TC	总胆固醇	2.85	mmol/L	0~5.18
32	HDL	高密度脂蛋白	0.64 ↓	mmol/L	1.16~1.42

表 16.2　性激素相关检查结果

序号	代号	项目名称	结果	单位	参考区间	检验方法
1	E2	雌二醇	114.200	pmol/L	41.4~159	电化学发光法
2	PROG	孕酮	17.580 ↑	nmol/L	0~0.474	电化学发光法
3	TEST0	睾酮	17.260	nmol/L	0.087~30.6	电化学发光法
4	PRL	催乳素	307.300	mIU/L	86~324	电化学发光法
5	FSH	促卵泡生成素	0.147 ↓	mIU/mL	1.5~12.4	电化学发光法
6	LH	促黄体生成激素	0.121 ↓	mIU/mL	1.7~8.6	电化学发光法
7	AFP	甲胎蛋白	1.320	ng/mL	0.605~7	电化学发光法
8	CEA	癌胚抗原	1.200	ng/mL	0~4.7	电化学发光法
9	NSE	神经元特异烯醇化酶	17.970 ↑	ng/mL	0~16.3	电化学发光法
10	CA19-9	CA19-9	30.710	U/mL	0~35	电化学发光法

　　全腹部平扫 + 增强提示：双侧肾上腺明显增粗，右侧可见大结节，其他未见明显异常。肾上腺 3.0T MRI 平扫提示：双侧肾上腺区软组织肿块影，结合 CT，首先考虑为肾上腺增生，同时不能排除嗜铬细胞瘤。胸部 CT、垂体 MRI 平扫未见明显异常。患儿发育较同龄儿童早，骨龄片左腕部正位片示：8 枚腕骨发育，掌指骨骨骺线已闭合，拇指籽骨骨化，左尺桡骨远端骨骺已出现，尺骨茎突出现，腕部所见骨未见骨质异常，骨龄发育约相当于 17 岁龄（图 16.1）。

　　转入内分泌科后完善相关检查：查体睾丸容积 4 mL，阴茎松弛长度 9 cm。心脏彩超显示左室稍肥厚，左房室稍扩大，右房室及大血管径线正常；各瓣膜形态与运动未见异常；房间隔显示欠清，室间隔连续，主动脉弓未见狭窄（图 16.2）。双肾及肾动脉检查显示双肾结构欠清晰，皮质增厚；双肾动脉可显示段未见明显异常（图 16.3）。

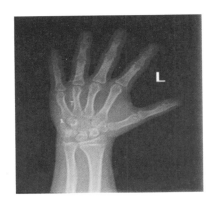

图 16.1 骨龄片结果

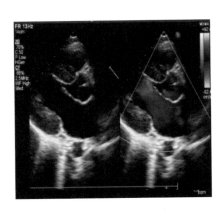

图 16.2 心脏超声检查结果

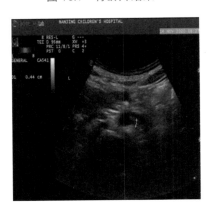

图 16.3 双肾及肾动脉检查结果

患者促肾上腺皮质激素（ACTH）、皮质醇（COR）结果如表 16.3 所示，高血压四项立位结果如表 16.4 所示，高血压四项卧位结果如表 16.5 所示。

表 16.3 促肾上腺皮质激素（ACTH）、皮质醇（COR）结果

序号	代号	项目名称	结果	单位	参考区间	检验方法
1	COR	皮质醇	74.810	nmol/L	6：00–10：00：133–537；16：00–20：00：68.2–327	电化学发光
2	ACTH	促肾上腺皮质激素	808.700 ↑	pg/mL	0~46	电化学发光法

表 16.4 高血压四项立位结果

序号	代号	项目名称	结果	单位	参考区间
1		血管紧张素 II（立位）［ATII–L］	68.37	ng/L	普食：32.00~90.00；低钠：40.00~150.00
2		血管紧张素 I（立位）［ATI–L］	0.930	g/L	

序号	代号	项目名称	结果	单位	参考区间
3		醛固酮（立位）〔ALD-L〕	90.06	ng/L	普食：50.00~313.00；低钠：60.00~650.00
4		血浆肾素活性（立位）〔PRA-L〕	1.83	ng/（mL·h）	普食：1.45~5.00；低钠：2.00~6.00

表 16.5　高血压四项卧位结果

序号	代号	项目名称	结果	单位	参考区间
1		血管紧张素Ⅱ（卧位）〔ATⅡ-W〕	55.33	ng/L	普食：23.00~75.00；低钠：30.00~60.00
2		血管紧张素Ⅰ（卧位）〔ATⅠ-W〕	0.716	g/L	
3		醛固酮（卧位）〔ALD-W〕	82.38	ng/L	普食：30.00~180.00；低钠：60.00~360.00
4		血浆肾素活性（卧位）〔PRA-W〕	1.77	ng/（mL·h）	普食：0.13~1.74；低钠：0.60~1.50

案例分析

1. 检验案例分析

患者，男，9 岁 11 个月。由本院普外科首次收治入院，检查时，检验医师发现该患儿的孕酮水平高达 17.580 nmol/L，而男性参考区间仅为 0~0.474 nmol/L。在确定当天仪器状态无异常和质控情况无误后，查阅患儿的入院记录，发现该患儿 6 岁时诊断为性早熟，长期药物控制激素水平，入院前血压高。原管复测得到相似的检验结果后，第一时间电话通知临床，建议临床医师邀请内分泌科会诊。同时重点关注该患儿，发现其连续两日血钾均为 3.14 mmol/L，持续处于低水平状态，再次通知临床重视。会诊时，考虑患儿临床表现并结合检验检查结果，将其转入我院内分泌科进一步诊疗。

根据内分泌科要求，完善相关检查，其中促肾上腺皮质激素（adrenocorticotropic hormone，ACTH）为 808.700 pg/mL，远高于正常参考区间（0~46 pg/mL），染色体核型分析为 46，XY（图 16.4）。17α-OHP 26.77 ng/mL；DHS 407.50 μg/dL；雄烯二酮 127.14 nmol/L；均显著升高。完善基因检测，CYP11B1 基因 exon6-8 纯合缺失（图 16.5），家庭其他成员未见异常。

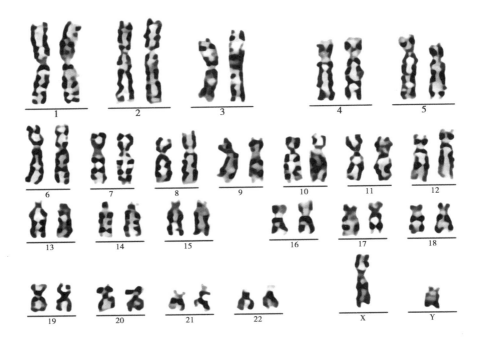

图 16.4 染色体核型分析

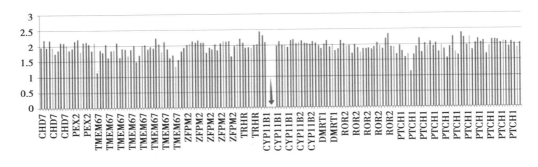

图 16.5 基因检查结果

2. 临床案例分析

患儿因学校体检高血压入院，CT 提示双侧肾上腺占位，尿儿茶酚胺结果未见明显异常，嗜铬细胞瘤可能性低。肾性高血压通常可致肾素 - 血管紧张素 - 醛固酮系统激活引起血压升高，但患儿双肾及肾动脉 B 超未见明显异常，高血压四项立卧位检查结果均正常，肾性高血压暂不考虑。主动脉缩窄的原因是大血管狭窄阻碍正常的血流向身体，导致血液回流至左心室，通常可见于上肢血压高于下肢。该患儿上下肢血压未见明显差异，心超彩超提示左室稍肥厚，其余未见异常，考虑可能为长期高血压所致的继发性改变。患儿查体皮肤黝黑，牙龈色稍黑，肾上腺 CT 结合 MRI 提示肾上腺皮质增生，同时血清钾持续处于低水平，COR 水平降低，ACTH 显著升高，CAH 可能性高。

结合肾上腺皮质激素合成通路图（图 16.6），患儿 COR 降低，孕酮、17α-OHP、DHS、雄烯二酮均升高，可初步推断 11β-OHD、21-羟化酶缺乏症可能性高，需完善相关基因检测进一步明确诊断。

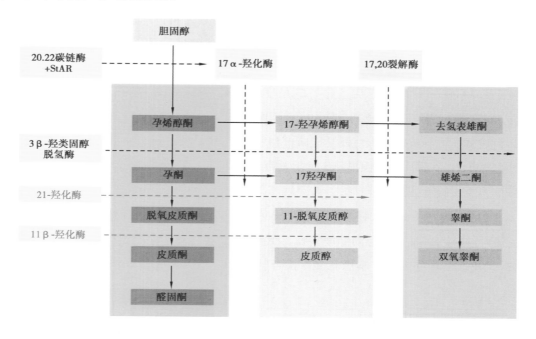

图 16.6　肾上腺皮质固醇类生物合成通路图

该患儿样本 CYP11B1 基因 exon6-8 纯合缺失，可导致 11β-羟化酶缺乏性先天性肾上腺皮质增生症，该疾病是一种罕见的 CAH 亚型，其症状为糖皮质激素缺乏、雄激素增多、高血压和女性男性化。患儿经过治疗，症状较前明显好转，予以出院。嘱内分泌科门诊定期随诊并复查相关检查项目，与检验科沟通重点关注该患儿，目前多次随访结果趋于良好。

知识拓展

根据酶缺陷不同，CAH 可分为以下几种类型。

（1）21-羟化酶缺乏症，最常见类型。根据酶缺乏程度不同可分为：①典型型，为21-羟化酶不完全缺乏所致。由于患儿仍有残存的 21-羟化酶活力，可合成少量的 COR 和醛固酮，故临床无失盐症状。由于类固醇激素合成在胎儿期即存在，故女孩在出生时即呈现出程度不同的男性化特征。②失盐型，为 21-羟化酶完全缺乏所致。患儿除具有上述男性化表现外，还有不同程度的肾上腺皮质功能不足表现。③非典型型，为 21-羟化酶轻微缺乏所致。发病年龄不一，多在肾上腺功能初现年龄阶段出现症状。但 21-羟化酶缺乏症高血压症状少见，与患儿症状不符。

（2）17-羟化酶缺乏症。由于 COR 和性激素合成受阻，而 11-脱氧皮质醇和 COR 分泌增加，出现低钾血症性碱中毒和高血压。女孩可有幼稚性征，男性女性化等。本例患儿有高血压、低钾血症，但未表现为女性化特征，可排除。

（3）3β-羟类固醇脱氢酶缺乏症。典型病例出生时即出现失盐和肾上腺皮质功能不全的症状，有男、女性假两性畸形。

（4）11β-羟化酶缺乏症。此类患儿醛固酮及 CORT 合成受阻，血去氧皮质酮和 11-脱氧皮质醇、雄激素均增多，患儿可有高血压、低血钾、骨骼成熟加速和男性性早熟。COR 合成减少可导致肾上腺皮质功能减低症状，表现为高雄激素的症状及体征。本例患儿肤色黝黑，6 岁时诊断为性早熟、骨龄发育相当于 17 岁，血钾低、血压高、ACTH 高、COR 低，患该缺乏症的可能性大，需完善基因检查辅助诊断。

CYP11B1 基因 exon6-8 纯合缺失还可导致糖皮质激素敏感型醛固酮增多症，主要临床症状为早发性高血压、醛固酮增多症、低钾血症、血浆肾素活性低、18-氧代皮质醇和 18-羟皮质醇产生异常。本患儿多次检查肾素活性、醛固酮均无异常，患该病的可能性低。

案例总结

随着检验科自动化水平日益提高，检验人不应拘泥于单纯的辅助性支持，而应为疾病诊疗提供更大的帮助。在本案例中，检验医师发现患儿孕酮值远高于参考区间，于是关注该患儿的其他检验结果。在发现患儿处于持续低血钾水平时，及时与临床医生沟通，多方会诊下，确保患儿第一时间转入内分泌科治疗。并继续为患儿进行致病基因测序，明确患儿疾病。在患儿出院后，继续追踪随诊检验结果，为医生完善治疗方案。检验医师的不懈努力体现了检验医学在疾病诊疗过程中的重要作用。

本案例患儿主要的临床表现为：既往诊断性早熟；高血压、低血钾症，怀疑长期高血压致左心室肥厚；ACTH 分泌异常增高，与 COR 分泌不平行，双侧肾上腺占位，COR 合成不足；明显的皮肤黏膜色素沉着；孕酮、17α-OHD、DHS、雄烯二酮分泌增加。因此，本例患者符合 11β-OHD 症临床诊断。通过基因检测，确诊为 11β-OHD，针对患儿病情给药缓解症状，出院后随诊观察。在治疗过程中，保持多科室及时沟通，体现了"以病人为中心"的精准医学服务模式。

专家点评

11β-OHD 是一种罕见病。对于这种罕见病的早期发现，是新时期对检验科高质量发展的新要求。该案例说明，检验科亚专科的建设迫在眉睫。患儿首先入住的是普外科，在检验医师发现异常的结果后在保证检验结果准确的前提下，结合患儿的既往病史，检验、检查结果等，为患儿的下一步诊断和治疗提供专科建议，并参与到后期的治疗和随访工作中。这种检验医学和临床多学科的互动，都需要建立完善的亚专科来实现。只有这样，才能使检验科摆脱既往辅助科室的刻板印象，实现从辅助科室到平台科室的华丽变身，为群众获得高质量的医疗服务贡献力量。

参考文献

［1］张莹，刘恩.提高非经典21羟化酶缺乏症临床诊治水平：局限与展望［J］.实用医学杂志，2023，39（1）：1-5.

［2］李庆，段凤霞，高雅，等.17α-羟化酶缺陷症1例报道并文献复习［J］.中华高血压杂志，2020，28（6）：592-594.

［3］黄海花.3β羟基类固醇脱氢酶缺乏症的研究进展［J］.儿科药学杂志，2020，26（8）：58-62.

［4］POLAT S，KULLE A，KARACA Z，et al. Characterisation of three novel CYP11B1 mutations in classic and non-classic 11beta-hydroxylase deficiency［J］. Eur J Endocrinol，2014，170（5）：697-706.

［5］BULSARI K，FALHAMMAR H. Clinical perspectives in congenital adrenal hyperplasia due to 11 beta-hydroxylase deficiency［J］. Endocrine，2017，55（1）：19-36.

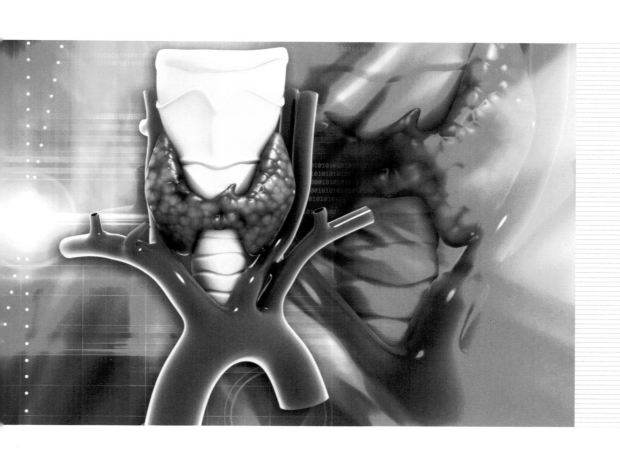

第三篇

糖代谢紊乱

17

胰岛素自身免疫综合征

作者： 史梅[1]，金明[1]，钱凤娟[2]（苏州大学附属第三医院，1 检验科；2 内分泌科）

点评专家： 项守奎（苏州大学附属第三医院）

前言

患者，男性，70 岁，2 年前确诊高血糖症。近期以低血糖收治入院，检查发现，患者存在低血糖和餐后高血糖，血清胰岛素水平高出检测范围，C 肽水平升高和胰岛素水平不一致。经检验科与临床沟通，对患者血清胰岛素进行线性稀释、聚乙二醇（PEG）沉降法等处理，检测出患者血清真实游离胰岛素水平。同时患者抗自身胰岛素抗体阳性，诊断为胰岛素自身免疫综合征（insulin autoimmune syndrome，IAS）。

案例经过

患者，男性，70 岁。主诉：一周前夜间 11 点突发心悸、大汗、乏力，急诊查血糖 2.79 mmol/L、血钾 3.22 mmol/L，进食后好转，遂停用格列齐特缓释片。患者 2 年前发现血糖升高，偶有口干、多饮、多尿症状，无手麻、脚麻，无视物模糊。规律使用格列齐特缓释片 30 mg qd。患者既往有高血压病史，规律口服波依定 5 mg qd、美托洛尔 5 mg qd、氯沙坦钾 100 mg qd，血压控制尚可。有腔隙性脑梗、冠心病，服用阿托伐他汀钙片 47.5 mg qd。肺手术史、胆囊摘除术。2023 年 3 月 11 日收入我院内分泌科，入院后患者的血糖、胰岛素、C 肽检测结果如表 17.1 所示，抗人胰岛素抗体阳性，HLA-DR4 基因阳性。

表 17.1　患者 6 h 口服葡萄糖耐量试验结果

时间（h）	血糖（mmol/L）	胰岛素（pmol/L）	C 肽（pmol/L）
0	3.06	>6945.00	10106.00

续表

时间（h）	血糖（mmol/L）	胰岛素（pmol/L）	C肽（pmol/L）
0.5	9.45	>6945.00	10786.00
1	13.30	>6945.00	11119.00
2	15.71	>6945.00	11576.00
3	13.51	>6945.00	11795.00
4	8.99	>6945.00	11960.00
5	6.41	>6945.00	11456.00
6	3.31	>6945.00	11038.00

案例分析

1. 临床案例分析

本案例中的患者有糖尿病病史，因低血糖收治入院，检验科检查时发现患者血清胰岛素和C肽很高，胰岛素超出检测范围，但糖耐量试验（表17.1）显示患者餐后仍有高血糖，同时存在高浓度胰岛素水平，空腹与餐后的C肽变化不明显，胰岛素浓度远高于C肽，两者并非平行关系。患者存在低血糖、餐后高血糖和高胰岛素血症，同时抗胰岛素抗体检测呈阳性，怀疑该患者是比较罕见的IAS。检测出的胰岛素极高水平，不能反映患者体内真实胰岛素水平，可能存在干扰影响检测。

2. 检验案例分析

与临床医生进行沟通后，怀疑检验干扰，希望稀释测定极高值。使用仪器专用稀释液，对样本进行稀释，预实验按1∶2、1∶4、1∶8稀释后胰岛素结果均>6 945.00 pmol/L上限。然后以1∶20、1∶40、1∶80进行稀释，稀释后胰岛素及C肽结果如表17.2所示。稀释后线性极好，可以初步排除异嗜性抗体的干扰。

表 17.2　稀释后检测患者6 h口服葡萄糖耐量试验结果

时间（h）	胰岛素 1∶20稀释（pmol/L）	胰岛素 1∶40稀释（pmol/L）	胰岛素 1∶80稀释（pmol/L）	稀释后胰岛素计算值（1∶20稀释计算）（pmol/L）
0	2894.00	1471.00	760.10	57880.00
0.5	3041.00	1554.00	827.50	60820.00
1	3070.00	1563.00	817.60	61400.00
2	3477.00	1758.00	935.60	69540.00
3	3735.00	1918.00	1010.00	74700.00
4	4034.00	2036.00	1099.00	80680.00

时间 （h）	胰岛素 1：20 稀释 （pmol/L）	胰岛素 1：40 稀释 （pmol/L）	胰岛素 1：80 稀释 （pmol/L）	稀释后胰岛素计算值 （1：20 稀释计算） （pmol/L）
5	3983.00	2058.00	1101.00	79660.00
6	3949.00	2016.00	1045.00	78980.00

临床认为，如此高的胰岛素水平与临床不符，经过讨论，检验科进行了 PEG 沉降试验，检测游离胰岛素和 C 肽水平，计算 PEG 沉降回收率（回收率 =PEG 沉降后的数值 / 直接测定值 ×100%）。同时选取胰岛素高低浓度 5 个样本，观察 PEG 沉降试验对正常标本的影响，检测结果见表 17.3。正常不同浓度的胰岛素标本不受 PEG 沉降的影响，回收率接近 100%。该案例 PEG 沉降后的胰岛素和 C 肽回收率远小于 40%，说明患者体内有大分子物质干扰了游离胰岛素和 C 肽的测定。临床医生认为，该案例 PEG 沉降后计算出来的胰岛素和 C 肽水平与临床是比较符合的。

表 17.3　PEG 沉降法检测患者 6 h 口服葡萄糖耐量试验结果

时间 （h）	胰岛素直 接测定值 （pmol/L）	PEG 沉降后 胰岛素计算值 （pmol/L）	胰岛素 回收率 （%）	C 肽直接 测定值 （pmol/L）	PEG 沉降后 C 肽测定值 （pmol/L）	C 肽回 收率（%）
0	>6945.00	597.80	<8.60	10106.00	419.80	4.15
0.5	>6945.00	667.60	<9.61	10786.00	1719.60	15.94
1	>6945.00	630.20	<9.07	11119.00	2672.00	24.03
2	>6945.00	748.40	<10.77	11576.00	3190.00	27.56
3	>6945.00	953.80	<13.72	11795.00	3334.00	28.27
4	>6945.00	760.60	<10.94	11960.00	2760.00	23.07
5	>6945.00	779.00	<11.20	11456.00	2116.00	18.47
6	>6945.00	768.40	<11.05	11038.00	1376.00	12.47
对照 1	195.40	188.38	96.41	1 186.00	1 447.40	122.04
对照 2	992.30	1 084.20	109.26	3 357.00	3 882.00	115.64
对照 3	14.89	13.88	93.22	444.40	580.80	130.69
对照 4	93.67	98.32	104.96	871.20	1 125.60	129.20
对照 5	57.47	58.56	101.90	551.80	360.70	130.74

检验科还更换另一个检测系统进行检测，结果显示：空腹血清胰岛素稀释后测定值为 26505.00 pmol/L，C 肽直接测定值为 1743.00 pmol/L。胰岛素稀释后仍然是极高值，C

肽却显示不被干扰，说明不同的检测系统之间受干扰的影响不同。

知识拓展

胰岛素自身免疫综合征（insulin autoimmune syndrome，IAS）是由血中高浓度胰岛素自身抗体（insulin autoantibody，IAA）引起的以高胰岛素血症及自发性低血糖作为特征的一种自身免疫性疾病。由于患者餐时分泌的胰岛素会有相当一部分与 IAA 结合，而大量与 IAA 结合的胰岛素无法发挥降糖作用，患者的血糖升高。接下来，高浓度的血糖会刺激胰岛 β 细胞分泌更多的胰岛素，数小时后患者血糖恢复正常，胰岛素分泌减少，游离胰岛素减少。当胰岛素-胰岛素抗体复合物大量解离时，血清游离胰岛素浓度骤升，从而引发低血糖。胰岛素与自身抗体结合和解离不受血糖变化调控，造成反复低血糖与高血糖并存。这种巨大的血糖波动也给患者的胰腺造成了更大的负担，因此，IAS 患者常伴有糖耐量减低或糖尿病。

案例总结

本例患者为老年男性，糖尿病病史 2 年，规律服用胰岛素促泌剂（格列齐特缓释片）降糖治疗，平素血糖控制可。入院前 1 周于半夜反复出现心悸、大汗、乏力，急诊就诊时查静脉血糖低于 2.8 mmol/L，进食后症状缓解，血糖恢复正常，符合 Whipple 三联征，故低血糖症诊断明确。

根据患者病史，低血糖症首先考虑药物性低血糖，停用格列齐特缓释片后仍反复出现低血糖，故可排除。患者经常夜间低血糖，且无餐后低血糖相关因素（胃大部切除、倾倒综合征、糖尿病早期），考虑为空腹低血糖。空腹低血糖的因素包括升高血糖的激素（如糖皮质激素、甲状腺激素、生长激素等）分泌不足或内源性胰岛素水平升高。前者经临床检验已排除，故考虑后者可能性大。结合胰岛素水平高于检测上限，IAA 阳性，胰腺 CT 平扫+增强未发现占位变化，诊断为 IAS。予糖皮质激素治疗后低血糖症缓解，进一步佐证了 IAS 的诊断。

患者检测 HLA-DR4 基因阳性，提示为 IAS 易感人群。追溯病史，患者低血糖症发作前曾口服硫辛酸、金匮肾气丸等药物，根据既往报道，硫辛酸可能是诱发 IAS 的主要因素。此外，格列齐特缓释片及金匮肾气丸亦不能完全排除，均嘱其停用。

本案例中出现的极高血清胰岛素水平罕见，与临床医生沟通后，怀疑是少见的 IAS，随后采取稀释法、PEG 沉降法和更换检测系统 3 种方法来判断和去除免疫检测干扰。稀释法初步排除嗜异性抗体的干扰，但不能得到真实的游离胰岛素水平。考虑到该案例患者抗人胰岛素自身抗体阳性，采用 PEG 沉降法去除大分子蛋白质的干扰，得到游离胰岛素的真实水平，检测结果得到了临床医生的认可。本案例更换检测系统后，胰岛素还是极高值，C 肽却不受干扰，说明不同的检测系统受干扰的影响不同。

免疫检测中由于各种因素会干扰检测结果，当出现检测结果与临床症状不符、与其他检测结果不一致或与以前结果相差很多却又无法解释时，检验医师和临床医生需要考虑检测中干扰因素的存在。在免疫技术特异性不断发展的今天，内源性抗体引起的干扰更值得重视和探讨。在本案例的确诊过程中，通过检验医师和临床医生的不断沟通，协同合作，对 1 例比较罕见的胰岛素自身免疫综合征做出诊断，并配合后续的临床治疗监测。

专家点评

该患者按照"低血糖症—低血糖症的原因（IAS）—IAS 的原因"的诊断思路层层递进，抽丝剥茧。当看到胰岛素水平"爆表"，C 肽高得"离谱"时，临床医生想到了 IAS 可能；检验医师在排除检验误差后，也敏锐地意识到这反常的检验结果背后必有蹊跷，遂主动联系临床医师展开交流、讨论，并检索文献、察看患者，体现了见微识著的水平和主动服务临床的意识。随后采取 PEG 沉降法和稀释法，最终助力临床锁定"真凶"——罕见的 IAS。

医路前行，既需要地图，也需要眼睛，两者结合才能到达诗和远方。诊断疾病犹如行路，诊断思路就是地图，检验就是眼睛，只有临床医生和检验医师相互配合，才能让疾病水落石出，让患者转危为安。

参考文献

［1］CHURCH D，CARDOSO L，BRADBURY S，et al. Diagnosis of insulin autoimmune syndrome using polyethylene glycol precipitation and gel filtration chromatography with ex vivo insulin exchange［J］. Clinical Endocrinology，2017，86（3）：347-353.

［2］李伟，李路娇，张茜，等 . 聚乙二醇沉淀法和凝胶层析分离法在糖尿病患者使用外源性胰岛素所致低血糖鉴别诊断中的应用价值初探［J］. 中华糖尿病杂志，2016，8（12）：758-762.

［3］LIN M，CHEN Y，NING J. Insulin autoimmune syndrome：a systematic review［J］. Int J Endocrinol，2023，2023：1225676.

［4］ YAMADA Y，KITAYAMA K，OYACHI M，et al. Nationwide survey of endogenous hyperinsulinemic hypoglycemia in Japan（2017-2018）：Congenital hyperinsulinism，insulinoma，non-insulinoma pancreatogenous hypoglycemia syndrome and insulin autoimmune syndrome（Hirata's disease）［J］. Journal of Diabetes Investigation，2020，11（3）：554-563.

［5］ 黎锦，李一荣. 内源性抗体对临床免疫检测的干扰及对策［J］. 中华检验医学杂志，2016，39（11）：811-813.

18

甲巯咪唑导致胰岛素自身免疫综合征

作者：毛恩雯[1]、王晓燕[2]（同济大学附属东方医院胶州医院，1 内分泌科；2 检验科）

点评专家：李玉杰（同济大学附属东方医院胶州医院）

前言

胰岛素自身免疫综合征（insulin autoimmune syndrome，IAS），又称自身免疫性低血糖（autoimmune hypoglycemia，AIH），是一种罕见的低血糖症。由日本 Hirata 在 1970 年首次报道，因此又称 Hirata 病。目前，IAS 大多数报道来自日本，临床表现为反复发作的低血糖、高胰岛素及 C 肽水平及胰岛素自身抗体（insulin autoantibody，IAA）阳性。我国在 1985 年由向大振等首次报道，截至 2022 年 12 月累计报道约 130 例。

经典的 IAS 是由血中非外源性胰岛素（含巯基药物如甲巯咪唑、卡托普利、硫辛酸、硫普罗宁、氯吡格雷等；不含巯基药物如干扰素、异烟肼、普鲁卡因胺、哒嗪等）诱导，产生高浓度免疫活性胰岛素（immunoreactive insulin，IRI）和高效价 IAA，从而引起的自发性严重低血糖症，也有少数病例由外源性胰岛素诱发。现报道我院 1 例由甲巯咪唑导致的 IAS 的诊疗经过，以提高医务工作者对此疾病的认识。

案例经过

患者，女，22 岁。既往有新冠病毒感染病史，因"心慌、手抖、易饥、多汗"于 5 月 8 日就诊。血常规、血糖、肝肾功能正常，甲状腺功能检测提示：游离三碘甲状腺原氨酸（FT3）12.00 pmol/L，游离四碘甲状腺原氨酸（FT4）32.60 pmol/L，促甲状腺素（TSH）0.006 μIU/mL，诊断为甲状腺功能亢进，医生处方：甲巯咪唑 10 mg qd，一周后复诊。

5 月 13 日，患者因"头痛、震颤、乏力、皮肤瘙痒"再诊，自述饥饿感频发，进食后缓解。葡萄糖测定（POCT）值为 2.6 mmol/L，门诊静脉滴注葡萄糖并以"低血糖病因待查"收入院。

5月14日，辅助检测结果如下。甲状腺功能检查结果提示：FT3 9.98 pmol/L，FT4 24.70 pmol/L，TSH<0.005 μIU/mL，抗甲状腺过氧化物抗体 125.0 IU/mL，促甲状腺素受体抗体 1.78 IU/L；糖尿病自身抗体检测提示：抗谷氨酸脱羧酶抗体 <2.50 IU/mL，抗胰岛细胞抗体 <0.50 IU/mL，抗胰岛素抗体 71.89 IU/mL；口服葡萄糖耐量试验（oral glucose tolerance test，OGTT）、胰岛素和 C 肽释放试验结果如表 18.1 所示；20% 聚乙二醇（PEG）沉淀前后患者及正常对照血清胰岛素水平如表 18.2 所示；胰岛素受体抗体、抗核抗体、皮质醇节律、性激素检测均正常。MRI 结果显示：胰腺未见明显异常。

表 18.1 患者 OGTT、胰岛素和 C 肽释放试验检测结果

项目	空腹	0.5 h	1 h	2 h	3 h
血糖（mmol/L）	3.3	10.1	8.2	11.7	6.6
C 肽（ng/mL）	16.3	22.2	20.9	24.5	22.4
胰岛素（μIU/mL）	283.4	394.2	362.1	412.7	374.8

表 18.2 PEG 沉淀前后患者及正常对照血清胰岛素水平

组别	血糖（mmol/L）	胰岛素（mIU/mL）		胰岛素回收率（%）
		PEG 沉淀前	PEG 沉淀后	
患者检测数据（空腹）	3.3	283.4	20.9	7.37
患者检测数据（2 h）	11.7	412.7	22.4	5.43
正常对照检测数据	5.6	17.5	17.1	97.7

案例分析

该患者有典型的 Whipple 三联征（低血糖症状、发作时血糖低、血糖升高后症状缓解），但无家族糖尿病史和低血糖病史，胰腺 MRI 也未见明显异常。目前患者的糖耐量异常，且胰岛素和 C 肽水平明显升高，这是否与甲状腺功能亢进有关呢？再次复习病例，患者为年轻女性，自发性低血糖表现，合并甲状腺功能亢进，胰岛素和 C 肽水平升高，葡萄糖耐量减低，无胰岛素瘤，未使用外源性胰岛素，通过文献查阅，不排除 IAS 和 B 型胰岛素抵抗综合征的可能，建议临床进行 IAA 和胰岛素受体抗体的检测。另外，PEG 在临床上可用于沉淀免疫球蛋白 G（IgG）这类大分子蛋白，但对胰岛素这类小分子蛋白基本没有影响，如果血清中存在胰岛素 - 胰岛素自身抗体免疫复合物，则会被 PEG 沉淀，经沉淀后测得的胰岛素水平则会下降（图 18.1）。患者的胰岛素检测，经 PEG 沉淀法处理后，回收率不足 10%，提示患者体内存在胰岛素 - 胰岛素自身抗体。与临床的沟通，

临床采纳我们的意见，进行相关抗体的测定，结果显示 IAA 表现为明显升高。

从临床角度分析，本案例患者为年轻女性，既往有新冠感染病史，甲状腺功能亢进症诊断治疗一周后出现皮肤瘙痒，考虑是甲巯咪唑引起的过敏反应，目前主要表现为自发性低血糖体征。患者无家族糖代谢病史，未使用外源性胰岛素，排除外源性胰岛素抗体综合征（exogenous insulin antibody syndrome，EIAS）；在鉴别诊断中，也排除了胰岛素瘤。另外，检验医师的 PEG 沉淀法，证实了患者体内存在胰岛素 - 胰岛素自身抗体，进而对患者下达了 IAA 和胰岛素受体抗体的检测，以进行 IAS 和 B 型胰岛素抵抗综合征的筛查，结果显示 IAA 明显升高。患者自发性低血糖，合并甲状腺功能亢进，胰岛素和 C 肽水平明显升高，葡萄糖耐量减低，且患者体内存在高水平的胰岛素 - 胰岛素自身抗体，由此初步诊断为甲巯咪唑导致的胰岛素自身免疫综合征。随即停用甲巯咪唑，改为丙硫氧嘧啶，并调整饮食结构，少食多餐，密切观察。患者在采取以上措施后，自发性低血糖症状改善。

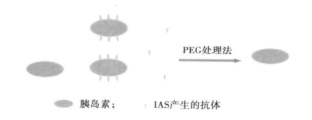

PEG处理法

胰岛素；　　　IAS产生的抗体

图 18.1　IAS 患者胰岛素及其抗体复合物采用 PEG 处理后的变化示意图

知识拓展

胰岛素自身免疫综合征（IAS）常继发于自身免疫性疾病，以 Graves 病最为常见。此外，桥本氏甲状腺炎、类风湿性关节炎、系统性红斑狼疮、黑棘皮病等均可继发 IAS。半数以上的 IAS 患者有服用含巯基药物史，以口服甲巯咪唑的 Graves 病最为常见。致病机制目前认为是在易感基因（人白细胞抗原 HLA-DRB1）的基础上，巯基药物中的巯基与胰岛素的双硫键发生作用，使内源性胰岛素结构改变，从而导致自身抗原的暴露，被特异性的主要组织相容性复合物（major histocompatibility comple，MHC）识别并触发免疫反应，诱发 IAA 的产生。IAA 的产生是 IAS 发病的关键，但这种变构是可逆的，只要停用此类药物，IAA 日趋消失，低血糖症状可逐渐缓解。

IAS 患者一般以自发性低血糖为首要表现。轻者表现为出汗、手抖、心悸、饥饿等，严重者可导致意识模糊、认知功能下降、昏迷。一般符合以下条件者可诊断为 IAS（图 18.2）。

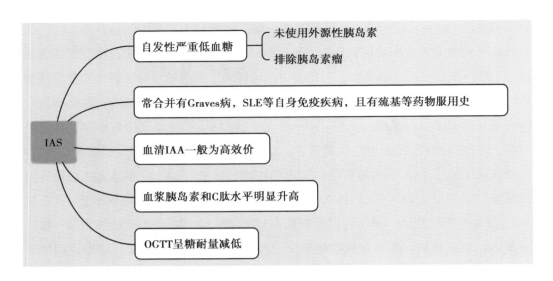

图 18.2　IAS 的一般诊断条件

本案例患者 IAA 水平升高，但并没有达到很高的效价。通过查阅文献，也有 IAS 患者 IAA 为阴性的报道，IAA 阴性或效价低，与检测方法、试剂盒中抗原结合位点不同、个体差异以及疾病的自然转归密切相关。PEG 沉淀试验可进行胰岛素 - 胰岛素自身抗体的排查。

在临床诊断中，IAS 主要与胰岛素瘤和 B 型胰岛素抵抗综合征相鉴别。

（1）胰岛素瘤的临床表现也为 Whipple 三联征，但其胰岛素和 C 肽水平一般轻度升高，实验室检测亦可出现 IAA 阳性，需结合影像学检查，最终确诊需行组织病理学检查。

（2）B 型胰岛素抵抗综合征是一种特殊类型的自身免疫性胰岛素抵抗病，临床表现为顽固性低血糖或高血糖、高胰岛素水平、高雄性激素水平，且合并自身免疫性疾病（常伴有黑棘皮病）。胰岛素受体抗体阳性有助于临床诊断。

造成 IAS 患者的低血糖原因是胰岛素变构体与 IAA 的结合是可逆的，即胰岛素的"储存池"（胰岛素总量）增多，但游离胰岛素仍然正常。当胰岛素与抗体在受到各种外源性因素突然解离时，即可出现低血糖症状（图 18.3）。IAS 的治疗策略主要是预防并纠正低血糖发作。停用诱发 IAA 的药物，少量多餐，避免高糖摄入激动内源性胰岛素的释放。大多数 IAS 患者在 3 个月内可自行缓解，反复发作可使用小剂量糖皮质激素或 α - 葡萄糖苷酶抑制剂（阿卡波糖等）治疗。

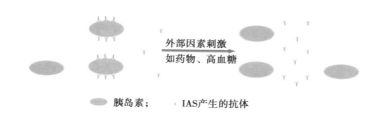

外部因素刺激
如药物、高血糖

●—— 胰岛素；　　　IAS产生的抗体

图18.3　IAS患者胰岛素及其抗体复合物在外部因素刺激时的变化示意图

案例总结

　　IAS临床发生率低，但病情严重，容易出现漏诊、误诊。目前，胰岛素瘤、胰腺外巨大肿瘤、IAS被列为引起自发性低血糖的三大原因。当患者出现反复性发作低血糖而无胰腺占位时一定要考虑到IAS的可能，应完善IAA及胰岛素和C肽水平的检测。也有部分患者出现低血糖的时间不规律，尤其是病程长、年龄大的患者，可为无症状低血糖，而以昏迷为首要表现，具有潜在的生命危险。因此，反复出现低血糖症状，尤其是合并自身免疫性疾病时，要及时进行IAS的鉴别诊断。

专家点评

　　在IAS的诊疗过程中无须等患者出现IAA阳性甚至低血糖症状后再进行干预，血清胰岛素与C肽的大幅升高，PEG沉淀试验或凝胶层析分离后胰岛素回收率降低，有助于胰岛素-胰岛素抗体复合物的检测确证，尽早诊断和治疗，可避免发生严重的不良后果。我国大多数IAS为甲状腺功能亢进症患者服用甲巯咪唑后诱发。但是，我国报道的因α-硫辛酸诱发的IAS患者，又以高血糖为首发症状。因此，对于使用硫辛酸治疗糖尿病神经病变的患者，突然出现血糖显著升高并酮症酸中毒时，应及时考虑IAS的可能，完善IAA及胰岛素和C肽水平的检测，停用硫辛酸，积极控制血糖，预防低血糖的发生。因此，在少见病及罕见病的诊疗过程中，检验与临床的沟通显得尤为重要。检验指标的解读、辅助实验的排查等，为临床提供重要的诊断方向。临床诊疗水平的提高，需要检验与临床的双向奔赴与融合。

参考文献

［1］RADZISZEWSKI M，IWANIUK M，ROSŁON M，et al. Insulin autoimmune syndrome［J］. Endokrynol Pol，2023，74（6）.

［2］向大振，陈家伦，许曼音，等.胰岛素自身免疫综合征：胰岛素自身抗体所致低血糖［J］. 中华内分泌代谢杂志，1985，1（2）：94-97.

［3］ 范媛媛，金仙，张金苹.糖尿病患者应用胰岛素后出现胰岛素自身免疫综合征 2 例［J］.中国医刊，2017，52（1）：38-40.

［4］ 朱凌云，张化冰，朱余蓉，等.外源性胰岛素自身免疫综合征六例诊治分析并文献复习［J］.中国糖尿病杂志，2018，26（4）：338-342.

［5］ 张星星，姜慧苗，马建梅，等.IAA 检测阴性的胰岛素自身免疫综合征 1 例［J］.山东大学学报（医学版），2020，58（2）：122-124.

［6］ YUAN T，LI JP，LI M. Insulin autoimmune syndrome diagnosis and therapy in a single Chinese center［J］. Clinical Therapeutics，2019，41（5）：920-928.

［7］ 孔晶，张晗，付俊玲，等.应用聚乙二醇沉淀法及凝胶层析分离法诊断胰岛素自身免疫综合征的价值探讨［J］.中华内分泌代谢杂志，2017，33（9）：748-751.

19

糖化血红蛋白变异体

作者: 罗微[1], 郝天琪[1], 董莉真[1], 范雨鑫[2], 董作亮[1], 胡志东[1]（天津医科大学总医院, 1 检验科; 2 内分泌科）

点评专家: 董作亮（天津医科大学总医院）

前言

糖尿病可能成为全球第 7 类主要死亡原因。糖化血红蛋白（glycated hemoglobin, HbA1c）已广泛用于糖尿病的监测, 2021 年中华医学会糖尿病分会发布了《中国 2 型糖尿病防治指南》, 正式将 HbA1c 纳入糖尿病诊断标准。HbA1c 的检测原理主要分为以下几类: ①按电荷差异分为高效液相色谱法（high performance liquid chromatography, HPLC）、电泳、等电聚焦、微柱法等; ②按化学基团的结构不同分为亲和层析法、酶法等; ③按免疫反应原理分为免疫比浊法、胶乳凝集法、离子捕获法等。其中, HPLC 法是美国化学协会（American association for clinical chemistry, AACC）糖化血红蛋白标准化分会首推方法, 也是目前应用最为广泛的方法。但许多因素可以影响 HbA1c 检测的准确性, 如血红蛋白变异体、严重的肝脏疾病及溶血性贫血等。

本案例中, 患者因"发热、腹痛、恶心、呕吐"就医, 伴血糖升高 2 年, 就诊于内分泌代谢科, 完善相关检查后发现还患有胆囊结石。空腹血糖高, 但 HbA1c 几乎正常（6.7%>6%, HPLC 法）。血糖是临时性升高还是近期控制较差？检验科综合分析认为有隐情, 与临床沟通并补充糖化白蛋白及 HbA1c 毛细管电泳检测, 结果提示患者属于近期控制较差的情况。基因检测结果提示患者存在血红蛋白变异体 HbE, 对 HPLC 法检测造成了干扰。检验科及时解答了临床疑惑, 为调整血糖控制方案提供了有力的参考依据。

案例经过

患者，女，55岁。因"血糖升高2年余加重伴发热，腹痛、恶心、呕吐两周"入院接受治疗。入院查体：体温37.3 ℃，心率88次/分，呼吸21次/分，血压132/79 mmHg；低热、意识清醒，精神欠佳；全身皮肤黏膜无黄染、无皮疹，浅表淋巴结未及肿大，甲状腺未及明显肿大；颈软，无抵抗，双肺呼吸音清，未闻及干湿性啰音；律齐，心率88次/分，未闻及杂音；右下腹及剑突下压痛，Murphy征阳性，四肢活动正常，双下肢无水肿。实验室检查：血常规示WBC 4.82×10^9/L，Hb 116 g/L，PLT 225×10^9/L，中性粒细胞51.7%，血沉15 mm/h，HbA1c 6.7% ↑（4%~6%）。血气分析：pH 7.377，PCO_2 29.2 mmHg，PQ_2 88.50 mmHg，Glu 21.0 mmol/L ↑（3.9~6.1 mmol/L），Lac 1.2 mmol/L。凝血功能：血浆D-二聚体1168 ng/mL ↑（<0.5 mg/L）。生化试验：脂肪酶1541 U/L ↑（28~280 U/L），淀粉酶189 U/L ↑（35~135 U/L）。空腹血糖10~14 mmol/L ↑（3.9~6.1 mmol/L）。尿常规：尿葡萄糖4+ ↑（阳性），尿酮体2+ ↑（阳性）。免疫学检查：胰岛细胞抗体阴性，谷氨酸脱羧酶抗体阴性。甲状腺功能、性激素六项、甲乙丙戊肝未见明显异常。

影像学全腹CT显示：腹部胆囊多发结石，胃充盈欠佳，壁厚，盆腔少量积液。头颅CT显示：平扫脑质未见明显异常。

案例分析

1. 临床案例分析

针对该患者糖尿病病史、发热、腹痛探究病因，是本病诊断的要点。患者以腹痛、发热为首发症状，因患糖尿病2年余而就诊于内分泌代谢科。入院后检测显示血常规各项指标正常。患者发热、恶心、呕吐，病理征阳性，右下腹及剑突下压痛，无反跳痛，腹软，考虑为胆囊炎症，经腹部CT显示为胆囊多发结石，且患者发病前不久有出游记录，考虑此次发热与急性胆囊炎有关。生化检测结果显示脂肪酶、血淀粉酶升高，不排除胰腺炎，建议连续多日检测脂肪酶、血淀粉酶和尿淀粉酶，明确病因。次日，进行血糖检查，空腹血糖高，尿葡萄糖4+，提示血糖控制较差。胰岛细胞抗体阴性，确诊为2型糖尿病。HbA1c值为6.7%（HPLC法），几乎正常，检验科建议补充毛细管电泳检测，结果为8.0%，差别较大。基因测序提示存在血红蛋白变异，经变异基因库网站比对，确诊为血红蛋白E病（hemoglobin E，HbE）变异。患者糖尿病加重，应属于近期血糖控制较差的情况，需调整降糖方案。尿酮体2+，较高，血气分析pH值正常，根据以往生化检测，考虑为糖尿病性酮症酸中毒。临床最终该患者确定为2型糖尿病加重、糖尿病性酮症酸中毒、急性胆囊炎。给予头孢哌酮舒巴坦抗感染，降糖治疗、调整胰岛素泵基础量至 14 U，期间检测血糖水平，必要时餐前、餐后追加诺和锐降糖治疗，同时给予静脉补液降酮。

2. 检验案例分析

检验科常通过血糖、胰岛细胞抗体检测进行初步筛查帮助临床诊断 2 型糖尿病。但血糖测定只代表即时水平，不能作为控制程度的指标。HbA1c 水平反映的是前 120 天内的平均血糖水平，更有利于对糖尿病的诊断和鉴定。本案例中，患者的空腹血糖在 10~14 mmol/L 波动，而 HbA1c 值近乎正常。采用 HPLC 法检测 HbA1c，但应警惕患者以下情况：HbA1c 值较低，接近正常值；Tosoh HLC-723G8 糖化血红蛋白检测仪标准模式的检查结果是 6.7%，略高于上限 0.7%，如图 19.1 所示。空腹血糖可能受临时生理状态影响，但 HbA1c 结果易造成患者血糖近 3 个月控制水平尚可的误判。

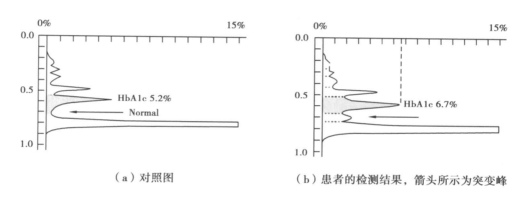

（a）对照图　　　　　　　（b）患者的检测结果，箭头所示为突变峰

图 19.1　患者 HbA1c 在 TOSOH HLC-723G8 上的检测结果及色谱峰图

检验人员细查峰图后发现，疑似变异峰存在，提示 HPLC 法可能受到干扰。联系临床，建议补充糖化白蛋白（glycated albumin，GA）检测，结果为 24.3%，显著高于参考区间上限，提示患者近 3 周的血糖控制较差。为进一步核实变异体，采用毛细血管电泳法检测 HbA1c，结果如图 19.2 所示。提示不典型峰图与异常蛋白峰报警，患者 HbA1c 电泳结果达到 8.0%，显著高于 6% 的检测上限。

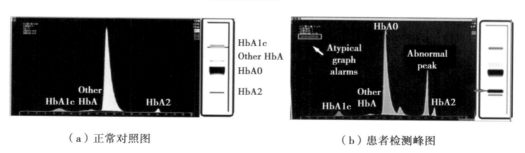

（a）正常对照图　　　　　　　（b）患者检测峰图

图 19.2　患者 HbA1c 在 Capillary2 FP 毛细管电泳仪上的检测结果

利用相关引物（表19.1），扩增基因并测序，结果显示：血红蛋白 β 基因外显子 1 的基因发生杂合子突变：c.79G>G/A（GAG 至 AAG），如图 19.3 所示。导致 1 个氨基酸从 Glu 变为 Lys。比对 HbVar 数据库，证实为 HbE 变异。提示 HbA1c 的 HPLC 法检测结果与毛细管电泳法结果差距较大时，需要完善对患者 Hb 相关基因的检测，分析是否存在变异位点，这对糖尿病的诊断和明确病因具有重要意义。

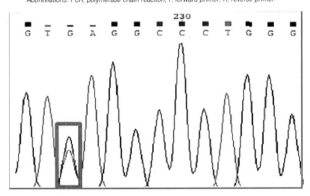

Table 1. α_1, α_2, β_{1-2}, β_3, $^A\gamma$, and $^G\gamma$ Globin Gene Primers for PCR and Sequencing

Gene Name	Sequencing (5'–3')	Product Size (bp)
α_1 (exon 1 of α gene)	F: TCCCCACAGACTCAGAGAGAACC R: CCATGCCTGGCACGTTTGCTGAG	880
α_2 (exon 2 of α gene)	F: TCCCCACAGACTCAGAGAGAACC R: AACACCTCCATTGTTGGCACATTCC	880
β_{1-2} (exon 1–2 of β gene)	F: CTAGGGTTGGCCAATCTACTC R: GCAATCATTCGTCTGTTTCC	700
β_3 (exon 3 of β gene)	F: AAGGCTGGATTATTCTGAGTC R: TGTATTTTCCCAAGGTTTGA	446
$^A\gamma$	F: TGAAACTGTTGCTTTATAGGAT R: GAGCTTATTGATAACCTCAGACG	658
$^G\gamma$	F: CTGCTAACTGAAGAGACTAAGATT R: CAAATCCTGAGAAGCGACCT	723

Abbreviations: PCR, polymerase chain reaction; F, forward primer; R, reverse primer.

图 19.3　患者糖化血红蛋白测序图

知识拓展

2002 年，美国临床化学协会颁布的《肿瘤标志临床应用指南》（简称《指南》）指出，当 HbA1c 低于参考值下限时，应做进一步的研究。本案例中，患者空腹血糖的结果升高，但 HbA1c 检测值为 6.7%。这一检查结果极易造成检验及临床困惑。目前，血红蛋白变异体已报道近千种，全球范围内以 HbS、HbC、HbE 和 HbD 为主，中国南方地区常以 HbE 为主，其他地区也见 HbG-Chinese、Hb New York、HbQ-Thailand 和 HbD Los Angeles。

基于 HPLC 原理的 Tosoh G8 糖化血红蛋白检测仪会受到一些变异体的干扰。根据公式 HbA1c= HbA1c Area/Total Area，变异体伴随 HbA 或 HbA1c 被洗脱时，都会导致与真实值存在偏差。本案例中，变异体被洗脱公式的分母 Total Area 部分值增加，导致计算值偏低。基于电泳原理的 Capillary2 FP 全自动血红蛋白毛细管电泳分析仪能更敏感地反映出变异峰并给予警示，对 HbC、HbD、HbE、HbS 变异具有较高的抗干扰能力。本案例中，虽然 Tosoh G8 的结果给出了 6.7% 的测量值，但不能真实反映糖化血红蛋白的实际情况，不可用于评估病情。需要核实色谱图，进行初步分析，改用 Capillary2 FP 系统以期发现该系统数据库中囊括的变异体类型，但结果仅给予警告并未指出何种变异且未给出 HbA1c 值，提示该变异已属于较罕见变异。通过进一步测序分析并与 Hbvar 数据库比对，最终确认该变异属于杂合子 HbE 变异。

案例总结

在我国云南地区的地中海贫血突变谱的大型筛查中也发现过包括 Hb-E 在内的诸多变异体，但研究认为与其他类型相比 Hb-E 仍属于罕见变异。即便如此，该变异体的发现解答了来自检验、临床及患者等各方的疑惑。异常血红蛋白色谱图的图形与一般样本的不同，因此，仪器很难测定出准确的 HbA1c 值。而 HbA1c 作为糖尿病诊断、治疗、筛查、监测的重要指标意义重大，其结果的准确性至关重要。对于可引起结果干扰的各种因素需要检验工作者熟知，并能及时与临床医生沟通，说明情况并提出建议，最终目的就是出具准确、真实的检验结果，更好地服务临床、助力诊断。这种情况依据《指南》要求 HbA1c 不再适用时，应选择其他指标进行评估判断，如选择 GA 或 CF2P 检查等。GA 反映过去 2~3 周血糖控制水平，比 HbA1c 能更迅速、明显地反映血糖控制情况；C2FP 可提醒变异体蛋白的存在，且较少受变异体的影响。通过这两者可以更快地确认糖尿病治疗效果，有助于用药剂量的及时调整。

专家点评

血红蛋白变异体是影响 HbA1c 检测和结果解读的重要因素之一，可以通过干扰检测方法影响 HbA1c 结果，也可以通过改变红细胞寿命和（或）血红蛋白糖基化速率，影响临床医生和检验人员对 HbA1c 结果的正确解读。随着糖尿病的发病率逐年增高以及血红蛋白变异体分布区域的逐渐扩大，常见血红蛋白变异体对于 HbA1c 结果解读的影响显得越来越重要。

检验人员应充分了解本实验室 HbA1c 检测原理及本地区常见变异体的类型，当 HbA1c 结果与平均血糖浓度不匹配时，应仔细观察 HbA1c 的图谱，结合其他检查结果，积极与临床医生沟通，阅读患者详细的病历资料，必要时补充其他相关实验室检查，综合分析 HbA1c 结果与平均血糖浓度不匹配的原因。同时，也需要进一步完善相关研究，以期了解在血红蛋白变异体携带人群中，血红蛋白变异体对红细胞寿命和血红蛋白糖化速率的影响，才有可能更好地解读糖化血红蛋白结果，了解这部分人群的实际平均血糖水平。

参考文献

［1］ 中华医学会糖尿病学分会 . 中国 2 型糖尿病防治指南（2020 年版）［J］. 中华糖尿病杂志，2021，13（4）：315-409.

［2］ 董彩文，陈延峰，李永丽，等 . 糖化血红蛋白检测方法的最新研究进展［J］. 轻工科技，2014，30（9）：103-105.

［3］ 田伟，陈榕方，王毅，等 . 糖化血红蛋白五种检测方法的评价［J］. 实验与检验医学，2014，32（3）：252-253，263.

［4］ WEN D M，XU S N，WANG W J，et al. Evaluation of the interference of hemoglobin variant J-bangkok on glycated hemoglobin（HbA1c）measurement by five different methods［J］. Experimental and Clinical Endocrinology & Diabetes，2017，125（10）：655-660.

［5］ NAKATANI R，MURATA T，USUI T，et al. Importance of the average glucose level and estimated glycated hemoglobin in a diabetic patient with hereditary hemolytic Anemia and liver cirrhosis［J］. Internal Medicine，2018，57（4）：537-543.

［6］ LUO W，YAO N，BIAN Y，et al. A pitfall in HbA1c testing caused by hb long island hemoglobin variant［J］. Laboratory Medicine，2020，51（1）：e1-e5.

［7］ SACKS D B，BRUNS D E，GOLDSTEIN D E，et al. Guidelines and recommendations for laboratory analysis in the diagnosis and management of diabetes mellitus［J］. Clinical Chemistry，2002，48（3）：436-472.

［8］ GIARDINE B，BORG J，VIENNAS E，et al. Updates of the HbVar database of human hemoglobin variants and thalassemia mutations［J］. Nucleic Acids Research，2014，42（Database issue）：D1063-D1069.

［9］ 徐安平，夏勇，纪玲 . 血红蛋白变异体对不同糖化血红蛋白检测系统的干扰［J］. 中华检验医学杂志，2014，37（12）：890-892.

［10］ ZENG Y T，HUANG S Z. Disorders of haemoglobin in China［J］. Journal of Medical Genetics，1987，24（10）：578-583.

［11］ 王彦，张葵，徐志晔，等 . 糖化血红蛋白 D-Los Angeles 检测差异一例并文献复习［J］. 中华检验医学杂志，2015，1（2）：143-144.

［12］ LIN C N，EMERY T J，LITTLE R R，et al. Effects of hemoglobin C，D，E，and S traits on measurements of HbA1c by six methods［J］. Clinica Chimica Acta；International Journal of Clinical Chemistry，2012，413（7/8）：819-821.

［13］ ZHANG J，ZHU B S，HE J，et al. The spectrum of α- and β-thalassemia mutations in Yunnan Province of Southwestern China［J］. Hemoglobin，2012，36（5）：464-473.

［14］ OSHIMA Y，IDEGUCHI H，TAKAO M，et al. A patient with a hemoglobin variant（Hb JLome）unexpectedly detected by HPLC for glycated hemoglobin（Hb A1c）［J］. International Journal of Hematology，1998，68（3）：317-321.

20

免疫抑制剂引起的胰岛 β 细胞及甲状腺损伤症

作者：段淼慧[1]，刘芳[2]（云南省滇南中心医院／红河州第一人民医院，1 医学检验科；2 内分泌科）
点评专家：方绕红（云南省滇南中心医院／红河州第一人民医院）

前言

随着免疫检查点抑制剂（immune checkpoint inhibitors，ICIs）在实体肿瘤治疗中的广泛应用，相关不良反应也逐渐增多，但由于其不良反应较为少见，容易被临床医生忽视。本案例为免疫抑制剂引起的胰岛 β 细胞与甲状腺损伤案例。其中免疫抑制剂引起的胰岛 β 细胞所引起的糖尿病多为暴发性 1 型糖尿病（FT1DM），引起的损伤是完全不可逆破坏，引起的甲状腺功能损伤以甲状腺功能减退为主。

案例经过

患者，女，29 岁。主诉：发现血糖升高 4 个月，因"血糖升高 4 月"于 2023 年 7 月 29 日收入内分泌科。该患者 4 月前无明显诱因出现体重下降，减轻约 5 kg，无明显口干、多饮、多尿。

患者因"体重下降 10 余天，呼吸困难 3 天"就诊，诊断为糖尿病酮症酸中毒。院外予以皮下注射地特胰岛素注射液，每日 1 次；门冬胰岛素注射液早餐前 6 U，中餐前 6 U，晚餐前 5 U 控制血糖，空腹血糖 11~18 mmol/L，餐后血糖 15~21 mmol/L，近 3 月体重下降 4 kg，无烦渴、多饮、多尿。自觉近期血糖控制差，为进一步诊治来我院，门诊以"糖尿病伴血糖控制不佳"收入院，患病以来，精神、睡眠尚可，饮食可，大小便正常，近 3 月体重下降 4 kg。

既往史：8 年前诊断为甲状腺功能亢进，未予治疗后自诉痊愈。2 年前患右上臂软组织肌肉瘤，2021 年 8 月—2023 年 1 月，采用替雷利珠单抗，每 21 天注射 1 次，期间监测血糖，未发现异常，停用后未监测血糖。否认高血压、冠心病、脑梗死病史。传染病史：2023 年 5 月，感染新冠病毒，否认肝炎、结核等传染病病史。预防接种史：未接种新冠疫苗，无外伤史，无手术史，无输血史，无食物及药物过敏史。

体格检查：患者既往无家族病史及遗传病史。体温 37.2 ℃，心率 99 次 / 分，呼吸 20 次 / 分，血压 119/93 mmHg，身高 158 cm，体重 46 kg，BMI 18.4 kg/m²。心律齐，各瓣膜区未闻及杂音。腹平，未见胃肠型及蠕动波。全腹无压痛、反跳痛及肌紧张，肝胆胰脾肾未触及肿大，肝浊音界存在，肝肾区无叩痛。移动性浊音阴性。肠鸣 5 次 / 分，未闻及金属音及气过水音。

辅助检查：血糖 19.7 mmol/L，尿糖（++++），HbA1c 11.02%，C 肽 <0.2 ng/mL，余未见异常。腹部彩超显示：胰腺形态大小正常，回声均匀，未见占位，主胰管未见增粗。

案例分析

1. 检验案例分析

本案例中的病患为青年女性，无典型的糖尿病临床表现，但其空腹血糖（fasting plasma glucose，FPG）>7.0 mmol/L，HbA1c>6.5，达到诊断糖尿病的诊断标准。检查结果见表 20.1、表 20.2。

表 20.1　2022 年 9 月—2023 年 8 月患者的甲状腺功能检测结果

检测项目	时间						参考范围
	2022-09-20	2023-04-01	2023-04-09	2023-07-31	2023-08-07	2023-08-19	
TSH（μIU/mL）	15.26	2.95	13.35	7.23	6.30	4.32	0.38~5.33
FT4（ng/dL）	0.68	0.49	0.69	0.79	0.71	0.81	0.62~1.24
FT3（pg/mL）	3.48	2.98	2.71	2.62	2.91	2.93	2.3~4.8
TG2（ng/m）	—		37.41	—	10.27		1.59~50.03
TPOAb（IU/mL）	258.90	177.2	90.70	—	40.40		<9
TG-Ab（IU/mL）	0.10	0.30	<0.9	—	<0.9		<4
A-TSHR（IU/mL）	—	—	0.83	—	1.25		<1.75

表 20.2　2022 年 9 月—2023 年 8 月患者的血糖检测结果

检验项目	时间				
	2022-09-20	2023-04-01	2023-04-03	2023-07-31	2023-08-16
GLU（mmd/L）	5.24	22.06	8.22	4.15	10.33
HbA1c（%）	4.6	—	9.73	11.02	10.5

随意血浆血糖：19.7 mmol/L，空腹血糖：13.4 mmol/L；尿常规：尿酮体（－），尿糖（++++）；HbA1c 11.02%，FMN 3.850 mmol/L；血细胞分析：WBC 3.28×10^{12}/L，N 42.20%，RBC 4.13×10^{12}/L；糖尿病自身抗体：酪氨酸磷酸酶抗体 <0.70 IU/mL，胰岛素自身抗体 0.36 COI，锌转运蛋白 8 抗体 2.66 AU/mL，谷氨酸脱羧酶抗体 0.91 IU/mL，胰岛细胞抗体 0.06 COI；促胰岛素释放试验：0 h、0.5 h、1 h、2 h、3 h，C 肽分别为 0.11 ng/mL、0.21 ng/mL、0.13 ng/mL、0.10 ng/mL、0.10 ng/mL；0 h、0.5 h、1 h、2 h、3 h，胰岛素分别为 1.00 μIU/mL、12.99 μIU/mL、5.16 μIU/mL、0.15 μIU/mL、0.05 μIU/mL；凝血功能、肝功、肾功、心肌酶、抗心磷脂抗体（ACA）、自身免疫性肝炎抗体、抗核抗体（ANA）、抗中性粒细胞抗体（ANCA）均正常。患者 2022 年 9 月 20 日出现甲状腺功能亢进，未予以药物治疗后自愈，于 2023 年 4 月开始出现甲状腺功能减退现象，未予以干预治疗，于 2023 年 7 月 31 日再次检测并出现临床闭经现象后，开始予以药物治疗。

患者入院诊断：糖尿病，分型待定；透明胶质瘤，免疫治疗后；甲状腺功能减退待确诊。入院后给予胰岛素对症治疗和营养治疗，住院期间患者血糖水平波动较大。根据 2012 年日本糖尿病学会发布并修订的 FT1DM 诊断标准：①高血糖症状发作后约 7 d 内发生糖尿病酮症或酮症酸中毒；②初诊时血糖≥ 16 mmol/L，HbA1c<8.7%；③空腹血清 C 肽水平 <0.3 ng/mL，餐后 2 h 血清 C 肽水平 <0.5 ng/mL。当同时满足以上 3 个条件时，即可诊断为 FT1DM。根据以上标准，从检验角度综合分析并结合患者的病史、治疗史和实验室检查结果，考虑患者是使用程序性死亡受体 1（programmed death-1，PD-l）抑制剂后损伤胰腺，导致胰岛素绝对不足，引起突发的 FT1DM。同时也因使用 PD-l 抑制剂后损伤甲状腺，导致甲状腺功能激素分泌减少，引起的甲状腺功能减退。随后与临床积极沟通，临床接受该推测，明确诊断后，临床考虑到患者胰腺的损伤是不可逆的，需要终身使用胰岛素替代治疗，不断调整胰岛素用量，待血糖平稳后患者出院，嘱患者出院后每天监测血糖，定期监测甲状腺功能，定期门诊随诊。

2.临床案例分析

患者第一次住院治疗时间为 2023 年 4 月 1 日，主因"体重下降 10 余天,呼吸困难 3 天"

到我科住院治疗，否认既往糖皮质激素服用史。住院期间予以地特胰岛素注射液＋门冬胰岛素注射液强化治疗控制血糖，但血糖波动大。追溯患者既往在我院的就诊记录，2022年9月20日空腹血糖5.24 mmol/L，HbA1c 4.6%，考虑患者此次住院起病急骤，体形消瘦，以糖尿病酮症酸中毒起病，基础分泌极差，胰岛素C肽分泌曲线低平，无明显分泌峰值，胰岛功能极差，予以胰岛素泵及三短一长强化治疗后，患者血糖仍波动大，考虑1型糖尿病可能性大，但不除外其他类型糖尿病可能。予以胰岛素强化治疗3个月后，患者胰岛功能无好转，无明显分泌功能，胰岛功能衰竭。结合其糖化血红蛋白及院外血糖末梢血糖监测情况，患者血糖控制极差，考虑是由胰岛功能差引起，住院期间予以胰岛素泵控制血糖，院外予以皮下注射德谷胰岛素注射液＋门冬胰岛素注射液控制血糖。回顾患者病史，2年前患右上臂软组织肌肉瘤，2021年8月—2023年1月，使用替雷利珠单抗，每21天注射1次治疗，期间监测血糖未发现异常，停用后未监测血糖。3个月后以糖尿病酮症酸中毒起病，胰岛素C肽释放试验提示C肽分泌曲线低平，胰岛功能极差，经胰岛素强化治疗3个月后血糖控制仍不达标，复查发现胰岛功能衰竭，但无1型糖尿病典型的"三多一少"症状、自发酮症倾向，结合其用药史，考虑为替雷利珠免疫治疗药物不良反应引起的暴发1型糖尿病。

知识拓展

糖尿病的分类：根据病因糖尿病可分为四大类型，即1型糖尿病（T1DM）、2型糖尿病（T2DM）、妊娠糖尿病（gestational diabetes mellitus，GDM）和特殊类型糖尿病（special types of diabetes mellitus）。

PD-1的定义：程序性死亡受体1（programmed death-1，PD-1）及其配体（PD-L1）抑制剂是免疫检查点单抗药物，其应答的广度、深度和持久性均罕见。PD-1药物通过激活人体自身的免疫系统，发现并攻击癌细胞，是继化疗、放疗之后的抗癌治疗方式，属于广谱性药物，一种药物可治疗多种癌症。

PD-1的作用机制：PD-1配体（PD-L1和PD-L2）与T细胞上的PD-1受体结合，能够抑制T细胞增殖和细胞因子的产生。一些肿瘤的PD-1配体上调，通过这个通路信号传导可抑制激活的T细胞对肿瘤的免疫监视。通过阻断免疫抑制分子，静息的免疫细胞被重新激活发挥细胞毒性作用杀伤肿瘤，但同时也会因过度激活造成自身的免疫反应，称为免疫相关不良事件（immune-related adverse events，irAEs），轻者出现自限性症状，重者危及生命。内分泌功能紊乱是最为常见的不良反应之一，主要涉及垂体、胰腺、甲状腺等内分泌腺体。

案例总结

患者女性，体形偏瘦，首次发病以酮症酸中毒（diabetic ketoacidosis，DKA）起病，经诊疗后考虑免疫抑制剂引起的爆发性 1 糖尿病及甲状腺功能损伤。ICI-T1DM 的临床表现具有以下特点：①发病年龄较晚，与典型的 1 型糖尿病相比，从初次注射 PD-1 抑制剂到发生 1 型糖尿病的时间为 13~504 天，这可能与肿瘤患者患病的年龄和治疗时间有关；②临床表现多样；③胰岛功能衰竭快；④易合并其他腺体损伤等。

ICI-T1DM 中，以 FT1DM 多见，它是 1 型糖尿病的一种亚型，临床特征为：①发病急骤，多数在 1 周以内，平均 4.4 天；②代谢紊乱严重，起病时血糖高且伴有严重酸碱平衡及电解质代谢紊乱；③糖化血红蛋白多正常；④胰岛 β 细胞功能极差；⑤通常无自身免疫证据，但少数患者亦呈阳性；⑥多数患者出现胰酶、转氨酶异常，而胰腺 CT、B 超均未见明显异常。该病的发生多见于使用 PD-1 抑制剂的患者。FT1DM 需要与自身免疫性 1 型糖尿病、胰腺炎相鉴别。

专家点评

随着免疫检查点抑制剂在肿瘤免疫治疗上的广泛应用，体现出的副作用多种多样，而内分泌不良反应作为常见的不良反应之一，是我们必须关注的。因此，使用免疫检查点抑制剂治疗后要常规监测甲状腺功能、肾上腺皮质功能、垂体激素、血糖和胰岛功能，及时发现内分泌不良反应。对于出现的异常结果，检验人员要善于思考，勤于分析，努力追寻异常数据背后可能的原因，跟踪检测样本信息及患者病历，抽丝剥茧，找到根源所在。同时，要保持不断学习，养成查阅文献资料、时刻关注相关专业领域发展状况及最新前沿信息的习惯。在持续学习与积累的过程中，拓展知识面，提升自身能力；还要走向临床，建立临床思维，加强与临床的沟通，发挥出实验室检测数据的力量，实现临床检验价值，最终更好地服务患者。

参考文献

［1］陈黎红.糖尿病诊断与分类新标准［J］.实用医学杂志，2000，16（4）：262-263.

［2］HANAFUSA T，IMAGAWA A.Fulminant type 1 diabetes：a novel clinical entity requiring special attention by all medical practitioners［J］.Nat Clin Prac. Endocrinol Metab，2007，3（1）：36-45.

［3］CRANDALL J P，KNOWLER W C，KAHN S E，et al. The prevention of type 2 diabetes［J］.Nat Clin Pract Endocrinol Metab，2008，4（7）：382-393.

［4］POSTOW M A，SIDLOW R，HELLMANN M D.Immune related adverse events associated with immune checkpoint blockade［J］.The New England Journal of Medicine，2018，378（2）：158-168.

［5］CLOTMAN K，JANSSENS K，SPECENIER P，et al. Programmed Cell Death-1 Inhibitor-Induced Type 1 Diabetes Mellitus［J］. J Clin Endocrinol Metab，2018，103（9）：3144-3154.

［6］施云，沈敏，顾愹，等.免疫检查点抑制剂相关 1 型糖尿病［J］.中华糖尿病杂志，2022，12（12）：945-948.

21

先天性高胰岛素血症

作者：蔡针针[1]，李娜[2]（南京医科大学第一附属医院/江苏省人民医院，1 检验科；2 儿科）
点评专家：葛高霞（江苏省人民医院）

前言

患儿为刚出生 3 天的女婴，因"反复低血糖 2 天，呼吸暂停 1 次"入院。患儿系 G1P1，胎龄 40[+1] 周，其母因"胎膜早破"于外院顺产娩出，出生体重 3750 g，Apgar 评分 1 分钟 9 分，5 分钟 10 分，产时羊水清，量正常，脐带、胎盘无特殊。患儿出生后不久出现嗜睡、拒奶伴呼吸暂停，测血糖 1.4 mmol/L，予以吸氧，头孢哌酮舒巴坦联合磺苄西林抗感染，纠正低血糖等治疗，患儿现仍有血氧、血糖波动，易激惹，为进一步诊治转入我院。出生后，患儿无发热，无呕吐，无抽搐尖叫，混合喂养，大小便已排。

案例经过

患儿，女，3 天。家长主诉：反复低血糖 2 天，呼吸暂停 1 次。查体：体温 36.9 ℃，心率 150 次/分，呼吸 55 次/分。足月儿貌，反应可，全身皮肤未见皮疹，皮肤黏膜黄染，前囟平软约 1.5 cm×1.5 cm，呼吸平稳，颈软，无抵抗，两肺呼吸音粗糙，未闻及明显干湿性啰音，心音有力，心律齐，未闻及明显病理性杂音，腹平软，肝肋下 1.0 cm，质软，脾肋下未及，脐部干洁，脐轮不红，肠鸣音正常，四肢肌张力正常，原始反射不完全引出。家族史：本患儿为 G1P1，父母非近亲结婚，体健，家族中无类似疾病者。

入院后完善相关检查：血、尿、粪便常规未见异常，尿酮体，阴性。生化：葡萄糖，1.8 mmol/L，其余未见明显异常。血型：ARH 阳性。小儿弓形虫、风疹病毒、巨细胞病毒、单纯疱疹病毒：均阴性。甲状腺功能：未见异常。空腹胰岛素和 C 肽：胰岛素 634.8 pmol/L（正常值 17.8~173.0 pmol/L），C 肽 3083.0 pmol/L（正常值 370.0~

1470.0 pmol/L）。胸腹片：右肺纹理稍增多，左肺纹理增多、模糊，腹部未见明显异常。肝胆胰脾和泌尿系彩超：肝胆、双肾未见明显异常，双侧输尿管不扩张。心超：房间隔缺损（4 mm），房水平从左向右分流，左肺动脉流速快。血、尿串联质谱遗传代谢病检测：血液中氨基酸和酰基肉碱谱无显著异常；尿液中尿有机酸结果未见明显异常。基因检测：ABCC8 基因杂合子突变，家系验证分析，患儿父亲该位点杂合变异，患儿母亲该位点无变异。

案例分析

1. 检验案例分析

追踪一段时间内患儿的血糖，发现多次出现危急值（低值），同时空腹胰岛素和 C 肽显著高于正常水平，结果如表 21.1 所示。

表 21.1　患儿血糖、胰岛素、C 肽检测结果

序号	血糖（mmol/L）	胰岛素（pmol/L）	C 肽（pmol/L）
1	1.8	634.8	3083.0
2	2.0	427.6	2245.0
3	2.3	201.0	1749.0

基因检测结果发现患儿 ABCC8 基因有 1 个杂合突变，家系验证分析发现患儿父亲该位点杂合变异，患儿母亲该位点无变异（图 21.1）。

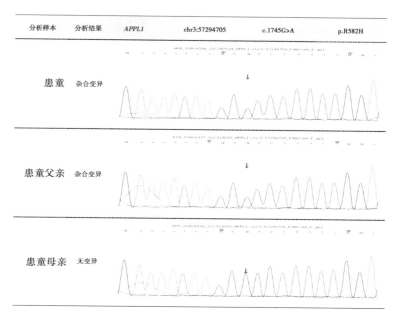

图 21.1　患儿及其父母的基因检测图

临床表型高度相关，且致病性证据较为充分的单核甘酸变异（single nucleotide variants，SNVs）或拷贝数变异（copy unmber variations，CNVs）：

基因	染色体位置	转录本外显子	核苷酸氨基酸	纯合/杂合	正常人频率	预测	ACMG致病性分析	疾病/表型（遗传方式）	变异来源
ABCC8	chr11:17434940	NM_000352:exon20	c.2475+1G>A（splicing）	het	0.0001	—	Pathogenic	1. 亮氨酸引起的低血糖症（AD） 2. 新生儿暂时性糖尿病2型（－） 3. 永久性新生儿糖尿病3型；PND M3（AD，AR） 4. 2型糖尿病，易感（AD） 5. 家族性高胰岛素血症1型（AD，AR）	父亲

2. 临床案例分析

从临床表现诊断：患儿嗜睡，且出现呼吸暂停，易激惹。从检验结果诊断：患儿存在低血糖，且反复发作，绝对或相对持续高胰岛素血症，低血糖时无酮症，尿酮体结果显示阴性；一般影像学检查显示无异常。从分子遗传学诊断：对家系中的患儿及其患儿父母亲进行检测发现，患儿的致病突变来自父源，为 ABCC8 基因杂合突变。先天性高胰岛素血症（congenital hyperinsulineism，CHI）是一种高遗传异质性疾病，约有 32%~48.8% CHI 患者存在基因变异，其中 ABCC8 占绝大多数。

知识拓展

先天性高胰岛素血症（CHI）是胰腺 β 细胞功能失调、胰岛素持续释放引起血胰岛素水平不适当增高导致低血糖的内分泌疾病。CHI 是一种罕见疾病，其特征是胰岛素释放不受调节，导致低血糖，是新生儿期和儿童早期持续和严重低血糖的常见原因。国外发病率为 1/50000~1/30 000，我国发病情况不详。

CHI 可以按病因和遗传学因分类。

（1）按病程分类。CHI 导致的高胰岛素血症性低血糖（hyperinsulinemic hypoglycemia，HH）病程通常有两种类型。①暂时型，即出生后不久发生，通常在 3~4 月龄缓解。多见于小于胎龄儿、宫内发育迟缓和出生窒息等，致病基因检测常为阴性。②持续型，出生后即出现低血糖，持续年数不一，可在婴儿期、儿童期甚至成年期仍存在。

（2）按遗传学病因分类，可分为 5 类。①通道或转运蛋白功能基因缺陷，如 ATP

敏感性钾（KATP）通道基因（ABCC8、KCNJ11），其他通道或转运蛋白基因（KCNQ1、CACNA1D、SLC16A1）缺陷。②代谢基因缺陷，如谷氨酸脱氢酶、葡萄糖激酶、己糖激酶 1、羟烷基辅酶 A 脱氢酶、葡萄糖磷酸变位酶 1、磷酸甘露酶 2 基因等。③转录因子基因缺陷，肝细胞核因子（hepatocyte nuclear factors，HNF）1a、4a，FOXA2、EIF2S3基因等。④综合征性遗传缺陷伴 HH，如 Beckwith-Wiedemann 综合征、歌舞伎综合征、Sotos 综合征等。⑤其他：病因尚不明，如宫内发育迟缓、出生时窒息等。

由于 CHI 患儿病情严重程度不一，症状不典型，临床表现多样，新生儿可表现为非特异性喂养困难、多汗、肤色苍白、肌张力低下、呼吸暂停等，严重低血糖者可出现惊厥发作、意识丧失。CHI 的诊断标准：①血糖 <2.8 mmol/L，血浆胰岛素 >1 mU/L；②皮下或肌内注射 0.5 ~1.0 mg 胰高血糖素，15~45 min 后血糖的升高幅度 >1.67 mmol/L；③为维持正常血糖水平，静脉葡萄糖输注速率在小于 6 个月龄患儿 >7 mg/（kg·min），6 个月龄及以上患儿为 3~7 mg/（kg·min）。符合以上 3 项诊断指标中 2 项或符合 1 项且遗传学分析提示存在 CHI 致病基因者可诊断为 CHI，若只符合 1 项标准，则疑似诊断CHI。其他临床支持 CHI 诊断的依据还包括：当低血糖发生时，存在低脂肪酸血症（血浆游离脂肪酸 <1.5 mmol/L）、C 肽水平仍可测及低酮血症（血浆 β - 羟丁酸 <2 mmol/L，尿酮体阴性）、饥饿试验可诱发低血糖、血胰岛素与血糖比值 >0.3 等。

CHI 的治疗手段主要包括急性期输注葡萄糖及频繁喂养、长期内科药物治疗（主要包括二氮嗪、生长抑素类似物等）以及外科手术治疗。目前许多新发突变的自然病程尚属未知，CHI 可能自发缓解。临床医生应反复权衡，避免盲目的早期手术，同时保证维持血糖在正常水平，并为家长提供相关预后资料。

总之，早期识别低血糖高危因素、及时识别高胰岛素血症对避免严重低血糖相关脑损伤和远期神经系统后遗症至关重要，对于所需葡萄糖输注速率不高的患儿也不能忽视。有些病例可自行缓解，分子诊断可明确致病基因，有助于制订规范化随访策略及判断预后，使 CHI 患儿得到更精准治疗并提升生存质量、改善预后，并对下一代的发病风险提供遗传咨询。

案例总结

本例患儿出生后监测血糖不稳定，持续出现低血糖，在加强喂养并静脉输注葡萄糖后效果欠佳，及时完善其他实验室检查、影像学检查及基因检查后，明确病因为 ABCC8基因突变所致 CHI，突变基因来自父方。

新生儿低血糖在新生儿早期较为常见，为非特异性的临床表现，其病因多种多样，严重持续的低血糖会导致不可逆的神经系统损伤，给家庭及社会带来极大的负担，早期诊断和治疗至关重要。因此，检验医师第一时间和临床医生沟通，了解患者情况，和临床医生探讨可能的原因，以及下一步检查的方向，同时密切关注该患儿相关的检查结果。将基因结果结合临床表现、实验室检查、影像学检查、治疗反应综合判断，才能为 CHI 制订最佳的远期临床管理策略。

对检验人员而言，首先需要不断学习，提升自己的知识储备和工作能力，同时拥有积极的探索精神，才能在碰到罕见病例时，将检查结果与患者临床表现等结合进行综合分析，提高自身的临床思维及丰富知识储备。其次，工作中应该积极与临床沟通交流，在交流过程中为临床进一步明确诊断提供帮助，实现检验的价值。

专家点评

先天性高胰岛素血症是一种罕见病，CHI 患儿由于持续、反复发作的严重低血糖造成不可逆的中枢神经系统损伤，并发生永久性神经损伤后遗症，如癫痫、智力和运动发育迟滞等。该案例充分体现了实验室检查在临床诊断中的重要性，为如何开展检验和临床沟通，提高临床诊断准确性和效率提供了很好的参考。

参考文献

［1］ GIRI D，HAWTON K，SENNIAPPAN S. Congenital hyperinsulinism：recent updates on molecular mechanisms，diagnosis and management［J］. J Pediatr Endocrinol Metab，2022，35（3）：279-296.

［2］ YORIFUJI T，HORIKAWA R，HASEGAWA T，et al. Clinical practice guidelines for congenital hyperinsulinism［J］. Clinical Pediatric Endocrinology，2017，26（3）：127-152.

［3］ 胡限，曾赛珍，祝益民，等. 胰腺局灶增生型先天性高胰岛素血症一例并文献复习［J］. 中国小儿急救医学，2020，27（1）：67-70.

［4］ 吕雪，方琨，郝文卿，等. 不同人群持续性高胰岛素血症的相关危害及其应对策略［J］. 临床荟萃，2020，35（12）：1120-1125.

［5］ 张微，桑艳梅. 关于先天性高胰岛素血症诊治流程及策略的建议［J］. 中华糖尿病杂志，2021，13（4）：436-441.

［6］ 曾兴颖，查剑，易招师，等. 以癫痫发作为首发症状的先天性高胰岛素血症临床特征［J］. 癫痫杂志，2017，3（4）：302-306.

［7］ 闫果林，封志纯. 新生儿高胰岛素血症性低血糖症研究进展［J］. 中国新生儿科杂志，2015，30（2）：149-151.

22

胰岛素、C 肽释放试验

作者：谭小庆[1]，李林玲[2]（浙江大学医学院附属邵逸夫医院新疆兵团阿拉尔医院，1 检验科；2 内分泌科）

点评专家：侯向萍（浙江大学医学院附属邵逸夫医院新疆兵团阿拉尔医院）

前言

胰岛素、C 肽释放试验即定量口服葡萄糖（或馒头餐），使血糖升高，刺激胰岛 β 细胞释放胰岛素和 C 肽，通过测定受试者空腹及服糖后不同时间点的血清胰岛素和 C 肽水平及其变化，以了解胰岛 β 细胞的分泌和储备功能，有助于判断糖尿病的临床分型及评价临床胰岛素的治疗效果。C 肽的测定不受外源性胰岛素的影响，对于接受胰岛素治疗的患者，C 肽的变化比胰岛素的变化更能反映胰岛 β 细胞的功能。

案例经过

患者，男，60 岁，因"意识不清 2 小时余"入院。入院时随机测指尖血糖，数值低，立即给予 50% 葡萄糖 40 mL 一次性静推并予以 10% 葡萄糖 500 mL 静滴，意识恢复后完善相关检查，发现患者存在血糖高、血钾低、血红蛋白低、白细胞减少、血小板减少，有乙肝、肝硬化病史，结果提示为"低钾血症、轻度贫血、乙型肝炎后肝硬化失代偿期"。进一步完善相关检查，血糖 14.49 mmol/L，糖化血红蛋白 10.60%，尿葡萄糖（++++），WBC 2.03×10^9/L，PLT 52×10^9/L，25- 羟基维生素 D：14.7 ng/mL。糖耐量，胰岛素、C 肽释放试验：①空腹：血糖 16.19 mmol/L，胰岛素 1.39 pmol/L，C 肽 0.01 ng/mL；② 2 h：血糖 35.17 mmol/L，胰岛素 1.39 pmol/L，C 肽 0.02 ng/mL；③ 3 h：血糖 38.36 mmol/L，胰岛素 1.39 pmol/L，C 肽 0.03 ng/mL；④ 4 h：血糖 37.22 mmol/L，胰岛素 1.39 pmol/L，C 肽 0.02 ng/mL，诊断为"2 型糖尿病低血糖性昏迷、维生素 D 缺乏"。

查体：正常面容，皮肤黏膜无水肿，无皮疹、皮下出血、皮下结节，双下肢皮肤可见色素沉着，双足无红肿、破溃、畸形。家族史：否认家族二系三代成员中有遗传病、精神病、肿瘤等类似疾病史。

案例分析

1. 检验案例分析

该患者做糖耐量试验，前 3 h 血糖水平呈不断上升趋势，在第 3 h 达高峰，从第 4 h 开始降低；胰岛素、C 肽释放试验，胰岛素、C 肽水平从空腹到 4 h 均处于检测下限。与临床采血护士沟通，确定 4 次胰岛素、C 肽的采血时间均按医嘱执行，排除 4 管血为同一时间采集的可能性。与临床医生沟通，该患者为病程较长的 2 型糖尿病患者，胰岛素分泌绝对不足。结合该患者空腹血糖、糖化血红蛋白、尿葡萄糖的检验结果分析，该患者可能是胰岛 β 细胞功能衰竭导致胰岛素、C 肽释放试验时胰岛素和 C 肽水平无明显上升、无高峰出现、呈低平曲线。

2. 临床案例分析

该患者自诉糖尿病病史 13 年，从检验结果分析：该患者空腹血糖、糖化血红蛋白、尿葡萄糖、糖耐量试验的检验结果均符合 2 型糖尿病的诊断，胰岛素、C 肽释放试验可以判断该患者胰岛素分泌绝对不足，甚至胰岛 β 细胞功能衰竭，单纯应用口服降糖药疗效较差，必须应用胰岛素进行治疗。

知识拓展

正常人空腹基础血清胰岛素水平约为 5~20 mIU/L，C 肽水平约为 0.3~1.3 nmol/L。口服葡萄糖后，血糖快速上升，血中胰岛素、C 肽水平也迅速上升，高峰值一般在口服葡萄糖后 0.5~1 h 出现，胰岛素高峰值可达空腹值的 5~10 倍，C 肽高峰值可达空腹值的 5~8 倍，达峰后逐渐下降，至 2~3 h 逐渐恢复到空腹水平。

糖代谢异常的 3 种常见胰岛素、C 肽释放试验结果。

（1）胰岛素分泌减少型：患者糖耐量试验提示为典型的临床糖尿病患者；空腹血清胰岛素及 C 肽低于正常水平（图 22.1）。

随着血糖水平的上升，胰岛素和 C 肽水平无明显上升、无高峰出现、呈低平曲线，说明患者胰岛素分泌绝对不足，甚至 β 细胞功能衰竭，多见于 1 型糖尿病或病程较长的 2 型糖尿病患者，此时单纯应用口服降糖药疗效较差，提示必须应用胰岛素治疗。

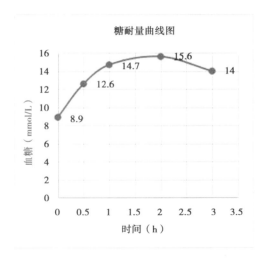
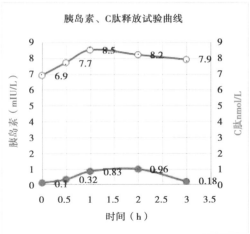

图 22.1 胰岛素分泌减少型的糖耐量曲线和胰岛素、C 肽释放试验曲线

（2）胰岛素分泌增多型。

①糖耐量试验正常；空腹血清胰岛素、C 肽水平升高，口服葡萄糖后峰值正常，但峰值延迟（高峰出现在 2 h 后或 3 h）（图 22.2）。

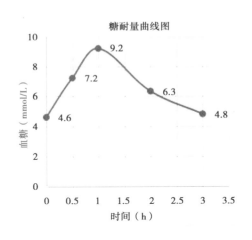
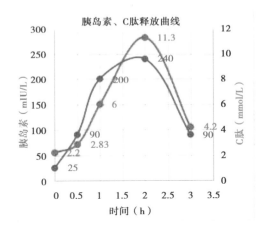

图 22.2 糖耐量试验正常但峰值延迟的情形

提示患者胰岛素分泌相对不足，胰岛功能以胰岛素抵抗为主，此类患者容易出现餐前低血糖，虽然糖耐量正常，但属糖尿病高危人群，多见于肥胖者、2 型糖尿病早期。治疗上应给予生活方式干预、饮食运动指导，积极减轻体重为主，必要时辅以胰岛素增敏剂治疗。

②糖耐量试验正常；空腹胰岛素、C 肽升高，峰值及达峰时间正常，表明存在空腹胰岛素抵抗，多见于超重和肥胖者。治疗上应给予生活方式干预、饮食运动指导，积极

减轻体重为主（图 22.3）。

③糖耐量试验提示空腹血糖受损；空腹胰岛素、C 肽水平升高，峰值及达峰时间正常，但 3 h 后仍为较高水平，没有回落到空腹水平，存在胰岛素抵抗，此为糖尿病前期，如果不积极干预，可能会逐渐发展为临床糖尿病（图 22.4）。

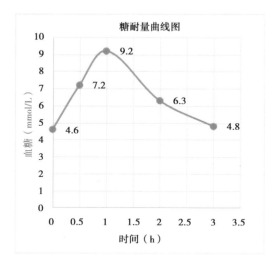
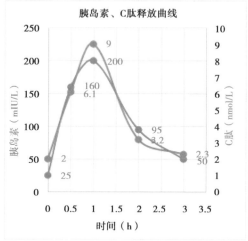

图 22.3　糖耐量试验正常但峰值及达峰时间正常的情形

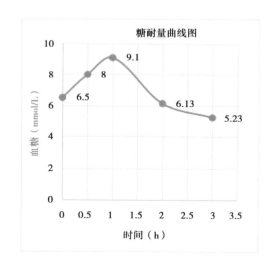
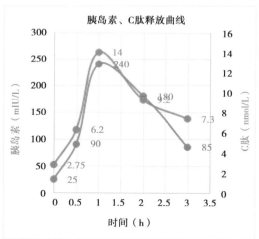

图 22.4　糖耐量试验提示空腹血糖受损的情形

④糖耐量降低，2 h 血糖 ≥ 7.8 mmol/L，<11.1 mmol/L；空腹胰岛素、C 肽水平升高，峰值正常，但达峰时间延迟，且 3 h 后仍为较高水平，没有回落到空腹水平，存在胰岛素抵抗，此亦为糖尿病前期，如果不积极进行干预，可能会逐渐发展为临床糖尿病（图 22.5）。

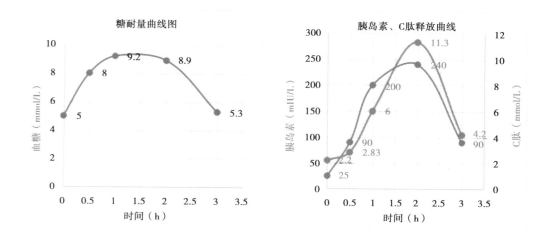

图 22.5 糖耐量降低，2 h 血糖 ≥ 7.8 mmol/L，<11.1 mmol/L 的情形

⑤空腹胰岛素、C肽水平升高，口服葡萄糖后峰值及达峰时间正常，代表胰腺仍敏感，但 2 h 血糖 >11.1mmol/L，糖耐量提示为 2 型糖尿病，此为胰岛功能仍正常的 2 型糖尿病。此类型患者应用磺脲类等胰岛素促泌剂治疗效果较好（图 22.6）。

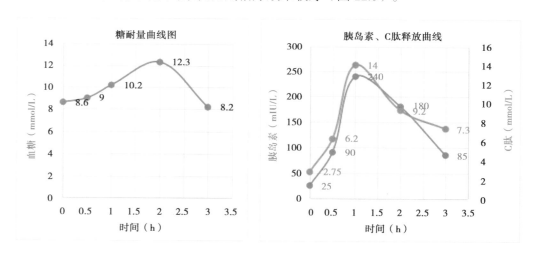

图 22.6 空腹胰岛素、C 肽水平升高，口服葡萄糖后峰值及达峰时间正常的情形

（3）胰岛素释放障碍型：空腹胰岛素、C 肽水平可以正常、偏高或偏低，口服葡萄糖后释放曲线上升迟缓，高峰延迟且低于正常，3 h 后释放曲线仍然没有回落到空腹水平，糖耐量试验为临床糖尿病患者（图 22.7）。

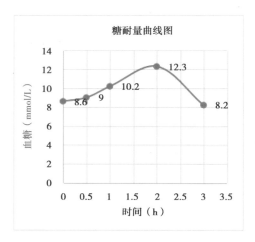

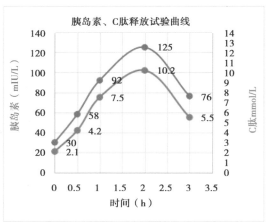

图 22.7 胰岛素释放障碍型

此类型患者应用磺脲类等胰岛素促泌剂治疗，效果较好，但随着病程的延长，其空腹胰岛素、C 肽水平逐渐降低，餐后释放曲线上升更加迟缓，高峰后移更加明显，峰值更低于正常人，胰岛 β 细胞功能将逐渐减退，以至于无法再使用磺脲类等促泌剂进行治疗，此为典型的 2 型糖尿病特点。

案例总结

从检验的角度来看，该患者做胰岛素、C 肽释放试验时，空腹、2 h、3 h、4 h 的胰岛素、C 肽水平低于检测下限，与采血护士和临床医生沟通后确认 4 次采血时间均按医嘱执行。并且该患者空腹血糖、糖化血红蛋白偏高，尿葡萄糖（++++），符合糖尿病诊断标准。

从临床的角度来看，糖尿病低血糖性昏迷是 2 型糖尿病患者可能出现的潜在并发症，胰岛素或者长期磺脲类药物治疗的患者低血糖性昏迷的风险很大，立即静脉注射或口服葡萄糖可以快速、有效地缓解。该患者做胰岛素、C 肽释放试验时，随着血糖水平的上升，胰岛素和 C 肽水平无明显上升、无高峰出现、呈低平曲线，说明该患者胰岛素分泌绝对不足，甚至 β 细胞功能衰竭，单纯应用口服降糖药疗效较差，必须应用胰岛素进行治疗。

专家点评

当患者胰岛素或 C 肽释放曲线低平时，应结合病史及糖尿病自身抗体检查结果，判断是 1 型糖尿病还是 2 型糖尿病。如果考虑是 2 型糖尿病，还要结合患者的临床特点（如病程长短、有无应激因素、降糖药物疗效、平日血糖控制状况等），进一步分析是高血糖毒性抑制胰岛 β 细胞功能所致，还是病程较长导致胰岛 β 细胞功能衰竭所致。如果是前者，经过积极治疗，胰岛功能有望好转。胰岛功能检查在疾病诊断与评估方面也有其局限性。因此，在分析胰岛素释放曲线时，还要注意结合患者病史、用药情况以及糖尿病自身抗体等有关检查，加以综合分析，得出结论。

参考文献

［1］ 刘庆玲，王宁 . 2 型糖尿病患者 C 肽与胰岛素比值同胰岛素抵抗的相关性分析［J］. 新疆医科大学学报，2023，46（6）：746-750.

［2］ 伊丽努尔·阿德尔江，高静 . 糖尿病患者胰岛素 /C 肽比值与胰岛素抗体的相关性研究［J］. 新疆医学，2023，53（8）：907-911.

［3］ 施继东 . 甲状腺激素、C 肽及胰岛素与老年 2 型糖尿病患者病情危重程度的相关性分析［J］. 大医生，2022，7（23）：83-85.

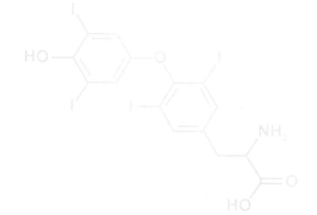

第四篇

性激素分泌异常

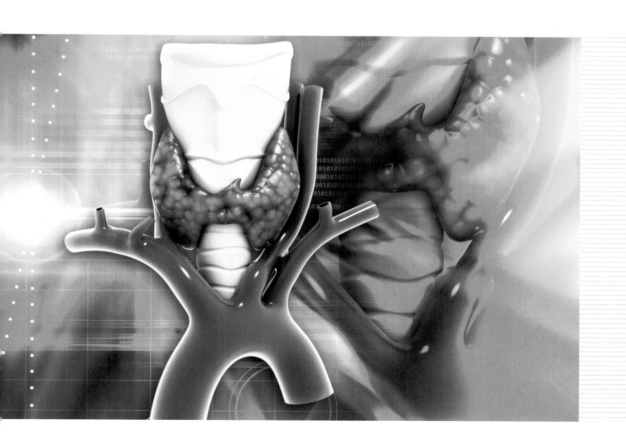

23

性激素与人绒毛膜促性腺激素

作者： 马超群[1]，腾飞[2]（天津医科大学总医院，1 检验科；2 妇产科）

点评专家： 董作亮（天津医科大学总医院）

前言

患者，女性，50 岁，因"水肿待查、高血压、胃部不适"收入内分泌代谢科。入院后完善相关检查，检验人员发现该患者性激素六项中雌二醇（estradial，E2）、孕酮（progesterone，P）显著升高，垂体激素受抑制，呈现妊娠激素表现，与患者年龄及诊断不符。随即行人绒毛膜促性腺激素检测（human chorionic gonadotropin，hCG），结果为 3631 mIU/mL，考虑妊娠。随即联系临床医生建议请妇科会诊和进行下一步的检查。

妇科会诊并经超声检查考虑为葡萄胎，术前 hCG 5632 mIU/mL，检验人员始终认为该述症与诊断不匹配，再次主动联系妇科医生说明由于方法学及免疫分析的特点，可能存在钩状效应，造成结果假性减低，并取原血 1 ：100 稀释后检测，hCG 595932 mIU/mL。术后病理证实为葡萄胎，术后 hCG 47400 mIU/mL，3 周后复查 hCG 3.6 mIU/mL，提示恢复正常。

案例经过

患者，女，50 岁。平素月经规律，入院前 46 天（停经 35 天）出现无明显诱因的阴道出血，量少、暗红色，无腹痛，2 天后阴道出血增多、鲜血、有血块，多于平时月经量，有乏力，休息后好转，48 h 后出血自行减少，未检查治疗。

之后，阴道出血时而出现，自感发热、咳嗽到当地医院就诊，体温 38.6 ℃，口服阿奇霉素对症治疗 4 天无好转。查甲状腺功能，三碘甲状腺原氨酸（T3）、四碘甲状腺原氨酸（T4）偏高，出现憋气、全身水肿，予以抗敏药及利尿药治疗 3 天后水肿稍好转，血压 160/90 mmHg，口服降压药治疗。2 周前因全身水肿收入我院内分泌代谢科。

入院后完善相关检查：患者呈现低蛋白血症，血钙降低，同时伴有轻度贫血。性激素结果：雌二醇 >1000 pg/mL ↑，孕酮 >60 ng/mL ↑，升高明显，与年龄不符。检验人员结合诊断及患者的其他检查结果考虑可能是受孕，随即原血测定 hCG，结果为 3631 mIU/mL ↑，考虑妊娠，并立即通知临床医生请妇科会诊。妇科会诊后完善相关检查：患者轻度贫血伴 D- 二聚体升高。妇科查体：阴道有少量暗红色分泌物，下腹部可触及肿块，子宫增大。超声提示：患者有滋养细胞疾病及盆腔积液。

检验人员始终关注此患者，转入妇科后术前 hCG 为 5632 mIU/mL，考虑葡萄胎的诊断，但 hCG 结果与此诊断并不匹配，检验科考虑可能存在钩状效应，遂取原血 1 ∶ 100 稀释后检测，最终结果为 595932 mIU/mL，最终术后病理证实为葡萄胎，术后 hCG 47 400 mIU/mL，术后 3 周复查 hCG 3.6 mIU/mL，恢复正常。

案例分析

1. 检验案例分析

患者阴道异常出血 46 天，憋气、水肿 10 天，在外院测量了血压并进行了甲状腺功能检查，提示血压升高和 T3、T4 偏高。

入院后完善各项检查。血常规：红细胞、血红蛋白、红细胞比容降低，提示患者呈轻度贫血状态；凝血功能正常。生化：总蛋白、白蛋白、血钙明显降低，提示患者呈现低蛋白血症，同时伴有血钙降低。甲状腺功能：促甲状腺激素（thyroid stimulating hormone，TSH）降低，T3、T4 增高，提示患者存在甲状腺功能亢进。性激素检查：雌二醇 >1000 pg/mL、孕酮 >60 ng/mL，二者均显著升高，垂体激素受抑制，呈现妊娠激素表现，与患者年龄及诊断不符。

排除样本、仪器、试剂因素对结果的影响后，检验人员将原标本行 hCG 检测，结果为 3631 mIU/mL ↑，考虑患者为妊娠状态。综合考虑患者年龄、诊断及其他检验结果，考虑患者为妊娠状态，这也揭示了患者轻度贫血、低蛋白血症和血钙降低的原因。检验人员立即联系临床医生主动沟通，了解患者病史等情况，得知患者对是否妊娠并不知情，偶有恶心，无其他不适症状。检验人员将判断向临床医生说明，并提出请妇科会诊并进一步检查的建议。

妇科会诊考虑为滋养细胞，不排除葡萄胎。复查血常规、凝血功能，发现该患者红细胞及血红蛋白进一步降低，贫血呈进行性发展，且血浆 D- 二聚体开始增高，提示患者随着妊娠的发展，血液呈现高凝状态。妇科 B 超提示：患者有滋养细胞疾病及盆腔积液。

患者术前 hCG 5632 mIU/mL，与诊断不匹配，检验科考虑可能存在钩状效应；取原血 1 : 100 稀释最终结果为 595932 mIU/mL，并将结果告知临床医生，说明原因。最终术后病理证实为葡萄胎，术后 hCG 47 400 mIU/mL，3 周后复查 hCG 为 3.6 mIU/mL，恢复正常。

2. 临床案例分析

结合患者病史及各项检查做出诊断：患者阴道异常出血 46 天，憋气、水肿 10 天，入院检查雌二醇 >1000 pg/mL、孕酮 >60 ng/mL，显著升高，促卵泡生成素和促黄体生成激素受抑制，呈现妊娠激素表现，与患者年龄及诊断不符。检验科自行追加 hCG 检测，发现 hCG 结果增高，主动与临床沟通，并给出相应的建议。临床结合其他检查提示患者有高血压、甲状腺功能亢进、轻度贫血、低蛋白血症伴血钙降低等表现，遂请妇科会诊，做进一步诊断。

妇科会诊并经超声检查后考虑患者为滋养细胞疾病且不排除葡萄胎，转入妇科术前 hCG 为 5632 mIU/mL，与诊断不符。检验科再次主动与临床沟通，考虑可能存在钩状效应，使结果假性减低，取原血 1 : 100 稀释后检测结果为 595932 mIU/mL，与诊断相符。至此谜团解开，该患者术后 hCG 为 47400 mIU/mL，术后 3 周复查 hCG 为 3.6 mIU/mL，恢复正常。

知识拓展

葡萄胎（hydatidiform mole，HM）是一种具有恶变倾向的良性妊娠滋养细胞疾病，因妊娠后胎盘绒毛滋养细胞异常增生、间质水肿，形成大小不一的水泡，水泡借蒂相连成串，形如葡萄，因而俗称"葡萄胎"，根据其病理类型分为完全性葡萄胎（complete hydatidiform mole，CHM）、部分性葡萄胎胎（partial hydatidiform mole，PHM）。

流行病学研究显示，HM 的发生存在明显的地域性差异，亚裔人口发病率高于欧美。HM 好发于高龄或青少年女性妊娠，有自然流产史的女性发生 HM 的风险较无流产史的女性增加 2~3 倍。许多研究表明，饮食也和 HM 的发病相关，β - 胡萝卜素和动物性脂肪的摄入与 HM 的发生呈反向关系，这在一定程度上可以解释 HM 发病的地域差异。

葡萄胎的早期症状不明显，最常见的症状是不规则阴道出血，其他症状和体征包括子宫明显大于相应孕周、呕吐、卵巢黄素化囊肿、甲状腺功能亢进与早中孕期出现的妊娠期高血压。

HM 患者血清 hCG 的测定值远高于正常妊娠，且持续不降，一般情况下，CHM 中 hCG 水平通常在 10 万 mIU/mL 以上。但在临床实践中，有时会遇到临床表现和超声检查都提示 HM 可能，而 hCG 水平低下的情况，这时应考虑到可能存在 hCG 的钩状效应。

钩状效应（hook effect）是由抗原、抗体比例不合适而导致假阴性结果的现象，分为前带效应和后带效应两种。前带效应是指抗体过剩时，使反应信号弱化，信号的剂量（浓度）曲线呈钩状的现象；后带效应是指抗原过剩时，使反应信号弱化，信号 - 剂量曲线亦呈钩状的现象。往往前带效应明显，可通过稀释样本的方法解决。

案例总结

本案例是检验人员在审核结果过程中，发现性激素结果与患者年龄、诊断不符。在排除实验因素后，依据经验进行原血检测 hCG，考虑妊娠，同时综合该患者其他检验结果考虑为妊娠，于是立即主动联系临床进行沟通，了解患者病史情况，向临床医生说明检验科的判断，并提出请妇科会诊及进一步检查的建议。

妇科会诊考虑为葡萄胎后转入妇科，术前检测 hCG 为 5632 mIU/mL，与葡萄胎诊断并不匹配。检验科考虑可能存在钩状效应，通过将原样本稀释后检测还原真相，通知临床解除疑虑。

专家点评

通过此案例，我们不难发现，对于检验工作者来说，不但要有扎实的理论基础和临床工作经验，还要在工作中主动学习临床医学和检验医学的专业知识，不断提升自己的知识储备和工作能力，这样才能在遇到异常结果或特殊结果时，将检查结果结合患者临床表现等进行综合分析，从而"见微知著、睹始知终"，发挥检验工作者对患者疾病诊治"吹哨人"的作用。另外，在工作中应积极与临床沟通交流，主动参与临床诊疗工作，为更好地服务临床、方便患者尽一份力量。

参考文献

［1］ SOPER J T. Gestational trophoblastic disease：Current evaluation and management［J］. Obstet Gynecol，2021，137（2）：355-370.

［2］ RANA S，LEMOINE E，GRANGER J P，et al. Preeclampsia：Pathophysiology，Challenges，and Perspectives［J］. Circ Res，2019，124（7）：1094-1112.

［3］ LAVIOLA G M，FORTINI A S，SALLES D，et al. Complementary tool in diagnosis of hydatidiform mole：Review［J］. Pathol Res Pract，2022，237：154041.

［4］ FERNANDO S A，WILSON G S. Studies of the 'hook' effect in the one-step sandwich immunoassay［J］. J Immunol Methods，1992，151（1-2）：47-66.

24

垂体柄阻断综合征

作者： 张丽梅[1]，郭畅[2]（哈尔滨医科大学附属第二医院，1 内分泌实验室；2 内分泌代谢科）
点评专家： 王薇（哈尔滨医科大学附属第二医院）

前言

患者，15 岁，因"外生殖器发育迟缓 3 年"入院。入院后完善相关检查，发现患儿存在促性激素及性激素水平低下，进一步完善垂体 MRI，结果显示垂体薄，信号欠均匀，垂体柄显示不清。结合患者有难产史，考虑患者为先天性垂体发育不良，垂体柄阻断综合征（pituitary stalk interruption syndrome，PSIS）。进一步对患儿其他垂体激素分泌情况进行检测，发现患者主要表现为性激素水平低下。对患者进行短期雄激素干预，促进外生殖器发育及男性化表现，待患者达到有生育需求年龄后，可行人绒毛膜促性腺激素（human chorionic gonadotropin，hCG）/ 人绝经期促性腺激素（human menopausal gonadotropin，HMG）联合生精治疗，满足生育需求并提高生活质量。

案例经过

患者，男，15 岁。主诉：外生殖器发育迟缓 3 年。查体：认知正常，能正确回答问题，查体配合。视力视野无异常，味觉和嗅觉正常，智力无异常表现。乳房区无异常。上部量 / 下部量正常。无其他明显发育畸形。身高 150 cm，体重 45 kg。阴茎细小，牵长 3 cm。双侧睾丸位于阴囊内，质软，直径约 1.0 cm。阴囊区域少量散在较淡的色素沉着，无阴毛，Tanner 1 期。既往史：有难产病史，具体描述不清，出生时体重、身长不详。家族史：父亲发育正常，青春期开始时间不详；母亲初潮年龄 17 岁。

入院后相关检查：FF（8：00）91.92 nmol/L，（14：00）85.35 nmol/L；促肾上腺皮质激素（ACTH）14.99 pg/mL；游离三碘甲状腺原氨酸（FT3）5.32 pmol/L；游离

四碘甲状腺原氨酸（FT4）8.76 pmol/L；促甲状腺激素（TSH）2.34 μIU/mL；睾酮素（testosterone，T）<0.024nmol/L；催乳素（PRL）329.80 μIU/mL。生长激素（growth-hormone，GH）：运动前 1.000 ng/mL，运动后 1.022 ng/mL。胰岛素样生长因子 -1（insulin-like growth factor 1，IGF-1）：运动前 6.26 ng/mL，运动后 7.628 ng/mL。尿比重 1.015。

生化检查：碱性磷酸酶（alkaline phosphatase，ALP）221 U/L。染色体结果无异常。骨龄测定：相当于 13 岁，桡骨远端骨骺未闭合（图 24.1）。睾丸超声显示：左侧睾丸偏小，大小 1.74 cm × 0.82 cm；右侧睾丸偏小，大小 1.75 cm × 0.87 cm；内部回声均匀，血流分布正常。垂体 MRI 显示：垂体薄，信号欠均匀，垂体柄显示不清。

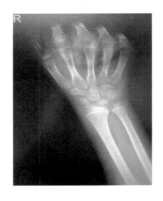

图 24.1　患者的骨龄 X 线片

案例分析

1. 检验案例分析

该患者甲状腺功报告显示 FT4 水平略低（正常范围 11.61~21.41 pmol/L），其余水平正常，提示甲状腺素水平有变化。肾上腺皮质醇水平不高，但有节律变化，临床未见功能低下表现。对患者进行了 GH 和 IGF-1 运动水平的测试，结果显示 GH 和 IGF-1 运动前后并无明显变化，提示运动后水平不高。T 结果低于下限（正常范围：男童不低于 1.75 ng/mL），说明睾酮水平低下。尿比重正常（正常范围 1.015~1.025），无多尿、多饮症状，不伴有尿崩症。生化检查 ALP 偏高（正常成人范围 35~150 U/L），P 结果略高（正常成人范围 0.80~1.40 mmol/L）。

由于患者的主诉症状为外生殖器发育迟缓，对其进行曲普瑞林激发试验，分别于 0 min、30 min、60 min、90 min 和 120 min 检测促黄体生成素（luteinizing hormone，LH）和促卵泡激素（follicle stimulating hormone，FSH）的水平（表 24.1），结果显示 LH 最高为 0.2 mIU/mL，没有明显峰值，水平较低，是低促性腺功能减退的表现。血液和尿液等其他检验结果正常，超声诊断双侧睾丸体积小。

以上结果显示该患者多种腺垂体激素缺乏，主要表现为性激素水平低下。另行垂体 MRI 检测，明确病变部位和性质以供临床医生诊断和鉴别诊断。

表 24.1　曲普瑞林激发试验结果

时间	0 min	30 min	60 min	90 min	120 min
LH（mIU/mL）	<0.2	<0.2	0.2	0.2	0.2
FSH（mIU/mL）	<1.0	1.20	1.6	1.70	1.80

2. 临床案例分析

（1）功能诊断：该患者主诉症状为外生殖器发育迟缓，考虑患者年龄已达到青春期发育年龄，第二性征发育并不能与生理年龄匹配，同时化验结果显示其促性激素及性激素水平低下，基础 LH<0.2 mIU/mL，骨龄落后于生物年龄，首先考虑患者为青春期发育延迟。进一步完善曲普瑞林激发试验，结果可见 FSH 及 LH 均未能充分升高，提示性腺轴功能未启动，可排除体质性青春期发育延迟，考虑该患者下丘脑 - 垂体 - 性腺轴功能低下。

（2）定位诊断：该患者曲普瑞林激发试验结果显示 LH 为 0.2 mIU/mL，LH<4 mIU/mL，提示垂体分泌促性激素功能低下。进一步行垂体 MRI 明确病变部位，垂体 MRI 提示垂体薄，信号欠均匀，垂体柄显示不清。结合化验结果，考虑该患者病变部位定位为垂体。

病因诊断方面：该患者既往有难产史，同时垂体 MRI 提示垂体柄显示不清，考虑患者为先天性垂体发育异常（图 24.2）。结合患者病史、查体及辅助检查结果，考虑患者为垂体柄阻断综合征。垂体柄是垂体门脉循环及下丘脑垂体束的必经之路，是联系下丘脑和垂体前、后叶的纽带，因此，当垂体柄出现病变时，往往会导致垂体功能异常。对垂体其他激素进行检验，包括生长激素、甲状腺激素及皮质醇等，甲状腺轴及肾上腺皮质醇未见功能低下的临床表现，患者尿比重正常，考虑主要为性腺轴功能低下。

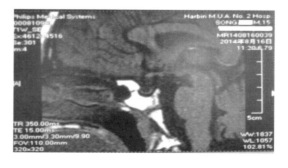

图 24.2　垂体 MRI 结果

知识拓展

根据患者的病史、查体及辅助检查结果，考虑为垂体发育异常，常见的疾病包括以下两种。

（1）垂体柄阻断综合征。垂体柄阻断综合征是垂体柄横断，下丘脑分泌的激素不能经过垂体柄运送至垂体后叶，无法通过垂体门脉系统作用于垂体前叶所致的一系列临床综合征。当垂体柄横断时，断端上方的垂体柄残端神经组织增大重组形成小的垂体后叶异位（ectopic posterior pituitary，EPP），因此，垂体后叶激素缺乏所致尿崩症的表现少见。然而，垂体柄中断后，垂体门脉系统中断，垂体前叶供血中断，同时下丘脑激素通过垂体门脉系统对前叶作用也减弱，也就是 PSIS 常发生垂体前叶发育不良的原因。依据垂体柄中断的程度，可有单一生长激素的缺乏或是多种垂体激素的缺乏，患者常表现为进入青春期后生长发育迟缓和第二性征缺如或延迟。影像学上表现为垂体柄细或中断、垂体前叶发育不全以及垂体后叶缺失或异位。

多数学者认为，PSIS 与围产期异常因素和外伤有关，胎儿臀位产或足位产时，头颅明显变形，易引起垂体柄损伤或断裂，出生后窒息所致低氧血症或低灌注也可引起垂体柄及垂体受损。此外，还有学者认为，垂体柄及垂体先天发育异常也是该病的病因之一。致病基因仍然没有明确，目前认为 HESX1/LHX4/OTX2/SOX3/PROKR2 基因突变与 PSIS 有关。

该患者为青春期男孩，第二性征发育迟缓，促性激素及性激素水平低下，垂体 MRI 提示垂体柄显示不清，神经垂体正常定位的明亮信号缺失，提示 EPP，因此，考虑垂体柄阻断综合征可能性大。该患者其他下丘脑 - 垂体 - 靶腺轴功能未受明显影响，考虑主要为性腺轴功能低下。

（2）拉特克囊肿（Rathke pouch cyst）。拉特克囊肿是一种相对常见的良性、非肿瘤性鞍内和鞍上病变，源于 Rathke 囊袋病变的残余，通常由包裹黏液、凝胶或干酪状液核的薄囊肿壁组成。发病率在 30~50 岁时达到峰值。大多数囊肿体积较小，无症状，少数囊肿体积较大，可能导致严重的垂体功能障碍，包括暂时性和永久性尿崩症（diabetes insipidus，DI）、视野缺损和头痛，尤其是额部发作性头痛。垂体 MRI 显示界限清晰的同质病变，强度可变，高度依赖于囊肿内容物，从透明的脑脊液（cerebrospinal fluid，CSF）样液体到黏稠的黏液质。拉特克囊肿也是常见的引发垂体功能障碍的疾病，可表现为单个或多种垂体激素缺乏，但垂体 MRI 往往可见明显囊肿样影像学改变，与本病例垂体薄不符，可排除拉特克囊肿。

案例总结

本例患者因外生殖器发育迟缓入院，完善相关检查发现促性激素及性激素水平均降低。首先排除是否为体质性青春期发育延迟，曲普瑞林激发试验提示患者性腺轴未启动，同时垂体 MRI 提示垂体薄，垂体柄显示不清，考虑病变部位为垂体，同时结合患者有难产史，考虑垂体先天发育不良可能性大。常见的垂体先天发育不良包括垂体柄阻断综合征、双重垂体、异位神经垂体及拉特克囊肿，通过垂体 MRI 检查可进一步进行鉴别及诊断，尽早甄别、尽早治疗，可以更好地改善生殖器发育，提高患者的长期生活质量。

专家点评

垂体柄阻断综合征（PSIS），又被称为垂体柄横断综合征，是由于各种原因导致垂体柄缺如或变细，垂体后叶异位，垂体柄的异常"阻断"了激素运输而引起的一组临床综合征。可引起单一生长激素缺乏，也可引起多种腺垂体激素缺乏。这是一例比较典型的病例，从临床和检验两个角度出发，通过病史、临床表现、实验室检查，如激素测定和生化检查、尿液检查、骨龄检测、睾丸彩超以及垂体 MRI 多方面检查，将此病例的诊断过程完整地叙述清楚。该病例充分体现了实验室检查在临床诊断中的重要性以及检验和临床及时有效沟通的必要性，以期做到早发现、早诊断、早治疗。

参考文献

［1］VOUTETAKIS A. Pituitary stalk interruption syndrome［J］. Handb Clin Neurol，2021，181：9-27.

［2］BRAUNER R，BIGNON-TOPALOVIC J，BASHAMBOO A，et al. Pituitary stalk interruption syndrome is characterized by genetic heterogeneity［J］. PLoS One，2020，15（12）：e0242358.

［3］OUSIRIMANEECHAI K，SNABBOON T. Pituitary stalk interruption syndrome［J］. Pan Afr Med J，2023，44：144.

［4］胡彦利，王文韬. 垂体柄阻断综合征发病机制及临床特征研究进展［J］. 现代医药卫生，2023，39（6）：1006-1010.

［5］ZADA G，LIN N，OJERHOLM E，et al. Craniopharyngioma and other cystic epithelial lesions of the sellar region：A review of clinical，imaging，and histopathological relationships［J］. Neurosurgical Focus，2010，28（4）：E4.

［6］WANG S，NIE Q，WU Z，et al. MRI and pathological features of Rathke cleft cysts in the sellar region［J］. Experimental and Therapeutic Medicine，2020，19（1）：611-618.

25

Prader-Willi 综合征

作者：雷小添[1]，张利改[2]，陈刘[1]，何远[2]，吴宇[2]（陆军军医大学第一附属医院，1 内分泌科；2 检验科）

点评专家：唱凯（陆军军医大学第一附属医院）

前言

患者，12 岁女童，因"多食、肥胖 10 余年"入院。病程中以贪食、体重进行性增加、阶段性反复发热、发育迟缓、智力低下为主要临床表现。入院后查体见患者体型矮小，严重肥胖，第二性征发育不良。进一步完善相关检查，患者垂体影像学及妇科超声检查无明显异常，但垂体促性腺激素水平低下，性腺发育未启动，类胰岛素样生长因子低下，合并骨质疏松。完善口服葡萄糖耐量试验（OGTT）提示患儿存在血糖升高，胰岛素高峰延迟；促性腺激素释放激素（GnRH）兴奋试验显示垂体反应低下，提示低促性腺激素性性腺功能减退；低血糖兴奋试验提示生长激素缺乏。进一步完善染色体核型，分析提示为 46，XX；完善甲基化特异 MLPA（MS-MLPA）检测，提示患儿 15q11-q13 缺失，缺失片段来源于父源链，明确诊断为普拉德 - 威利综合征（Prader-Willi syndrome，PWS）。

案例经过

患者，女，12 岁。主诉：多食、肥胖 10 余年。患儿系第一胎过期产，出生顺利，婴儿期母乳吸吮无力，喂养困难。婴幼儿期反复发热，未明确病因。2 岁后出现暴饮暴食，无饱腹感，体重进行性增长。3 岁才可平稳行走，平素性格偏激、倔强、成绩差，8 岁智力量表检查提示智力低下。患者因无饱腹感，持续进食，父母控制其饮食后，也会偷偷进食，导致其体重持续增加。

查体：生命体征平稳，身高 141 cm，体重 87 kg，BMI 43.8 kg/m²。腹围 119 cm，左上臂围 28 cm，左小腿围 51.5 cm。矮胖体型，言语少。颜面无畸形，左眼外斜视，齿列不齐。全身皮肤无紫纹，心肺（–）。双侧乳房女性外观，未扪及明显腺体，乳头、乳晕无增大，未见腋毛，幼稚外阴，阴毛 Tanner 1 期，X 形腿，双足并拢站立时左膝关节过伸。手足短小，四肢肌张力正常，肌力 IV—V 级。

家族史：该患者为 G1P1，母孕期体健。父母、祖父母、外祖父母身体健康。G2P2 弟弟身高智力发育正常。月经史：患者母亲诉患者 9 岁开始每 1~2 个月可见内裤染血 1 天，颜色偏深。近 1 年每 3~4 个月一次出血。

入院后完善相关检查：电解质、肝肾功、血脂、大小便常规、甲状腺功能未见异常。心脏超声、颈血管超声、胸部 CT、肾上腺 CT 及垂体 MRI 未见明显异常。动态血压昼夜节律正常，最高血压可达 227/159 mmHg，整体血压负荷正常。腹部超声提示脂肪肝。乳腺超声提示：双侧胸壁脂肪层增厚，仅见少许腺体回声。妇科超声提示：子宫及右侧卵巢未见明显异常，左侧卵巢显示不清。骨龄 11 岁 11 月。骨密度 Z 值 =-2.8。促肾上腺皮质激素（ACTH）正常，皮质醇节律检测结果见表 25.1。

表 25.1　皮质醇节律检测结果

检测项目	16：00	24：00	次日 8：00
皮质醇（nmol/L）	313.23	506.03	730.04

小剂量地塞米松抑制试验：ACTH 2.20 pg/mL ↓，血浆皮质醇（COR）（9：00）36.42 nmol/L，提示可被抑制，排除库欣综合征。生长激素（GH）0.68 ng/mL，类胰岛素生长因子 -1（IGF-1）109.20 ng/mL ↓。吡啶斯的明与左旋多巴胺联合兴奋试验结果见表 25.2。

表 25.2　吡啶斯的明与左旋多巴胺联合兴奋试验结果

检测项目	0 min	30 min	60 min	90 min	120 min
生长激素（ng/mL）	0.51	0.65	0.66	1.21	0.87

糖化血红蛋白 7.70% ↑；OGTT、胰岛素和 C 肽释放试验结果见表 25.3。

表 25.3　OGTT、胰岛素和 C 肽释放试验结果

检测项目	0 h	1 h	2 h	3 h
血糖（mmol/L）	6.01	12.59	13.69	12.09
INS（μIU/mL）	27.63	87.87	124.36	113.76
C-P（ng/mL）	1.25	1.99	2.84	2.83

性激素：血雌二醇（E2）7.31 pg/mL、促卵泡激素（FSH）0.51 mIU/mL、血促黄体生成素（LH）0.05 mIU/mL、血泌乳素（PRL）13.15 ng/mL、血睾酮（T）0.28 ng/mL。GnRH 兴奋试验结果见表 25.4。

表 25.4　GnRH 兴奋试验结果

检测项目	0 min	15 min	30 min	60 min	90 min	120 min
LH（mIU/mL）	0.02	0.02	0.06	0.03	0.05	0.04
FSH（mIU/mL）	0.31	0.95	0.83	0.91	0.78	0.86

染色体核型分析提示为 46，XX。相关检查结果提示该患者存在低促性腺激素性性腺功能减退症及生长激素缺乏，结合发育迟缓、智力低下、贪食、肥胖等典型临床特征，高度怀疑 PWS。进一步完善 MS-MLPA 检测，提示患者 15q11-q13 缺失，缺失片段来源于父源链，明确诊断。

案例分析

1. 检验案例分析

本案例患者入院辅助检查指标提示，肝肾功能未见明显异常，IGF-1 降低。为明确是否存在生长激素缺乏，行吡啶斯的明与左旋多巴胺联合兴奋试验，结果显示该患者的生长激素未能大于 10 ng/mL，提示存在儿童生长激素缺乏。皮质醇节律实验结果异常，小剂量地米可被抑制，排除库欣综合征。GnRH 兴奋试验结果显示，LH 反应差，无明显高峰，考虑低促性腺激素性性腺功能减退症。糖化血红蛋白异常，OGTT 提示葡萄糖负荷后血糖超过正常值，胰岛素高峰延迟，存在糖尿病。该患者同时存在多种类激素异常分泌，根据临床需求，完善基因检测，结果显示 15q11-q13 缺失的片段来源于父源链（图 25.1）。

2. 临床案例分析

（1）从检验结果分析：患者入院查体，体型均匀性肥胖，皮质醇夜间水平高，但小剂量地塞米松可抑制，排除库欣综合征。性腺发育不良，检验结果提示 LH、FSH、雌激素水平低下，性腺未启动发育，GnRH 兴奋实验提示，曲普瑞林刺激后 LH 及 FSH 无明显高峰，提示低促性腺激素性性腺功能减退。IGF-1 水平低，行吡啶斯的明与左旋多巴胺联合兴奋试验后，生长激素未能大于 10 ng/mL，提示存在儿童生长激素缺乏。糖化血红蛋白异常，OGTT 提示葡萄糖负荷后血糖超过正常值，胰岛素高峰延迟，存在糖尿病。

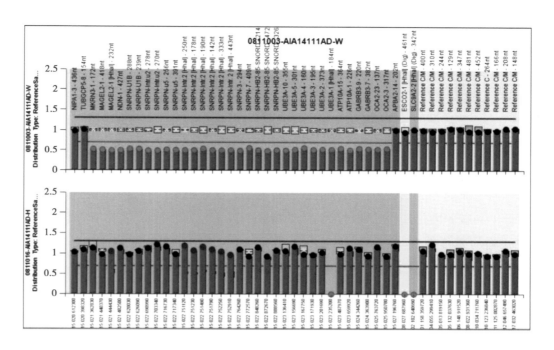

图 25.1　MS-MLPA 测序结果

（2）定位：患者第二性征发育不良，染色体正常，排除性染色体疾病。妇科超声检查子宫卵巢可见，性激素水平提示低促性腺激素水平，排除性腺原发疾病。肾上腺及垂体形态正常，甲状腺功能、ACTH 正常，地塞米松抑制试验结果提示皮质醇偏高，考虑与单纯性肥胖有关，通过 GnRH 兴奋试验及吡啶斯的明与左旋多巴胺联合兴奋试验提示，存在垂体促性腺激素及生长激素缺乏，但垂体其他激素水平正常。无法用单一垂体疾病解释患者所有症状。

（3）判断病因：患者以肥胖、贪食、智力低下为主要临床表现，同时出现多种类分泌激素异常分泌，检查提示脂肪肝、高血糖等代谢综合征表现，临床高度怀疑 PWS，经基因检查验证证实。

PWS 是最常见的肥胖综合征，该患者临床表现及基因结果均吻合 PWS 诊断。患者胰岛素释放实验未提示胰岛素缺乏，仅有胰岛素高峰延迟，C 肽高峰不足，糖尿病考虑是继发性肥胖的并发症。值得注意的是，患者目前陈述病史提到可疑月经情况，但入院后性腺激素检查结果评估性腺发育未启动，不可能出现月经来潮。针对此情况，告知父母 PWS 患者可能出现搔抓肛门、外阴等异常行为，血迹可能来源于皮肤或黏膜破损。另外，因该类患者智力低下，强调对患者的性教育和家庭保护的重要性。

知识拓展

根据患者为 12 岁女童，病史较长，以贪食、肥胖、发育迟缓、智力低下为主要临床表现，合并高血糖、脂肪肝代谢异常，临床诊断为 PWS，并最终经过基因检测证实。

PWS 是最常见的肥胖综合征，但与非综合征性肥胖相比仍较罕见。其患病率约为 1/15000 活产，发病无性别倾向。绝大多数病例呈散发性。成人和儿童主要的临床表现为无法自控地多食、早发性肥胖、性腺功能减退、发育迟缓、特征性行为（脾气暴躁、强迫倾向、抓挠等）、认知功能减退或智力低下、学习障碍等；婴儿期主要表现为肌张力低下和喂养困难；胎儿期可出现胎动减少、羊水过多、臀位特点。该病属于基因印记缺陷的遗传性疾病，65%~75% 的个体是 15q11.2-q13 父源缺失，20%~30% 是 15 号染色体母源单亲二体或 1%~3% 的印迹缺陷。与缺失型 PWS 相比，母源单亲二体身体特征通常不太明显，且智商较高、行为异常问题较轻，但更易出现孤独症和精神病性症状。

PWS 患者寿命较普通人群显著缩短，平均死亡年龄 20~30 岁。主要死亡原因是呼吸衰竭、心脏疾病、消化道穿孔或梗阻、感染等，其中呼吸衰竭几乎都与肥胖有关。PWS 的治疗需要从婴幼儿期开始进行生活方式的调节，控制食欲，适当限制食物摄入。除了预防体重过度增长，限制摄食还可降低多食的急性消化道并发症风险。因其无法自控地摄食、异常行为、智力低下等情况，PWS 患者家庭有较大的情绪及经济负担。因该病较罕见，目前临床治疗上针对 PWS 尚没有较多证据，尚无某种特定药物或物质能够证明完全消除多食。既往研究 GLP-1 受体激动剂被应用于治疗 PWS，结果提示可降低 BMI 和糖化血红蛋白，但对体重的改善劣于非 PWS 患者。重组人生长激素治疗是 PWS 的常规治疗方法，无论何种年龄使用生长激素均有利于改善身体成分、身体机能、骨密度，减少心血管危险因素，青少年用药可改善成年终身高，婴幼儿用药可改善认知和运动发育。但用药过程中需由内分泌专科随访身高、体重、发育情况，监测 IGF-1 水平，并相应调整剂量。此外针对其他内分泌异常、睡眠和呼吸障碍等问题均需要进行密切监测和积极处理，以降低后期并发症及死亡风险。

案例总结

从检验的角度来看，该患者主要存在糖化血红蛋白、性激素以及 IGF-1 水平异常。由于我国不同机构糖化血红蛋白的规范化质控工作参差不齐，因此，糖化血红蛋白水平升高无法独立作为糖尿病的诊断依据，但提示既往 2~3 个月血糖异常升高可能，结合 OGTT 结果，明确诊断糖尿病。胰岛素及 C 肽释放实验不支持儿童常见的 1 型糖尿病特征，即胰岛素缺乏，胰岛功能耗竭，反而表现为胰岛素高峰延迟，提示糖尿病继发于肥胖胰岛素抵抗。12 岁女童性激素提示低促性腺激素水平及低雌激素水平尚无法被判定为异常。因青春期是一个连续变化的动态过程，个体性发育时间存在较大差异。一般认为，女性在生理年龄 14 岁后或骨龄 12 岁后仍无月经来潮和第二性征发育，才需进行全面的性腺评估。但本例患者骨龄水平接近 12 岁而无第二性征发育，GnRH 兴奋试验未见 LH 和 FSH 反应性升高，异常体征，因此，仍考虑低促性腺激素性性腺功能减退症。生长激素呈脉冲式分泌，单次生长激素水平不作为生长激素分泌过多或缺乏的诊断依据，而 IGF-1 的产生依赖于生长激素水平，是生长激素刺激机体生长和代谢的主要调节因子，水平稳定。IGF-1 水平低下联合吡啶斯的明与左旋多巴胺联合兴奋试验证明生长激素缺乏。疾病诊治过程中，临床与检验相互沟通，分析了患者激素水平异常的原因，明确了诊断，给予患者药物治疗后出院，使用 GLP-1 受体激动剂后患者体重有小幅下降，食欲仍较明显，临床仍在继续追踪其治疗效果。

检验医师可以通过生化、激素、染色体核型、基因等多项目综合分析，最终为疾病的诊断提供确凿而完整的实验室证据。

从临床角度来看，该病以肥胖、贪食、智力低下为线索，查体发现第二性征发育异常、矮小，完善常规检查发现存在低促性腺激素性性腺功能减退及生长激素缺乏，合并代谢疾病，直接指向 PWS，再进一步通过基因检测明确，从而实现疾病的确诊和治疗。而且本案例超说明书用药进行了 GLP-1 受体激动剂治疗，患者体重略有下降。针对第二性征发育异常，因考虑家属意愿及患者自理能力，暂未考虑给予药物启动性腺发育，仍在内分泌科随访观察中，期望能在后期有条件进行生长激素治疗后取得更好的治疗效果。

专家点评

Prader-Willi 综合征（PWS）是一种罕见的遗传性肥胖综合征，临床又称为"小胖威利综合征"，是首个被阐明的以基因组印记异常为致病机理的多系统遗传病。PWS 患者寿命较普通人群显著缩短，早诊断、早治疗对延长患者寿命有重要意义。该案例从检验和临床两个角度出发，通过生化检测、激素检测以及基因测序，该罕见病得到了早期诊断、早期干预，对于提高患者生活质量、预防严重的并发症及降低死亡风险具有重要的意义。

该案例充分体现了实验室检测在临床诊断和鉴别诊断的重要性，与此同时，临床科室与检验科室应建立沟通和学习的桥梁，准确的检验结果离不开临床医生的配合。

参考文献

［1］ BUTLER M G，LEE P D K，WHITMAN B Y. Management of Prader-Willi syndrome［M］. 3rd ed. New York：Springer Verlag Inc，2006.

［2］ BUTLER M G，MILLER J L，FORSTER J L. Prader-Willi Syndrome：Clinical Genetics，Diagnosis and Treatment Approaches［J］. Current Pediatric Reviews，2016，12（2）：136-166.

［3］ CASSIDY S B，SCHWARTZ S，MILLER J L，et al. Prader-Willi syndrome［J］. Genet Med，2012，14（1）：10-26.

［4］ GROSS N，RABINOWITZ R，GROSS-TSUR V，et al. Prader-Willi syndrome can be diagnosed prenatally［J］. Am J Med Genet A，2015，167A（1）：80-85.

［5］ LARSON F V，WHITTINGTON J，WEBB T，et al. A longitudinal follow-up study of people with Prader-Willi syndrome with psychosis and those at increased risk of developing psychosis due to genetic subtype［J］. Psychological Medicine，2014，44（11）：2431-2435.

［6］ SHELKOWITZ E，GANTZ MG，RIDENOUR T A，et al. Neuropsychiatric features of Prader-Willi syndrome［J］. Am J Med Genet A，2022，188A（5）：1457-1463.

［7］ BELLIS S A，KUHN I，ADAMS S，et al. The consequences of hyperphagia in people with Prader-Willi Syndrome：A systematic review of studies of morbidity and mortality［J］. Eur J Med Genet，2022，65（1）：104379.

［8］ BUTLER M G，MANZARDO A M，HEINEMANN J，et al. Causes of death in Prader-Willi syndrome：Prader-Willi Syndrome Association（USA）40-year mortality survey［J］. Genetics in Medicine，2017，19（6）：635-642.

［9］ NG N B H，LOW Y W，RAJGOR D D，et al. The effects of glucagon-like peptide（GLP）-1 receptor agonists on weight and glycaemic control in Prader-Willi syndrome：A systematic review［J］. Clin Endocrinol（Oxf），2022，96（2）：144-154.

［10］ FESTEN D A，WEVERS M，LINDGREN A C，et al. Mental and motor development before and during growth hormone treatment in infants and toddlers with Prader-Willi syndrome［J］. Clinical Endocrinology，2008，68（6）：919-925.

［11］ DEAL C L，TONY M，HÖYBYE C，et al. GrowthHormone Research Society workshop summary：consensus guidelines for recombinant human growth hormone therapy in Prader-Willi syndrome［J］. J Clin Endocrinol Metab，2013，98（6）：E1072-E1087.

26

泌乳素异常升高的危重型肾综合征出血热

作者：于晓洁[1]、王希[1]、王南铸[1]、单洪丽[1]、丘木水[2]（吉林大学第一医院，1 检验科；2 内分泌科）

点评专家：单洪丽（吉林大学第一医院）

前言

肾综合征出血热（hemorrhagic fever with renal syndrome，HFRS），是一种急性感染性疾病，主要是由 Hantanvirus 属的多种病毒感染引起。其基本病理改变是全身小血管和毛细血管广泛性损伤，临床以发热、休克、充血、出血和肾功能损伤为主要表现。HFRS 最常受累的器官为肾脏，其次为心脏、肝脏及脑等器官。HFRS 引起垂体的损害导致垂体功能减退更为罕见。现介绍泌乳素异常升高的危重型肾综合征出血热 1 例。

案例经过

患者，男，28 岁，主诉"头晕 12 天，加重伴恶心、呕吐 6 天，发热 3 天"入院。现病史：12 天前无明显诱因出现头晕，未行诊治，6 天前自觉头晕加重，并伴有恶心、呕吐，3 天前就诊于当地诊所，静点 1 天药物，具体不详，当晚发热，最高达 38.6 ℃，就诊于白城市中心医院，呕吐加重，1 天前查汉坦病毒抗体 IgM 及 IgG 为阳性，后为求进一步诊治，遂来我院就诊。门诊以"肾综合征出血热"收入感染科。查体：面部及颈胸部潮红，眼结膜充血，全腹部有压痛，无反跳痛，肝区有叩痛，双侧肾区叩痛，伴有尿量减少。大便正常，饮食欠佳，睡眠尚可，近期体重未见明显变化。有鼠接触史。既往史：平素体健，生活较规律，无吸烟史、饮酒史等。

入院完善相关检查：体温 38.3 ℃，心率 98 次 / 分，呼吸 20 次 / 分，血压 117/80 mmHg。

实验室检查结果如下。血常规：白细胞（WBC）27.87×10^9/L ↑，单核细胞百分比 0.13 % ↑，红细胞（RBC）6.51×10^{12}/L，血红蛋白（Hb）189 g/L ↑，血小板（PLT）

17×10^9/L ↓；凝血常规：凝血酶时间（TT）39.9 秒↑，活化部分凝血活酶时间（APTT）54.0 秒↑，纤维蛋白原（FBG）（CA）1.22 g/L ↓；D- 二聚体 5.11 mg/L FEU ↑，纤维蛋白（原）降解产物（FDP）9.01 μg/mL ↑；尿液分析 + 尿沉：尿葡萄糖（GLU）1+，尿胆红素（BIL）1+，尿隐血（BLD）3+，尿蛋白（PRO）4+，尿红细胞计数（RBC）1878.20/μL ↑，尿红细胞（RBC）338.1/HPF ↑；超敏 C 反应蛋白：超敏 C 反应蛋白 25.15 mg/L ↑；降钙素原：降钙素原（PCT）37.310 ng/mL ↑；心肌损伤标志物：肌红蛋白 388.4 ng/mL ↑，肌钙蛋白 I 0.482 ng/mL ↑，B 型钠尿肽前体（pro-BNP）2910.0 pg/mL；生化（干化学）：尿素（干化学）- 急 30.23 mmol/L ↑，肌酐 691.1 μmol/L ↑，钠 120.7 mmol/L ↓，氯 83.5 mmol/L ↓，钙 1.53mmol/L ↓，二氧化碳结合力 18.70 mmol/L ↓，葡萄糖 7.81 mmol/L ↑；肝功：肌酸激酶 655 U/L ↑，乳酸脱氢酶 1202 U/L ↑，丙氨酸氨基转移酶酶 143.6 U/L ↑，门冬氨酸氨基转移酶 266.4 U/L ↑；甲状腺功能三项：促甲状腺激素（TSH）0.251 μIU/mL ↓，游离三碘甲状腺原氨酸（FT3）2.04 pmol/L ↓，游离四碘甲状腺原氨酸（FT4）8.72 pmol/L ↓。

肺 CT 提示：①双肺炎症；②左肺上叶炎性小结节；③双侧胸腔积液；④心包少量积液。腹部 CT 提示：①肝左叶囊肿；②双肾改变，伴双肾周、腹膜后、盆腔渗出性改变，炎性所致；③盆腔少量积液。

住院期间予以间断血液滤过、成分输血、抗感染、雾化、化痰、吸氧、抑酸、抑酶、保护脏器、营养支持、纠正电解质紊乱及对症治疗。患者入院时甲状腺功能异常，TSH 减低。内分泌科会诊后建议完善垂体核磁，性激素六项复查 3 次泌乳素高达 1077.00 mIU/L，定期复查。进行替代治疗后患者一般状态明显好转，生命体征平稳，患者要求出院回家疗养。出院后 1 月余联系患者在当地复查甲状腺功能和性激素指标，复查各项指标恢复正常，自觉身体状态恢复至发病前的状态。

案例分析

1. 临床案例分析

患者以"头晕、恶心、呕吐、发热"为主诉，伴尿量减少，有鼠接触史。查体面部、颈部、胸前潮红，眼结膜充血，腹部压痛，肝区叩痛，双侧肾区叩痛。辅助检查：血常规血小板减少，尿蛋白 4+，肌酐升高，自带汉坦病毒抗体 IgM 及 IgG 均阳性，诊断为肾综合征出血热少尿期重型。同时根据患者的其他检测结果诊断为：电解质紊乱，即低钠、低氯、低钙、低钾血症；急性肝损伤；急性肾损伤；心肌损伤。总体治疗方案为支持性对症治疗，予以监测生命体征、监测 24 小时出入量、保护脏器、对症支持治疗，动态监测血常规、尿常规、凝血常规以及肝肾功能等。患者入院时甲状腺功能异常，TSH 减低，FT3 及 FT4 未见明显异常，但患者平素体健，未见明显甲状腺功能亢进症状，考虑为疾病影响可暂时不予以处理。

一周后患者一般状态明显好转，生命体征平稳，但出现明显的疲劳和食欲减退。考虑患者入院时甲状腺功能检测异常，是否为甲状腺功能出现改变，考虑进一步复查甲状腺功能五项。结果显示，TSH 0.075 mIU/mL ↓，FT3 <1.92 pmol/L ↓，FT4 6.18 pmol/L ↓。根据检测结果请内分泌科会诊，患者出现甲状腺功能降低，与患者症状相符，但由于出血热表现为多器官的出血，可能导致重要脏器的坏死，尤其是脑出血。因此，进行垂体核磁的检查，但垂体核磁检查未见明显异常，但仍然无法确定是否可以排除垂体功能损伤。因此，与检验科沟通快速进行性激素六项、皮质醇、促肾上腺皮质激素检测等垂体功能检测。结果发现甲状腺功能异常，性激素六项复查 3 次泌乳素高达 1077.00 mIU/L，促肾上腺皮质激素明显降低，皮质醇升高。根据实验室检查及患者的症状考虑为与肾综合征出血热的垂体功能受损。明确病因后予以患者激素替代治疗（氢化可的松、L- 甲状腺素等）。

治疗一段时间后患者一般状态明显好转，患者要求出院回家疗养。出院后 1 个月联系患者在当地复查甲状腺功能和性激素等各项指标，均恢复正常，自觉身体状态恢复至发病前的状态。

2. 检验案例分析

肾综合征出血热的临床过程以急性肾衰竭、发热和出血性并发症为典型特征，可分为 5 个阶段：发热、低血压、少尿、利尿和康复期。而少尿期的持续时间和并发症的发生率用于确定出血热的临床严重程度，其中，垂体损伤的严重程度提示与疾病分期有关。而患者伴有尿量减少，有鼠接触史。辅助检查：自带汉坦病毒抗体 IgM 及 IgG 均阳性，血常规血小板减少，尿蛋白 4+，肌酐升高，明确诊断为肾综合征出血热少尿期重型，因此，并发症的发生率明显增高。

HFRS 引起垂体损伤很罕见，垂体是生理内分泌系统中的重要器官。垂体前叶通过产生生长激素调节生长（GH-IGF-I 轴），通过产生促甲状腺激素（TSH）调节甲状腺功能（甲状腺轴），通过促肾上腺皮质激素（adrenocorticotropic hormone，ACTH）调节血压（下丘脑 - 垂体 - 肾上腺轴）及性腺功能 [通过促黄体生成激素（luteinizing hormone，LH）和促卵泡激素（follicle stimulating hormone，FSH）]（下丘脑 - 垂体 -性腺轴）。在垂体后细胞中，下丘脑激素抗利尿激素（antidiuretic hormone，ADH）和催产素被储存，随后在需要时释放。垂体机能减退症是指垂体不能充分释放一种或多种激素。

患者入院期间甲状腺轴 TSH 0.251 μIU/mL ↓，FT3 2.04 pmol/L ↓，FT4 8.72 pmol/L ↓；

下丘脑 - 垂体 - 肾上腺轴中 ACTH 0.22 pmol/L ↓；皮质醇（上午）625.67 nmol/L ↑；皮质醇（下午）550.34 nmol/L ↑。ACTH 和 TSH 释放不足可导致肾上腺危象或严重甲状腺功能减退，并危及生命。因此，积极与临床沟通进行定期监测，及时进行激素替代治疗。下丘脑 - 垂体 - 性腺轴中激素六项中，泌乳素 924.40 mIU/L ↑，卵泡刺激素 0.72 mIU/mL ↓，促黄体生成素 0.36 mIU/mL ↓，睾酮 0.24 nmol/L ↓，可见患者性腺功能减退。其他检测未见明显异常。根据实验室提供的检测结果，在垂体核磁未见异常的情况下，早期确诊了肾综合征出血热出现了垂体功能减退的并发症，避免了患者病情的进一步恶化，成为临床疾病诊断治疗的重要支柱。

知识拓展

HFRS 以鼠属等啮齿类动物为主要传染源，通过接触、呼吸道、消化道等方式传播，在全球范围内均有发现，是一种自然疫源性传染病。该病全年都有发生，以秋、冬季为主，好发于青壮年男性、工人与农民等，病死率相对较高。血管通透性增高和血管内皮损伤所致出血是 HFRS 的基本病理生理改变，临床上多表现为发热、低血压休克、各种脏器组织出血损伤、肾脏急性损害等。HFRS 分为发热期、低血压休克期、少尿期、多尿期、恢复期 5 个阶段。少数重症患者会同时出现发热、低血压休克和少尿期，这类患者一般会出现预后不良的情况。因此，早发现、早治疗十分重要。

目前已有的研究显示，部分 HFRS 患者发热期与少尿期泌乳素分泌量明显增加，到多尿期就会恢复正常，有些患者在发病初期泌乳素分泌会被抑制，但随着病情的改善，泌乳素的分泌也会慢慢地恢复到正常，这可能是因为泌乳素分泌细胞处于垂体前叶的两侧和下方，因此，很容易受到血液循环和颅内压力的影响，泌乳素含量的变化可以很好地反映下丘脑 - 垂体的功能状况，随着疾病的加重，泌乳素的分泌也可能会增加。HFRS 患者之所以尿量低，可能与分泌的泌乳素有关。有动物试验表明，泌乳素水平会在肾功能不全时明显增高，主要通过肾脏排出体外。HFRS 泌乳素水平的高低，也能从某种程度上反映出肾脏损害程度的轻重。

本案例患者发病较急，诊断明确，对症治疗后，预后较好，也可能与年轻患者体质较好有关，恢复较快，泌乳素异常升高的原因可能与身体应激状态有关，HFRS 可能会对患者带来长久的影响，后期还会持续地对患者进行随访。总之，通过对 HFRS 患者泌乳素水平的研究，不仅可以帮助我们更好地了解患者下丘脑 - 垂体的功能状况，还可以揭示患者病理生理学改变的机理，从而为临床上治疗 HFRS 提供有效的帮助。

案例总结

本案例患者以"头晕、恶心、呕吐、发热"为主诉，伴有尿量减少，有鼠接触史，汉坦病毒抗体 IgM 及 IgG 均阳性，同时伴有急性肝损伤、急性肾损伤，诊断为肾综合征出血热少尿期重型。由于肾综合征出血热的主要病理改变为全身小血管和毛细血管广泛性损伤，引起发热、休克、充血、出血和肾功能损伤为主要表现，因此，患者入院后表现为危重状态，明确诊断后进行积极的支持性对症治疗，患者明显好转。但在患者恢复期间出现明显的疲惫与食欲减退。首先考虑患者入院时甲状腺功能异常导致患者出现相应的临床症状，但经过感染科、检验科、内分泌科的积极诊疗，诊断出肾综合征出血热的垂体功能受损，避免了患者的漏诊，同时根据垂体功能的实验室检测为诊断及治疗提供了确凿而完整的实验室证据，患者得到及时、有效的治疗，最后病情缓解，顺利出院。

肾综合征出血热的垂体功能受损在临床罕见，多为患病数年后发现。此类患者垂体核磁检查正常，同时在住院期间出现垂体损伤的症状更为少见，在日常诊疗中易被忽视，多学科团队协作综合诊治在此时显得尤为重要。检验与临床相互配合，利用各自领域的专业知识，提供诊断性报告，将检测结果、提示信息及进一步提示建议整合，为临床医生和患者提供更好的检验及咨询服务。

专家点评

肾综合征出血热是一种罕见病，主要由汉坦病毒感染引起，而案例中展示的泌乳素异常升高的危重型肾综合征出血热更是少之又少。本案例从临床和检验两个角度出发，联合激素检测、生化检测等多方面精准检测，在有限的时间内将此罕见病例诊断过程完整地叙述清楚，并通过出院后的随访，完善病例，宣传了此罕见病早期诊断的必要性，提高人民群众对卫生健康的重视程度。该案例展示充分体现了实验室检查在临床诊断中的重要性，为如何开展检验和临床沟通，提高临床诊断准确性和效率提供了新思路。

参考文献

［1］中华预防医学会感染性疾病防控分会，中华医学会感染病学分会.肾综合征出血热防治专家共识［J］.中国实用内科杂志，2021，41（10）：845-854.

［2］CHEN H，LI Y，ZHANG P，et al. A case report of empty Sella syndrome secondary to Hantaan virus infection and review of the literature［J］.Medicine（Baltimore），2020，99（14）：e19734.

［3］刘畅，毛国群，杨光钊，等.78 例肾综合征出血热多器官损害的临床特征及影像学表现［J］.放射学实践，2021，36（2）：206-210.

［4］田仕进.危重型肾综合征出血热导致腺垂体功能减退症 1 例［J］.湖北科技学院学报（医学版），2020，34（6）：542-544.

［5］黄湘虎，孙志坚，唐季和，等.流行性出血热患者血清泌乳素水平的变化及意义［J］.南京医学院学报，1989（3）：185-187，246.

［6］王雄.泌乳素的研究进展［J］.医学综述，2012，18（1）：6-10.

27

青少年性激素异常诊断颅内生殖细胞肿瘤

作者： 王永斌[1]，黄燕妮[2]（昆明医科大学第三附属医院，1 检验科；2 核医学科）

点评专家： 邓智勇（昆明医科大学第三附属医院）

前言

人绒毛膜促性腺激素（human chorionic gonadotrophin，hCG）主要见于怀孕女性，其生理功能是维持妊娠黄体及影响类固醇产生。在未怀孕妇女中，滋养层肿瘤、含滋养层成分的生殖细胞肿瘤和某些非滋养层肿瘤也可产生 hCG。某些男性 hCG 异常增高常提示可能患有生殖细胞肿瘤，较为常见的如睾丸精原细胞。甲胎蛋白（alpha-fetoprotein，AFP）是来源于胚胎期卵黄囊、未分化肝细胞和胎儿胃肠道的糖基化白蛋白。AFP 联合 β -hCG 有助于在妊娠早期评价 21 三体综合征（唐氏综合征）的风险。AFP 增高的肿瘤主要有原发性肝细胞癌、卵巢内胚窦瘤、睾丸精原细胞瘤等生殖细胞肿瘤。血清肿瘤标志物 AFP+ β -hCG 联合检测对肿瘤的辅助诊断至关重要，也是评价治疗效果和判断预后的重要指标。而下面这个案例则与以上疾病不相关，原因值得认真分析。

案例经过

患者，男，11 岁 5 月，身高 143 cm，体重 43 kg。自述间断性头痛伴头晕、恶心、呕吐 2 周余，头痛位于左侧额顶部，呈胀痛，每次持续数小时，无发热、意识障碍、肢体活动障碍等症状。2023 年 2 月 8 日至某市人民医院就诊，行头颅 MRI 检查提示：左侧脑室占位，考虑室管膜瘤、中枢神经细胞瘤等，脑积水。建议转上级医院治疗，患者于 2023 年 2 月 9 日就诊于某三甲医院，为完善相关检查，了解颅内病变是否影响垂体内分泌轴，行甲状腺功能、性腺激素等入院常规检查，结果提示甲状腺功能无异常，性激素检查方面，雌二醇 105.09 pg/mL（轻度增高），促黄体生成素 <0.10 mIU/mL（异

常降低），泌乳素 32.79 ng/mL（轻度增高），余无异常。

案例分析

1. 检验案例分析

患者睾酮素（testosterone，T）异常增高，FSH、LH 低于下限，雌二醇（estradial，E2）和泌乳素（prolactin，PRL）轻度增高，不符合 11 岁男孩发育的激素水平。查看实验室性激素六个项目室内质控结果，未发现异常，标本复查后检验结果变化不大，排除实验室随机误差的可能。与临床沟通交流，因患者睾酮和雌二醇增高，排除垂体功能抑制，考虑患者是否可能有肾上腺相关疾病及生殖系统异常。建议主管医生开立血清肿瘤标志物检测、生殖系统超声检查，结果提示甲胎蛋白 25.90 μg/L（异常增高），β-hCG 161.00 IU/L（异常增高），余无异常。

腹部 B 超显示：膀胱壁连续光滑，其内未见明显异常。前列腺形态大小正常，包膜完整，回声均匀，内外腺比例正常，其内未见明显异常回声。双侧睾丸、附睾切面形态大小正常，轮廓规则整齐，内部回声细小均匀，未见明显异常声像。影像结论：膀胱、前列腺未见明显异常，两侧睾丸、附睾未见明显异常。

2. 临床案例分析

患者，11 岁 5 个月，身高 143 cm，位于同年龄同性别身高 P25，体重 43 kg，无身高快速增长，喉结发育、变声，阴茎和睾丸发育等第二性征发育迹象。患者性腺激素异常，血清肿瘤标志物 AFP 和 β-hCG 增高，考虑患者可能患有生殖胚胎细胞来源的肿瘤，特别是睾丸精原细胞瘤，但超声检查睾丸和附睾无异常。睾丸精原细胞瘤除常发病于睾丸外，也可能发生于纵隔和松果体等部位，结合患者 FSH、LH 低于下限的实验室结果，结合病史，考虑患者是颅内生殖胚胎性肿瘤。常规检查胸片纵隔、脑部 CT、MR 检查。

DR 影像所见：双侧胸廓对称，气管及纵隔居中。双肺门影未见增大、增浓。双肺野透过度正常，肺纹理清晰，走行自然，肺内未见异常密度灶。心影大小、形态未见异常。双膈面光整，双侧肋膈角锐利。诊断意见：双肺、心影、双膈未见异常。

CT 检查提示：双侧侧脑室、鞍上池占位，良性可能，病灶由左侧大脑前动脉分支供血，请结合颅脑 MRI 检查。

脑 MRI 检查提示：①左侧侧脑室中线旁占位伴出血，鞍上池占位，上述考虑中枢神经细胞瘤可能，其他待排，请结合临床；②幕上脑室扩张积水。

术后病检确诊：患者于 2023 年 2 月 18 日行"侧脑室病损切除术"，打开脑室可见肿瘤，大小约 5 cm×4 cm×3 cm，向下鞍上池探查可见肿瘤，大小约 1.2 cm×1 cm×1 cm，超声吸引系统辅助切除肿瘤，脑室内留置脑脊液分流器及其组件，标本送病检。

脑脊液生化检查 β-hCG 21.40 IU/L（异常增高）。

术后病检结果：①镜下见管腔样结构，待免疫组化协助诊断；②结合 HE 及免疫组化结果，考虑为成熟性畸胎瘤；③结合 HE 及两次免疫组化结果，考虑为混合性生殖细胞肿瘤，大部分符合成熟性畸胎瘤，小灶考虑为胚胎性癌。

知识拓展

颅内生殖细胞肿瘤是一种少见的胚胎源性肿瘤，约占颅内肿瘤的 0.3%~0.8%，好发于儿童及青少年，发病高峰年龄为 10~12 岁，多见于男性患者，男女比例为 3∶1。颅内生殖细胞肿瘤分为生殖细胞瘤和非生殖细胞瘤性生殖细胞肿瘤，后者又可分为畸胎瘤、内胚窦瘤、胚胎癌、绒癌和混合性生殖细胞肿瘤。颅内生殖细胞肿瘤发病部位以松果体区、鞍区最为常见，也可发生于基底节、丘脑、大脑半球及四脑室底部等。颅内生殖细胞肿瘤的主要症状常表现：①颅内压增高症状，如头痛、恶心、呕吐、视力下降等；②内分泌障碍，如垂体前叶功能不足，生长激素不足，少见性早熟；③活动障碍症状，如肢体无力、偏瘫、截瘫等。

儿童及青少年松果体区生殖细胞肿瘤临床表现缺乏特异性，其 CT 和 MR 表现多样化，但部分肿瘤的肿瘤标志物具有一定的特征性，例如，出现 hCG 和 AFP 的升高等。AFP 和 β-hCG 不仅能够辅助诊断颅内生殖细胞肿瘤，以及作为制订治疗方案的参考依据，同时也是评估疗效的重要手段。目前用于辅助颅内生殖细胞肿瘤早期诊断的公认参考值范围是：脑脊液 AFP ≥ 3.80 ng/mL，血清 AFP ≥ 25 ng/mL；脑脊液 β-hCG ≥ 8.20 IU/L，血清 β-hCG ≥ 2.50 IU/L。上述参考值不仅提高了诊断的敏感性和特异性，而且减少了误诊与漏诊。颅内生殖细胞肿瘤主要通过手术切除肿瘤，并辅以放疗、化疗，可延长疾病进展，延长患者的生存期。

案例总结

本案例中检验医师发现了异常的性腺激素结果，通过和临床医生沟通后进一步检查发现患者 AFP 和 β-hCG 表达异常，当排除肝脏异常后，考虑患者存在原始生殖胚胎细胞肿瘤，经过影像学检查排外睾丸和纵隔，结合患者现病史，考虑颅脑生殖胚胎性肿瘤，经手术切除肿瘤后病检，最终诊断为罕见的肿瘤颅内生殖细胞肿瘤。在整个过程中，检验严把审核关，不放过任何异常结果，紧密结合临床，与临床通力合作，抽丝剥茧，寻找病例真相。这也是检验工作的价值所在：来源于患者，服务于临床。

专家点评

颅内生殖细胞肿瘤（intracranial germ cell tumors，ICGCTs）较为罕见，发病较为隐蔽，初期无明显症状，仅表现为头痛、头昏，容易误诊，Sawamura 曾对起源问题做了总结，最普遍接受的观点是胚芽移行异常学说。虽然影像检查有较好的颅脑诊断价值，对于颅内占位部位确定，肿瘤良恶性区别灵敏度和特异度较高，但实验室相关性激素检测与肿瘤标志物检测，虽然不能确定病变部位，但可以为临床提供一个从实验室出发的思路，以实验室病理为角度，重新分析疾病的可能方向，避免临床的漏诊与误诊，意义重大。

参考文献

［1］ SHINODA J，SAKAI N，YANO H，et al. Prognostic factors and therapeutic problems of primary intracranial choriocarcinoma/germ-cell tumors with high levels of HCG［J］. J Neurooncol，2004，66（1-2）：225-240.

［2］ SAWAMURA Y. Strategy of combined treatment of germ cell tumors［J］. Prog Neurol Surg，2009，23（5）：86-95.

［3］ SAWAMURA Y，SHIRATO H，de TRIBOLET N. Recent advances in the treatment of central nervous system germ cell tumors［J］. Adv Tech Stand Neurosurg，1999，25（11）：141-59.

［4］ 宋烨，方陆雄，漆松涛，等 . 颅内原发性非松果体区绒癌的诊治［J］. 分子影像学杂志，2016，39（2）：158-162.

28

雄激素不敏感综合征

作者：卢鹏[1]，宋阳阳[2]（河北省沧州市中心医院，1 检验科；2 生殖医学科）

点评专家：张瑞青（河北省沧州市中心医院）

前言

患者，女性，23 岁，因"月经不规律"来我院就诊。性激素检查显示睾酮值过高，抗缪勒氏管激素（anti-mullerian hormone，AMH）增高。妇科检查：女性外阴，无阴毛，大小阴唇发育差，阴蒂小，阴道呈盲端，腹股沟处未触及包块。经超声、染色体、SRY 基因一代测序，性腺疾病 - 性发育异常大片段等检查，考虑为性发育异常（disorders of sex development，DSD）。

外周血染色体核型分析结果显示核型 46，XY，根据 SRY 基因及 DSD 大片段分析结果，结合病史，考虑为雄激素不敏感综合征（androgen insensitivity syndrome，AIS）。

雄激素不敏感综合征是一种罕见的性连锁遗传病，在染色体核型为 46，XY 的人中发病。AIS 的治疗应该充分考虑患者的社会性别，患者成长过程中，心理、社会性别比生理性别更有实际意义。

案例经过

患者，女，23 岁，因"月经不规律"前来就诊。性激素检查显示睾酮过高，AMH 增高，妇科检查外阴发育较差，呈幼稚型。女性外阴，无阴毛，大小阴唇发育差，阴蒂小，阴道呈盲端，腹股沟处未触及包块。完善血生化、甲状腺功能、皮质醇、超声、染色体、SRY 基因测序、DSD 大片段等实验室检查后，诊断为 AIS。

案例分析

1. 检验案例分析

患者入院后完善各项检查，检查结果如下：

（1）性激素六项检测：睾酮 2.580 ng/mL，水平过高，余无异常。

（2）抗缪勒氏管激素检测：AMH 79.030 ng/mL，升高。

（3）血生化检测：血脂，血糖正常。

（4）甲状腺功能 + 胰岛素检测：游离甲状腺素 1.72 ng/mL 稍高，其余正常。

（5）皮质醇检测：结果正常。

（6）生殖系统超声检查：右侧附件区 2.45 cm × 2.38 cm 实性结节，其旁可见 2.28 cm × 2.21 cm 囊样结构，左侧似可见 2.8 cm × 1.9 cm 实性结节，考虑卵巢？

综合以上结果分析，该患者为女性，但睾酮过高，AMH 增高，说明激素水平与其年龄严重不符。与临床沟通排除采血时间、药物影响等因素后，首先怀疑 DSD，立即与临床沟通，说明初步诊断方向，并提出进一步检查建议。

（1）外周血染色体检测：核型 46，XY，符合男性核型（图 28.1）。

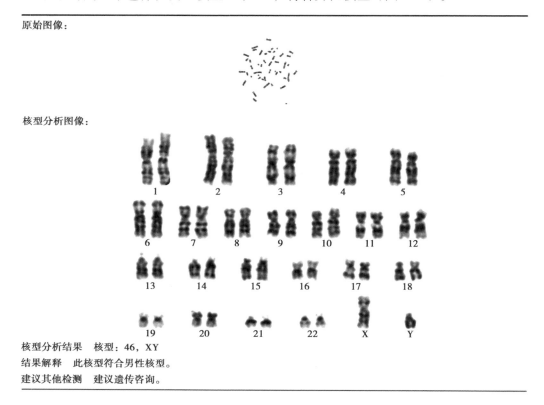

原始图像：

核型分析图像：

核型分析结果　核型：46，XY
结果解释　此核型符合男性核型。
建议其他检测　建议遗传咨询。

图 28.1　外周血染色体检测报告

（2）SRY 基因一代测序：SRY（+），无微小变异。相关疾病：46，XY 性反转，1 型（YL）。46，XX 性反转，1 型（XLD）。

（3）性腺疾病 - 性发育异常（DSD）大片段检测：未发现受检者 NR0B1、NR5A1、SOX9、SRY、UTY、WNT4、ZFY 基因存在大片段变异，发现受检者存在 SRY、UTY 基因，且 SRY、UTY 基因位于 Y 染色体上，故受检者存在 Y 染色体。

2. 临床案例分析

结合病史和检查做出诊断：患者以月经不规律、子宫发育异常就诊。查体：患者社会性别为女性，身高较一般女性稍高，女性体态，乳房发育但乳头发育差，无腋毛及体毛。妇科检查：女性外阴，无阴毛，大小阴唇发育差，阴蒂小，阴道呈盲端，腹股沟处未触及包块。性激素六项特点：促性腺激素升高，睾酮为男性水平，远远高于女性正常睾酮值，雌激素在育龄期女性正常范围内，高于男性水平；AMH 远远高于正常女性。超声检查：右侧附件区 2.45 cm×2.38 cm 实性结节，其旁可见 2.28 cm×2.21 cm 囊样结构，左侧似可见 2.8 cm×1.9 cm 实性结节，考虑卵巢？染色体结果：46，XY，SRY 正常。综合患者的临床特点及化验检查结果，诊断为完全型雄激素不敏感综合征。

雄激素不敏感综合征（androgen insensitivity syndrom，AIS）归属于性发育异常（disorders of sex development，DSD）。目前临床上根据患者有无男性化表现，将 AIS 分为两大类：完全性雄激素不敏感综合征（complete AIS，CAIS）和部分性雄激素不敏感综合征（partial AIS，PAIS）。

雄激素不敏感综合征患者可结婚，但不能生育。对于含有 Y 染色体或 Y 染色体成分的 DSD 患者，按女性生活者切除性腺是必要和重要的处理，因为发育不全或位置异常的睾丸容易发生肿瘤已成为共识。因此，在 CAIS 诊断明确后，因其女性化程度高，无男性化表现，只需切除双侧性腺并行疝修补术即可按女性生活。但对于手术时机仍有争议。因为在 AIS 中，最早可在 2 个月的新生儿中发现原位癌，在青春期即有浸润性精原细胞瘤的报告。尽早切除性腺，可以消除患者不遵医嘱不定期随诊的危险性，避免恶性变的可能性。此外，要重视 AIS 的长期管理，AIS 患者在明确诊断和性腺切除后仍会面临阴道发育不良、骨质疏松和心理咨询等许多问题。由于缺乏雄激素对骨骼的保护作用，在对性腺切除后的 AIS 患者应进行激素替代治疗，以防治骨质疏松。此外，还要格外注意该类患者的心理治疗和保护。该患者来我院就诊时已成年，因此，在诊断明确后建议患者尽早行手术探查，切除双侧性腺。

知识拓展

雄激素不敏感综合征是雄激素靶器官上的雄激素受体出现障碍导致对雄激素不反应或反应不足而出现多种临床表现，属于性发育异常分类中性激素功能异常。AIS 是一种 X 连锁隐性遗传疾病，发生率为出生男孩的 1/20000~1/64000，在儿科有腹股沟疝而手术的"女孩"中，发生率为 1.2%。患者的染色体为 46，XY，性腺为睾丸，分泌的睾酮为男性正常水平，但不能发挥或不完全发挥雄激素作用。

临床特点：CAIS 女性化程度高，自幼按女性生活。由于雄激素受体异常不能刺激中肾管发育形成男性内生殖器，睾丸支持细胞可正常分泌 AMH，副中肾管被抑制而没有阴道上段、宫颈、子宫和输卵管的发育。泌尿生殖窦和外生殖器由于缺乏双氢睾酮的影响，会形成阴道下段与女性外阴。青春期后，由于完全缺乏雄激素的对抗影响，睾丸分泌与外周转化的雌激素可导致乳房发育与女性体态。

性激素测定：青春期后 AIS 患者的睾酮和雌激素处在男性正常高限或升高，LH 水平高于正常男性，FSH 分泌与正常男性水平相同或升高。超声显示无宫颈和子宫，但可能有缪勒氏管遗迹回声，常用性腺回声，性腺可位于大阴唇、腹股沟或腹腔内。

病理检查：AIS 患者的性腺为睾丸，组织学上，在青春期前很难与正常区别。青春期后，曲细精管呈结节状，曲细精管内仅有支持细胞，精原细胞稀疏散在，缺乏生精现象。

案例总结

本案例性激素测定睾酮过高，AMH 升高，超声及妇科检查提示该患者存在性发育异常。与临床沟通后，检验给临床提出了进一步检查的建议，根据染色体、SRY 基因测、DSD 大片段等结果综合分析，考虑 AIS。

由于患者社会性别为女性，当出现睾酮和 AMH 升高时，检验第一时间与临床沟通排除了采血时间和药物影响等因素，进一步根据超声和妇科检查的结果，高度怀疑 DSD。再次和临床沟通后，向临床提出了进一步检查的方向建议。再根据染色体等相关检查结果综合分析，最终考虑 AIS。

检验人员要有扎实的理论基础和临床工作经验，在工作中不但要学习检验医学的专业知识，更要学习临床医学的相关专业知识，这样在遇到罕见病例时，才能将检查结果结合患者临床表现等进行综合分析。此外，在工作中应积极与临床沟通交流，主动给临床医生提出进一步检查的建议，为临床进一步明确诊断提供帮助，协助临床做出正确的诊断。

专家点评

雄激素不敏感综合征是一种临床罕见疾病。本案例基于患者血清睾酮与抗缪勒氏管激素水平的异常，积极与临床沟通、查阅文献并参照患者的其他辅助检查结果，最终确诊这一罕见疾病。这种善于在日常工作中发现问题、积极探索的精神值得各位同仁借鉴。

参考文献

［1］ 中华预防医学会生育力保护分会生殖内分泌生育保护学组 . 性发育异常分类与诊断流程专家共识［J］. 生殖医学杂志，2022，31（7）：871-875.

［2］ 张梅莹，狄文 . 雄激素不敏感综合征的诊疗进展［J］. 上海交通大学学报（医学版），2015，35（12）：1900-1903.

［3］ 田秦杰，黄禾 . 性发育异常疾病诊治［J］. 实用妇产科杂志，2017，33（8）：563-565.

［4］ PASTERSKI V，PRENTICE P，HUGHES I A. Impact of the consensus statement and the new DSD classification system［J］. Best Pract Res Clin Endocrinol Metab，2010，24（2）：187-195.

［5］ HOUK C P，LEE P A. Consensus statement on terminology and management：disorders of sex development［J］. Sex Dev，2008，2（4-5）：172-180.

29

Gitelman 综合征

作者： 马艳婷[1]，李小英[2]，李晓牧[2]（复旦大学附属中山医院，1 检验科；2 内分泌科）

点评专家： 李晓牧（复旦大学附属中山医院）

前言

27 岁的青年男性患者因"反复双下肢无力 4 月余，低钾 1 月余"至内分泌科就诊。入院后检查提示：持续性低血钾（经肾失钾），低血镁，低尿钙；肾上腺增强 CT 未见明确肾上腺占位。追问病史：8~9 年前军训时曾出现双下肢软瘫 1 次，休息 1 周余自行好转；平素手部活动较多时可出现双手活动无力。综合患者发病年龄轻、无高血压病史以及血气和血、尿电解质等检查结果，临床高度怀疑 Gitelman 综合征。完善全外显子组基因检测，发现患者 *SLC12A3* 基因存在两个杂合致病性变异，进一步帮助临床诊断疾病，并予以氯化钾缓释片、门冬氨酸钾镁对症治疗。

案例经过

患者，男，27 岁。主诉：反复双下肢无力 4 月余，低钾 1 月余。查体：血压 121/60 mmHg，体格检查正常。1 月前因再次无明显诱因下出现双下肢抬腿无力且逐渐加重，于当地医院就诊。查血钾 2.02 mmol/L，钠 143 mmol/L，氯 96.8 mmol/L，钙 2.52 mmol/L，镁 0.70 mmol/L，促肾上腺皮质激素（adrenocor ticotropic hormore，ACTH）（8：00 am）14.5 ng/L、ACTH（4：00 pm）22.10 ng/L，皮质醇（8：00 am）238.5 nmol/L、皮质醇（4：00 pm）346.3 nmol/L，醛固酮（立位）139.55 ng/L、醛固酮（卧位）131.92 ng/L，促甲状腺激素（thyroid stimulating hormone，TSH）0.09 mIU/L。三碘甲状腺原氨酸（T3）、四碘甲状腺原氨酸（T4）、游离三碘甲状腺原氨酸（FT3）、游离四碘甲状腺原氨酸（FT4）均在正常范围，自身抗体均阴性。C 蛋白反应（C-reactive protein，CRP）、肝肾功能、

血糖正常。予以静脉及口服补钾治疗。后多日连续复查血钾，结果：3.35 mmol/L，3.52 mmol/L，3.13 mmol/L，3.08 mmol/L，2.62 mmol/L。补钾治疗后患者双下肢无力症状已明显好转，予以氯化钾 1 g tid po，但血钾仍持续偏低。后至我院急诊科就诊，查血钾 3.0 mmol/L、钠 143 mmol/L、氯 100 mmol/L、二氧化碳 26 mmol/L，阴离子隙 17 mmol/L，予以口服及静脉补钾治疗，后复查血钾 3.2 mmol/L。疾病史：8~9 年前军训时曾发作双下肢软瘫 1 次，休息 1 周余自行好转；平素手部活动较多时可出现双手活动无力。否认高血压、糖尿病等慢性病史，否认家族遗传病史。

入院后完善相关检查。生化：血电解质：血钾 2.4 mmol/L ↓，血氯 94 mmol/L ↓，血镁 0.48 mmol/L ↓；24 h 尿电解质：尿钠 93 mmol/24 h ↓，尿钾 70.7 mmol/24 h，尿钙 0.6 mmol/24 h ↓；血气：pH 7.48 ↑、PCO_2 42.6 mmHg、标准碳酸氢盐 29.6 mmol/L ↑，实际碳酸氢盐 30.7 mmol/L ↑。糖代谢：正常。内分泌功能评估：下丘脑 - 垂体 - 甲状腺轴：正常；下丘脑 - 垂体 - 肾上腺轴：大致正常；生长激素 -IGF 轴：正常。骨代谢标志物：正常。胰岛功能：正常。肾素 - 血管紧张素 - 醛固酮系统：肾素活性质谱法 7.51 ng/（mL·h）↑，醛固酮质谱法 302 pg/mL ↑，血管紧张素 II 质谱法 25.6 pg/mL。心电图：正常。常规经胸超声心超：静息状态下超声心动图未见异常。肾上腺 CT 平扫 + 增强：未见异常。骨密度：骨量正常。完善基因检测：全外显子组基因检测结果显示 *SLC12A3* 基因存在两个杂合致病性变异 exon3：c.486_490delinsA：p.Thr163Profs*7 和 exon12：c.1456G>A：p.Asp486Asn。

案例分析

1. 检验案例分析

患者入院时以血钾降低为主要特征，随后多次复查血钾结果均低于 3.5 mmol/L（正常范围 3.5~5.3 mmol/L），且出现危急值，考虑低钾血症。后续进一步进行血气和血、尿电解质检查，患者血 pH 7.48（正常范围 7.35~7.45）、实际碳酸氢盐 30.7 mmol/L（正常范围 22~27 mmol/L）均高于正常值；血镁 0.48 mmol/L（正常范围 0.67~1.04 mmol/L）、血氯 94 mmol/L（正常范围 99~110 mmol/L）均略低于正常值，24 h 尿钾 70.7 mmol（正常范围 >25 mmol/24 h），因此，判断患者为慢性肾性失钾导致的低钾血症，伴有低氯性代谢性碱中毒。此外患者 24 h 尿钙 0.6 mmol（正常范围 2.50~8.00 mmol/24 h），合并有低尿钙症。补充完善糖代谢及各项内分泌轴功能检查，发现除肾素活性质谱法检测结果偏高外，其余均处于正常水平。结合患者发病年龄轻且无高血压及其他肾脏疾病史的情况，临床反馈判断患者可能存在遗传性低钾性肾小管疾病，且高度怀疑 Gitelman 综合征，因此，根据临床要求进一步进行了基因检测。

全外显子组基因检测报告结果显示，患者在 *SLC12A3* 基因 3 号外显子上检测到杂合 c.486_490delinsA：p.Thr163Profs*7 变异（变异使其编码的蛋白自第 163 位氨基酸开始发生移码，导致提前出现终止密码子，预测发生无义介导的 mRNA 降解）；在 *SLC12A3* 基因 12 号外显子上检测到杂合 c.1456G>A：p.Asp486Asn 变异（变异使其编码的蛋白第 486 位氨基酸由天冬氨酸变为天冬酰胺）（图 29.1）。二者均为致病变异，与 Gitelman 综合征相关。Sanger 测序验证患者 *SLC12A3* 基因存在两个杂合致病性变异（图 29.2、图 29.3）。

检测结果

1）与患者主诉相关且遗传模式吻合的致病性或疑似以致病性变异：

基因	基因组位置	检测结果	相关疾病（遗传模式）	纯合/杂合	临床意义
SLC12A3	chr16:56902265–56902269	NM_000339.2:exon3:c.486_490delinsA:p.Thr163Profs*7	Gitelman综合征（常染色体隐性遗传）	杂合	致病
SLC12A3	chr16:56914054	NM_000339.2:exon12:c.1456G>A:p.Asp486Asn	Gitelman综合征（常染色体隐性遗传）	杂合	致病

图 29.1　患者全外显子组基因检测结果

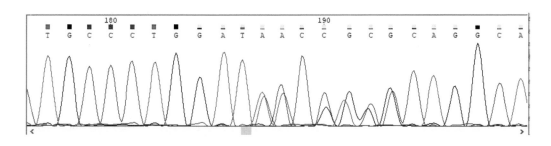

图 29.2　患者 *SLC12A3* 基因测序结果 exon3：c.486_490delinsA：p.Thr163Profs*7

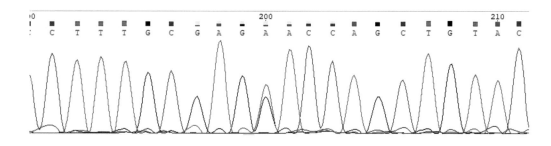

图 29.3　患者 *SLC12A3* 基因测序结果 exon12：c.1456G>A：p.Asp486Asn

2.临床案例分析

（1）初步诊断：患者存在难以纠正的低钾情况且伴有双下肢软瘫现象，故初步以低钾血症诊断。

（2）鉴别诊断：考虑患者胃纳正常，排除钾摄入不足可能。因患者无胃肠失钾相关症状，无肾脏疾病及利尿剂等药物使用史，遂进一步进行血、尿电解质检查，根据血钾和尿钾检测结果判断，患者存在肾性失钾。患者不存在转移性低钾血症或稀释性低钾血症相关病史，故暂不予以考虑。后续完善内分泌功能以及肾上腺CT检查，并继续监测血钾和血压，同时予以补钾治疗。由于患者血压正常且除醛固酮和肾素活性结果偏高外，各项内分泌轴功能评估和影像学检查结果基本正常，因此，基本排除Cushing综合征、Liddle综合征和原发性醛固酮增多症等相关内分泌疾病和肾上腺疾病的可能性。

（3）分子诊断：结合患者自述青少年乃至更早期即出现下肢无力症状，且患者存在低钾、低镁、伴轻度低氯血症及低尿钙症等情况，高度怀疑Gitelman综合征，并希望能够通过基因检测与Bartter综合征进行鉴别。全外显子组基因检测结果显示，患者SLC12A3基因存在两个杂合致病性变异，进一步提高了Gitelman综合征的诊断依据，并予以氯化钾缓释片、门冬氨酸钾镁对其进行了对症治疗。同时，也建议患者进行家系验证以进一步明确病因和诊断。

知识拓展

患者青少年时期起病，存在低血钾、肾性失钾，伴代谢性碱中毒且血压正常，故判断患者可能存在遗传性低钾性肾小管疾病。

常见的不伴高血压的遗传性低钾性肾小管病包括Gitelman综合征和Bartter综合征。

（1）Gitelman综合征也被称为家族性低钾低镁血症，是一种常染色体隐性遗传的肾小管疾病，以低钾血症碱中毒为主要临床表现，还常伴有低尿钙和低血镁，主要在青少年和成人中起病。其患病率约为1/40000~1/4000，亚洲人群中的比例可能更高。

Gitelman综合征可累及神经、骨骼肌、心血管、泌尿道、胃肠道、肾脏和内分泌等全身多个系统。常见的症状包括嗜盐、疲乏、口渴、多饮、手麻、肌无力和手足抽搐等。研究显示，男性患者18岁前的发病率高于女性，且男性患者较女性患者的临床表型更重。

Gitelman综合征是由于编码位于肾远曲小管的噻嗪类利尿剂敏感的钠氯共转运蛋白（Na^+-Cl^--cotransporter，NCC）基因SLC12A3发生变异所致，基因突变使得NCC结构或功能障碍，进而影响肾小管对水和电解质的重吸收作用。因此，基因检测是明确诊断的重要手段。由于技术限制，临床医生常通过患者的临床表现以及一些生化检查来进行诊断，存在漏诊和误诊风险。而 *SLC12A3* 纯合突变或复合杂合突变可确诊 Gitelman 综合征，并与 Bartter 综合征鉴别。《Gitelman 综合征诊疗中国专家共识（2021 版）》指出，建议临床诊断为 Gitelman 综合征的患者行基因检测确认。

目前已知的 *SLC12A3* 基因突变超过 500 个。中国人群突变频率较高的 2 种基因突变为 p.T60M 和 p.D486N。针对 *SLC12A3* 基因的直接测序是目前使用最广泛的检测方法，但约 8%~30% 的患者仅可检测到单杂合突变，需进一步对内含子突变及基因大片段缺失和重复进行分析。对一代测序仅有 *SLC12A3* 单杂合突变的患者，建议进一步行多重连接探针扩增技术、全外显子组或全基因组二代测序寻找其他可能的变异位点。

（2）Bartter 综合征也是一种以低钾血症和代谢性碱中毒为特征的常染色体隐性遗传性肾小管疾病，其致病机制主要是特定基因突变导致 NaCl 在髓袢升支粗段和远曲小管的重吸收障碍。根据致病基因的不同，Bartter 综合征可分为 5 种型别，分别与 *SLC12A1*、*KCNJ1*、*CLCNKB*、*BSND* 和 *CLCNKA* 等多种基因缺陷相关。因此，基因检测也是确诊疾病以及明确分型的主要手段。与 Gitelman 综合征相比，Bartter 综合征发病相对较早，通常在婴儿期即起病，因此，更易出现生长发育迟缓。此外，Bartter 综合征患者血镁多数正常，尿钙水平正常或偏高，且由于肾浓缩能力受损，尿渗透压常偏低。Ⅰ型和Ⅱ型 Bartter 综合征影像学检测常见肾钙沉着症 / 尿石症。

案例总结

本例患者以低钾血症伴双下肢软瘫入院，排除其他相关病史后，完善生化检测结果提示存在肾性失钾和低钾低氯性代谢性碱中毒。结合患者肾素和醛固酮活性偏高但血压正常的情况，临床考虑 Gitelman 综合征和 Bartter 综合征这两种遗传性低钾性肾小管疾病。尽管患者血、尿电解质结果显示低血镁和低尿钙，提示 Gitelman 综合征的可能性更高，但这两种疾病都属于罕见病，其临床特征和检测结果相似性较高，极易混淆，且在不同患者中存在一定的异质性。因此，在多学科会诊时，临床医生也无法仅凭现有的检查结果对疾病进行明确诊断，担心发生漏诊和误诊。

基因检测是相关指南推荐确诊两种疾病的重要方法，检验科在与临床沟通的过程中积极推进完善患者的基因检测，希望找到与患者疾病相关的致病基因，进而明确病因，这一观点也与临床达成充分的共识。最终，通过全外显子组基因检测方法，发现患者 *SLC12A3* 基因存在两个杂合致病性变异，帮助临床诊断 Gitelman 综合征，为患者找出了"低钾血症"的病因，并指导临床进行对症治疗。此外，临床也建议患者进行家系验证来进一步明确病因和诊断。

由于分子检测技术的发展，越来越多疾病的分子致病机制被发现，并被写入疾病的诊治指南中。临床在诊断疾病时也不再局限于常规的生化或免疫学等检测结果，对基因检测的需求日益增长，这对检验科来说也是一种挑战。检验科除满足基本临床检测要求外，也要更多关注疾病诊疗的最新信息，注重与临床沟通交流，以便及时调整或开展更有效的检测项目。另外也需要不断学习和掌握先进的技术，提高检测能力，从而更好地服务临床，帮助患者得到更好的治疗。

专家点评

Gitelman 综合征是一种较为罕见的遗传性肾小管疾病，以低血钾为主要表现，常因起病隐匿且症状不明显而被忽略。临床需综合患者的病史，并结合血气和血、尿电解质以及内分泌功能和影像学检查结果进行多疾病的排查，具有一定的难度，且极易与Bartter 综合征混淆。随着分子检测技术的发展和对 Gitelman 综合征研究的深入，疾病在分子层面的致病机制已被明确，基因检测也越来越多地被用于该病的诊断和鉴别诊断当中，帮助临床更好地开展诊治工作。

此案例中患者的临床症状和检测结果都相对比较典型，根据检查结果进行的疾病排查逻辑和过程也比较清晰合理，具有很好的参考和学习价值，同时也充分体现了实验室检查，尤其是基因检测在临床疾病诊断中的重要性。

参考文献

［1］BLANCHARD A，BOCKENHAUER D，BOLIGNANO D，et al. Gitelman syndrome：consensus and guidance from a Kidney Disease：Improving Global Outcomes（KDIGO）Controversies Conference［J］. Kidney International，2017，91（1）：24-33.

［2］中国研究型医院学会罕见病分会，中国罕见病联盟，北京罕见病诊疗与保障学会，等. Gitelman 综合征诊疗中国专家共识（2021 版）［J］.协和医学杂志，2021，12（6）：902-912.

［3］FULCHIERO R，SEO-MAYER P. Bartter syndrome and Gitelman syndrome［J］. Pediatr Clin North Am，2019，66（1）：121-134.

［4］CUNHA T D S，HEILBERG I P. Bartter syndrome：causes，diagnosis，and treatment［J］. Int J Nephrol Renovasc Dis，2018（11）：291-301.

［5］WALSH P R，TSE Y，ASHTON E，et al. Clinical and diagnostic features of Bartter and Gitelman syndromes［J］. Clin Kidney J，2018，11（3）：302-309.

［6］PETERS M，JECK N，REINALTER S，et al. Clinical presentation of genetically defined patients with hypokalemic salt-losing tubulopathies［J］. Am J Med，2002，112（3）：183-90.

30

被手足口病"掩盖"的原发性甲基丙二酸血症

作者： 谢汛杰[1]，谢海瑞[2]（南方医科大学珠江医院，1 检验医学部；2 儿科中心）

点评专家： 谢海瑞[1]，曾伟宏[2]（1 南方医科大学珠江医院，2 广东省妇幼保健院）

前言

遗传代谢病发病率低，临床表现不明显，常规实验室检查不特异，故常被其他疾病"掩盖"，如未被及时发现，容易造成误诊、漏诊，可致残甚至致死。本案例是一例被手足口病"掩盖"的原发性甲基丙二酸血症。

案例经过

患儿，男性，1 岁 9 个月，因"呕吐 3 天，发热伴精神差 2 天，抽搐半天"到外院就诊。当地医院予以灌肠、镇静、抗感染、补液、纠正酸中毒等治疗后，症状无明显改善，因病情危重，遂转入我院进一步治疗。

患儿收入我院儿科重症监护病房（pediatric intensive care unit，PICU）后，查体有高热（39.4 ℃）、精神状态差（呼之不应）、间歇性抽搐等症状，其余无明显异常，初步诊断为：①发热、抽搐，查因待查：颅内感染？脑病？热性惊厥？②代谢性酸中毒。查血气：pH 7.314、PCO_2 24.3 mmHg、HCO_3^- 12.5 mmol/L、BE 11.4 mmol/L，生化总二氧化碳 7.5 mmol/L，提示严重酸中毒。查降钙素原、肝素结合蛋白提示存在感染情况。查脑电图异常。查脑脊液常规、脑脊液生化、自身免疫性脑炎抗体、脑脊液病原微生物检查及脑部 CT、MRI 均无异常。查肠道病毒：通用型（EV）阳性，柯萨奇病毒 A 组 16 型阳性，提示手足口病，并修正目前的诊断为：①手足口病重症；②代谢性酸中毒，并继续予以抗感染、纠正酸中毒等对症治疗。复查肠道病毒检查结果转阴后，患儿仍有轻度酸中毒等表现，考虑不排除遗传性代谢性疾病引发难以纠正的酸中毒，遂进行遗传代谢病筛查。遗传代谢病筛查结果提示：游离肉碱（C0）2.53 μmol/L ↓，丙酰肉碱（C3）3.27 μmol/L，C3/C0 1.29 ↑，C3/C2 0.32 ↑，符合游离肉碱缺乏症，并不排除甲基丙二酸血症。根据遗传代谢病筛查结果加做血尿有机酸分析：血液甲基丙二酸 4940 μg/L ↑、尿液甲基丙二酸 33.5 μg/L ↑、尿液 3-羟基丙酸 2.6 μg/L ↑，甲基枸橼酸 3.4 μg/L ↑。结合血尿代谢组学检查结果，诊断为甲基丙二酸血症，予以补充左卡尼丁、维生素 B_{12}，限制蛋白摄入等治疗后，患儿情况好转，转入儿童神经康复科进行康复治疗，并在一周后予以办理出院，嘱咐门诊随访治疗。

案例分析

1. 临床案例分析

病程初期，患儿出现严重酸中毒及以脑部尤为明显的症状，临床医生误以为是脑部疾病引起的抽搐、呕吐及精神状态差，故针对脑部疾病展开检查和治疗，但最后检查结果无特异性阳性指标，治疗效果也欠佳。出现上述症状的原因，是患儿体内甲基丙二酸蓄积在脑部（后查脑脊液 C3 0.37 μmol/L，甲基丙二酸 1870 μg/L），引起脑部代谢功能紊乱。予以患儿排酸抑酸治疗，上述症状即可改善。

病程前、中期，患儿查出感染手足口病，临床医生纠正诊断和治疗方案，但在手足口病病毒转阴后，患儿体内酸中毒却未被完全纠正。综合分析，本案例中甲基丙二酸是基础病，手足口病是诱因。患儿从脱离母体，形成独立代谢个体后，体内的甲基丙二酸开始蓄积，但由于患儿体内的甲基丙二酸形成一种产生与排出的动态平衡，患儿在发病前，未表现出临床症状。当患儿感染上手足口病，体内的甲基丙二酸动态平衡被打破，从而引发临床表现"正反馈式"的爆发。如果无法找出手足口病背后的真凶，没有"根治"甲基丙二酸血症，即使本次病情好转，日后患儿还会因各种原因引起严重酸中毒，没有及时治疗，也会有致残、致死的风险。

病程中期，患儿体内酸中毒未被完全纠正。针对这种难治性的酸中毒，临床医生怀疑该患儿可能是遗传代谢病，故采集患儿的干血片送至检验科进行遗传代谢病筛查。检验结果提示，患儿游离肉碱偏低，丙酰肉碱与游离肉碱比值出现升高不排除丙酸血症或甲基丙二酸血症的可能，建议检测尿液有机酸，并在补充左卡尼丁后复查遗传代谢病筛查。

病程后期，在予以患儿补充左卡尼丁后并复查遗传代谢病筛查，患儿丙酰肉碱 37.47 μmol/L ↑，结合血尿甲基丙二酸结果，诊断该患儿是甲基丙二酸血症，后续基因分析结果确诊患儿是甲基丙二酸血症 cblC 型合并同型半胱氨酸（47.99 μmol/L）。在继续补充左卡尼丁的同时给予维生素 B12 和限制蛋白摄入等改善代谢的治疗下，患儿症状有所好转，并从 PICU 转诊至普通病房继续治疗。

2. 检验案例分析

患儿因重症手足口病收治入我院，在临床治疗下，患儿手足口病治愈，但仍出现难治性酸中毒的症状。临床医生怀疑患儿存在遗传代谢病的可能，遂送检干血片进行遗传代谢病筛查检测。结果发现患儿游离肉碱降低，其他检测指标均无明显异常。这时，检验人员发现该患儿的报告有两个异常点，即丙酰肉碱与游离肉碱比值，丙酰肉碱与乙酰肉碱（C2）比值异常，考虑患儿体内是否由于游离肉碱缺乏，导致总体脂肪酸肉碱水平下降，造成丙酰肉碱假阴性的可能。为了证实该猜想，检验人员联系管床医生进行沟通，除了开展进一步检查，还建议临床给予患儿补充左卡尼丁后再次复查肉碱谱检测。最后在患儿体内（图 30.1）及尿液（图 30.2）中，均发现甲基丙二酸水平异常升高，并且在补充左卡尼丁后，患儿丙酰肉碱高达 37.47 μmol/L，这证实了检验人员的猜想（病程初期游离肉碱被大量消耗，引起总体肉碱水平偏低，导致丙酰肉碱假阴性），随后检验人员与管床医生取得联系，明确该患儿是甲基丙二酸血症，但由于甲基丙二酸血症存在多种分型，且各分型的治疗方案有所差异，因此，需要完善基因分析。

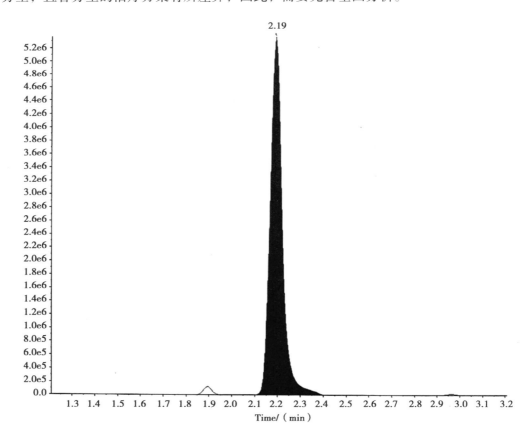

图 30.1　甲基丙二酸质谱图

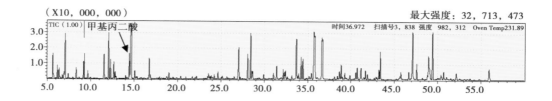

图 30.2　甲基丙二酸气相色谱图

在本案例中，C3/ C0 和 C3/ C2 是诊断的关键，而这类比值指标也常常容易被检验人员忽视，如果只看到游离肉碱降低，其他检测指标均无明显异常，很容易误导临床患儿是游离肉碱缺乏症。如果把该错误结果审核出去，会误导临床往往只补充左卡尼丁（左旋肉碱）治疗方向走，耽误患儿病情。

知识拓展

甲基丙二酸血症（methylmalonic acidemia，MMA）是因甲基丙二酰辅酶 A 变位酶基因缺陷或辅酶维生素 B_{12}（钴胺素）代谢缺乏导致支链氨基酸或奇数链脂肪酸代谢过程中，中间产物甲基丙二酰辅酶 A 无法代谢成琥珀酰辅酶 A 而产生的旁路代谢产物（图 30.3）。临床上通过检测遗传代谢病筛查，发现甲基丙二酸患者体内丙酰肉碱、丙酰肉碱与游离肉碱比值、丙酰肉碱与乙酰肉碱比值升高。但值得注意的是，丙酰肉碱与丙酰肉碱比值的升高也可见于丙酸血症和多种羧化酶缺乏症等，需要检测血尿有机酸进行鉴别。甲基丙二酸患者血液、尿液中可检测出高浓度的甲基丙二酸、3- 羟基丙酸、甲基枸橼酸；丙酸血症患者血液、尿液中仅可发现 3- 羟基丙酸、甲基枸橼酸升高，而甲基丙二酸正常；多种羧化酶缺乏症患者除了甲基丙二酸和甲基枸橼酸升高，还能发现 3- 甲基巴豆酰甘氨酸、3- 羟基异戊酰肉碱（C5-OH）等指标异常。

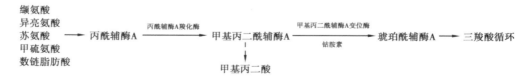

图 30.3　支链氨基酸及奇数链脂肪酸代谢图

临床上将甲基丙二酸血症分为甲基丙二酰辅酶 A 变位酶基因缺陷（Mut 型）和钴胺素代谢障碍（6 个类型，分别是 cblA、cblB、cblC、cblD、cblF、cblH）（图 30.4）。Mut、cblA、cblB、cblH 表现为单纯 MMA，而 cblC（本病例）、cblD、cblF 为 MMA 伴随同型半胱氨酸（homocysteine，HCY）升高，故临床上可通过检测 HCY 水平，发现部分类型 MMA。

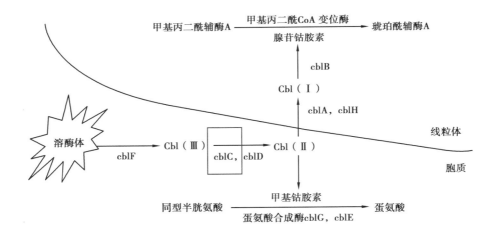

图 30.4 甲基丙二酸代谢图

除上述原发性甲基丙二酸血症外，临床上亦可见到因摄入药物、酗酒、患有血液等其他疾病等原因导致的维生素 B$_{12}$ 缺乏，从而引起继发性甲基丙二酸血症，该类疾病预后相对良好，只要去除病因或有效补充维生素 B$_{12}$ 即可逆转代谢。

案例总结

本案例是一例容易被漏诊甲基丙二酸血症的案例。患儿的临床症状以脑部症状与酸中毒尤为明显，容易被误诊为脑膜炎等脑部疾病。查出肠道病毒阳性后，临床容易误以为患儿只是简单的重症手足口病引发的症状。手足口病转愈后仍出现酸中毒症状，仍需排查背后"真凶"。首次质谱筛查结果，单指标结果指向性不明显，需要联合多指标分析才能发现结果异常之处。最后在生化平台、代谢组学平台、基因诊断平台的综合分析下，患儿的病因最终被查出。故在临床诊断工作中，需要多维度分析，抽丝剥茧，逐个排查，减少误诊、漏诊风险；在检验工作中，需要仔细分析每个指标，关联多指标分析，结合多平台分析，为临床诊断工作保驾护航。

甲基丙二酸血症在临床上极容易被漏诊、误诊，导致患儿致死致残。究其原因，其一，甲基丙二酸血症临床症状不典型，容易被误诊为其他疾病；其二，常规生化检测难以检查出甲基丙二酸血症，需要对患者的血液、尿液、氨基酸谱、肉碱谱、有机酸谱进行质谱分析，因多数检验科不配备质谱检测能力，故容易漏诊；其三，遗传代谢病发病率低，且主要在新生儿期、婴儿期发病，容易忽略其他年龄段发病的患儿；其四，我国新生儿遗传代谢病质谱筛查率低，容易被忽视，难以及早发现，错过治疗时机，致残、致死。因此，建议新生儿在出生后一周内，临床收治入院时进行遗传代谢病质谱筛查。

专家点评

甲基丙二酸血症是儿童比较常见的遗传代谢性罕见病。①急性发病时多表现为严重代谢性酸中毒、高乳酸血症、抽搐、意识障碍等急性代谢紊乱和脑病症状，容易被误诊为严重感染导致的脓毒性休克或脑部感染，延误救治，因此，对于急诊、PICU、新生儿重症监护病房（neonatal intensive care unit，NICU）的医生来讲，对此类患儿常规进行遗传代谢性疾病检测非常必要。②甲基丙二酸血症并不都是在出生后即出现明显症状，往往随着代谢产物的蓄积以及存在感染、应激等诱因时才会表现出代谢危象，因此，新生儿遗传代谢性疾病筛查也非常必要，在检测结果出现可疑时，应进一步考虑做基因检测，明确是否为维生素 B_{12} 敏感型甲基丙二酸血症，尽早确诊，尽早干预，尽量避免出现代谢紊乱、脑发育异常等后果。③甲基丙二酸血症根据代谢产物蓄积程度及生长发育阶段在各年龄段中的临床表现不尽相同。通常发病年龄越早，急性代谢紊乱和脑病表现越严重。其他不典型临床表现主要包括消化系统症状，如呕吐、喂养困难等以及神经系统症状如小头畸形、智力发育和运动发育迟缓、落后和倒退，还可伴发血液系统、肝脏、肾脏、皮肤和周围神经受累。成人患者首发症状可为周围神经病变和精神心理异常。因此，任何年龄段患者表现出无相应器官明显器质性病变的喂养困难、生长发育迟缓、行为异常都要尽可能地排除甲基丙二酸血症。

遗传代谢病可在各个时期发病，发病时间及严重程度与发病类型、酶缺乏程度、代谢物累积程度等因素相关，而婴幼儿期发病临床症状不明显，甚至无明显症状，往往因一些诱因如感染而发病，临床上易漏诊和误诊。本案例从患儿发病、诊断与判别诊断、治疗及后续随访等思路清晰、逻辑缜密，有理有据，符合临床诊疗规范，同时通过对"常见病"生动引出"遗传代谢病"，强调遗传代谢病诊断所需具备的临床思维和诊断手段，让人印象深刻。我国在 2019 年发布的《罕见病诊疗指南（2019 年版）》中，120 多病种中近一半为遗传代谢病，而遗传代谢病的发病率高：达 1/3000~1/5000，可见"罕见病不罕见"，而作为遗传代谢病检测利器的串联质谱筛查目前并未得到大范围的推广及运用，这样会导致很多疾病漏检。串联质谱筛查及气相色谱尿液有机酸分析，虽然能检测出众多疾病，但检测指标众多，容易遗漏某些指标，导致漏筛，这需要工作细致以及经验丰富的检验或临床工作人员分析解读报告。本案例很好地体现了积极有效的临床工作对疾病诊疗的重要意义。

参考文献

［1］ 顾学范 . 临床遗传代谢病［M］. 北京：人民卫生出版社，2015.

［2］ 魏晨曦，赵婉晴，张亚男 .19 例 cblC 型甲基丙二酸血症患儿临床资料及基因型分析［J］. 临床荟萃，2022，37（1）：46-51.

［3］ 韩笑，韩炳娟，朱薇薇 . 甲基丙二酸血症诊治及预后研究进展［J］. 中国实用儿科杂志，2021，36（6）：463-468.

［4］ 李彩红，许保磊，孙虹，等 . 以周围神经损伤为主的晚发型甲基丙二酸血症合并同型半胱氨酸血症 1 例［J］. 临床神经病学杂志，2022，35（5）：387-389.

［5］ 韩连书 . 甲基丙二酸尿症生化基因诊断及产前诊断［J］. 中国实用儿科杂志，2018，33（7）：498-501.

［6］ 韩连书，高晓岚，叶军，等 . 串联质谱技术在有机酸血症鉴别诊断中的应用［J］. 临床儿科杂志，2006，24（12）：970-974.

31

空泡蝶鞍综合征

作者：王永斌[1]、黄燕妮[2]（昆明医科大学第三附属医院，1 检验科；2 核医学科）

点评专家：邓智勇（昆明医科大学第三附属医院）

前言

下丘脑分泌促性腺激素释放激素（gonadotropin-releasing hormone，GnRH），可促进垂体分泌生长激素（growth hormone，GH）、促黄体生成素（luteinizing hormone，LH）、卵泡刺激素（follicle stimulating hormone，FSH）和泌乳素（prolactin，PRL）。泌乳素作用于乳腺，促进乳腺发育及乳汁的产生。而 LH 和 FSH 作用于女性的卵巢，促进卵巢分泌孕酮（progesterone，P）和雌二醇（estradial，E2）。在男性中，LH 与 FSH 则作用于睾丸，促进睾丸分泌睾酮素（testosterone，T）。血中睾酮、雌二醇、孕酮的含量又会通过反馈机制作用到下丘脑，当血中这些激素的含量升高或降低时，下丘脑收到反馈信息后会调整 GnRH 的分泌，以调整血清中 LH、FSH、PRL 的量，达到动态平衡。但某些病理情况可改变该轴的平衡，导致激素的异常变化。

案例经过

患者，女，47 岁，已婚，初潮 11 岁，末次月经 2020 年 2 月，现已绝经。2020 年 4 月 22 日因腹胀就诊于某县医院，行 B 超检查提示：中量腹水。该院建议至上级医院就诊。患者于 2020 年 4 月 28 日就诊于某三甲医院，行 CT 检查提示：双侧附件区密度欠均匀，左附件区低密度灶，盆腔腹膜及大网膜广泛增厚且腹盆腔大量积液，建议结合 B 超或进一步 MRI，排外肿瘤。胃镜检查提示：胃体病变性质待查（癌症可能）。肠镜检查提示：降结肠息肉（已切除）。取材后病理提示：（胃体，活检）送检组织中部分腺体高级别上皮内瘤变；（降结肠，活检）管状腺瘤。患者于 2020 年 6 月 3 日行腹腔镜探查取材，术后病理提示：（腹膜结节）结合病史资料及免疫组化结果，病变支持转移性腺癌。患者分别于 2020 年 6 月 7 日、6 月 30 日行"紫杉醇（白蛋白结合型）+ 替吉奥"方案化疗 2 周期。化疗后患者腹水已明显减少。后于 2020 年 7 月 21 日首次入我院住院治疗。2020 年 7 月 28 日 PET-CT 提示：①胃体部小弯侧胃壁略增厚伴代谢轻度增高，胃癌不排外，请结合胃镜检查；②大网膜、肠系膜片絮状、结节状增厚伴代谢轻度增高，符合转移征象。胃镜提示：胃体底交界处后壁肿块性质待查。肠镜提示：未见明显异常。患者有化疗适应症，无化疗禁忌，于 7 月 31 日、8 月 24 日行"紫杉醇（白蛋白结合型）+ 替吉奥"方案化疗 2 周期，化疗后出现Ⅱ度骨髓抑制，予以升白细胞治疗后好转。如今为进一步治疗来我院就诊，门诊以"腹膜转移性癌"收入院。为完善相关检查，行甲状腺功能和性功能六项检查，结果见表 31.1、表 31.2。

表 31.1　患者的甲状腺功能检查结果

项目	单位	时间						参考范围
		2020-07-18	2021-04-07	2021-07-08	2021-09-06	2021-11-10	2022-03-10	
T3	ng/mL	1.41	1.36	1.27	1.19	1.23	1.01	0.9~1.8
T4	μg/dL	10.68	11.59	11.12	17.40 ↑	11.52	10.25	5~13
TSH	μIU/mL	4.98 ↑	5.9 ↑	26.28 ↑	7.68 ↑	35.95 ↑	74.10 ↑	0.27~4.2
TG	ng/mL	4.34	2.98 ↓	24.69	12.04	27.94	10.49	3~72
TG-Ab	IU/mL	11.98	13.88	11.64	12.1	15.46	15.13	<110
TPO-Ab	IU/mL	2.00	2.00	2.00	2.00	3.42	2.00	<40
FT3	pmol/mL	4.98	5.46	4.39	3.89	4.18	3.10 ↓	3.5~7
FT4	pmol/mL	15.71	17.54	15.07	21.33	15.36	13.51	10~22.5
RT3	ng/dL	43.64	63.57	55.88	94.45	82.68	89.87	40~85

表 31.2　患者的性功能六项检查结果

项目	单位	时间						参考范围（绝经期）
		2020-09-13	2021-04-07	2021-07-18	2021-09-06	2021-11-10	2022-03-10	
FSH	mIU/mL	24.37	87.74	30.89	13.42	38.16	13.27	19~132
E2	pg/mL	34.78	19.27	24.43	21.94	41.28	5.01	5~136
LH	mIU/mL	8.68	48.84	6.45	1.90	5.92	0.90	14~58
T	ng/dL	16.23	17.53	44.88	14.63	35.86	9.00	0~100
P	ng/mL	0.10	0.50	0.85	0.56	0.70	0.64	0.1~1.8
PRL	ng/mL	21.35	11.63	62.25 ↑	141 ↑	94.07 ↑	204.35 ↑	2.5~27

面对由垂体分泌的 TSH、FSH、LH、PRL 升高和降低变化没有规律的情况，我们该如何解释？

案例分析

1. 检验案例分析

2022 年 3 月 10 日，患者促甲状腺激素（thyroid stimulating hormone，TSH）为 74.10 μIU/mL，异常增高，原因不明，但甲状腺素（T4）、游离甲状腺素（FT4）均正常，且患者 TPO-Ab，TG-Ab 均为阴性，排除桥本氏甲状腺炎并发甲状腺功能减退的可能。查看既往检查结果发现，患者自 2020 年 7 月入我院 TSH 变化就较大，且与 FT4 变化同步性差，两者关系不紧密，甚至出现 2021 年 9 月 T4、TSH、FT4 升高至正常高值附近，十分不合理。再查看性激素检查结果，同样发现，FSH、LH、PRL 变化也较大，且忽高忽低，没有规律性。此时实验室考虑：①干扰？倾向异嗜性抗体干扰；②垂体瘤？

针对干扰情况，检验采取样本稀释试验，进行验证。试验结果见表 31.3。

表 31.3 样本稀释试验结果

项目	原倍	1：1	回收率 /%	1：2	回收率 /%	1：5	回收率 /%
TSH	74.1	37.48	101.1	25.0	101.2	14.92	120.8
PRL	197.66	111.3	112.6	79.76	120.8	50.69	153.6

稀释结果分析：TSH 的 R^2 为 0.9，PRL 的 R^2 为 0.92（图 31.1），排除干扰的情况。

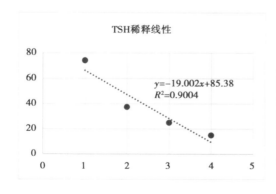
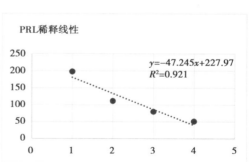

图 31.1 TSH、PRL 的线性图

检验通知临床：患者甲状腺功能和性激素异常，TSH 历史变化失去规律，同时患者 PRL、FSH、LH 等垂体激素也出现异常变化的情况，这些情况应得到足够的关注。

2. 临床案例分析

患者当天（2022 年 3 月 10 日）的心电监护显示：体温 36.5 ℃，心率 104 次 / 分，呼吸 19 次 / 分，血压 107/70 mmHg，SPO₂：98%（鼻导管吸氧，5 L/min）。家属要求回当地继续治疗，今日出现少尿，总入量 4900 mL，出量 1200 mL，考虑肾功能不全，同时大便带血，消化道出血。因患者目前的临床症状和病史并不能解释血清甲状腺功能和性激素的异常变化，故行脑 MR 检查，以排除脑垂体病变情况，医生开立临时医嘱：脑 MR 以及甲状腺超声检查。回示结果如下。

脑 MRI 提示：①左岛叶结节状异常信号，考虑血管周围间隙扩大；②额顶部蛛网膜下腔增宽；③空泡蝶鞍；④双侧上颌窦炎。

甲状腺超声提示：甲状腺内部回声欠均匀。甲状腺两侧叶内异常回声结节，性质待查，TI-RADS：3 类，考虑结节性甲状腺肿合并胶质囊肿可能。左侧锁骨上淋巴结显示。双侧颈部、右侧锁骨上淋巴结：未见异常肿大。

脑 MRI 并未提及垂体占位等异常描述，与此同时甲状腺超声也没有异常情况。但患者甲状腺功能和性激素的结果和既往结果均较为异常，变化较大，激素水平不稳定，原因不能解释。此时，向检验医师反馈，脑 MRI 及甲状腺超声未见明显异常。诊断陷入僵局，计划继续观察甲状腺功能和性激素情况。

为了不放过任何一个细节、线索，检验医师认真查看脑 MRI，空泡蝶鞍的诊断引起了检验医师的关注，随后与影像科医师沟通得知，空泡蝶鞍是一种脑部疾病，如先天性鞍膈发育异常、高血压、脑积水等，可导致脑脊液随大脑搏动而不断进入蝶鞍，形成蛛网膜囊肿，压迫正常垂体，出现垂体功能异常。随着脑脊液的变化导致垂体功能异常，甲状腺功能和性激素的脑垂体激素无规律变化。得知此信息后，现在所有甲状腺功能与性激素的异常变化均能得到合理的解释。同时，电话告知主管医师，患者 MRI 的空泡蝶鞍，并对患者进行告知。

知识拓展

空泡蝶鞍综合征（empty-sella syndrome，ESS）是指蝶鞍被脑脊液占据，致蝶鞍扩大，垂体受压缩小，临床出现占位症状及内分泌改变的一组综合症。其中非手术或放射治疗引起，无明显诱因可寻者称为原发性空泡蝶鞍综合征。原发性空泡蝶鞍综合征常见于伴有高血压的女性，常因其他指征行 CT 或 MRI 时偶然发现，其尸检的发生率为 6%~20%，大多数无明显症状，20%~50% 临床表现为内分泌异常。由于空泡蝶鞍综合征临床表现复杂多样，症状不典型，误诊、漏诊率较高。近年来，随着影像技术发展，空泡蝶鞍综合征的报道病例也越来越多。

空泡蝶鞍综合征的发病机制是蝶鞍部蛛网膜结构异常或者功能缺陷，导致脑脊液随大脑搏动而不断加入蝶鞍内部，在蝶鞍内形成蛛网膜囊肿，进而使得蛛网膜囊肿压迫正常垂体，出现垂体功能异常改变。由于脑脊液的流动性，其压迫垂体程度不均，出现垂体功能随着脑脊液的变化而变化，也就是之前出现的 TSH、FSH、LH、PRL 等忽高忽低的剧烈变化。

实验室在检测甲状腺功能和性激素等内分泌激素时，不仅需要分析每一次结果是否异常，可能存在什么样的疾患，同时还应联系整个激素水平的变化，如甲状腺功能与性激素的整合、时间前后的整合，多分析，找出这些激素背后的意义和提示，进一步查明异常结果或矛盾结果的原因。

案例总结

目前，实验室检测激素的主要手段为免疫学化学发光检测，其灵敏度和特异度均有很大的保证，但也不可避免会出现干扰和基质效应。因此，出现暂时还不能解释的异常报告时，排除干扰是实验室的首要任务，也是一名合格检验工作者的第一反应。排除干扰后，应深入分析其他激素的水平变化。例如，该案例的 FT3、FT4、E2、P 等的变化也与常规模式不完全一样，甚至有矛盾的情况，这时应把目光投向临床，查看患者的情况，与临床沟通，从实验室的角度，倾向考虑是什么部位或系统出现问题，与临床一起寻找原因，加做其他相关检查，进一步明确患者可能遗漏的情况，为准确诊断提供实验室有价值的信息和沟通。

专家点评

颅脑空泡蝶鞍较为少见，临床容易遗漏，存在一定的医疗纠纷隐患。甲状腺功能与性激素的异常，各激素之间互相不支持，甚至矛盾时，应进行多学科诊疗，发挥各学科优势，寻找原因。每一个激素结果都应有合理的解释，如果不能，则应高度重视可能遗漏的环节，避免医疗纠纷。此案例中，检验、影像等医技部门均积极参与临床诊疗工作，提供了较为全面、可靠的线索。

参考文献

［1］ 陈灏珠. 实用内科学［M］. 12 版. 北京：人民卫生出版社，2001.

［2］ BJERFE P. The empty sella. A reappraisal of etiology and pathogenesis［J］. Acta Neurol Scand Suppl，1990，130：1-25.

［3］ DE MARINIS L，BONADONNA S，BIANCHI A，et al. Primary empty sella［J］. J Clin Endocrinol Metab，2005，90（9）：5471-5477.

［4］ CHILOIRO S，GIAMPIETRO A，BIANCHI A，et al. Empty sella syndrome：Multiple endocrine disorders［J］. Handb Clin Neurol，2021，181：29-40.

32

贫血和血小板减少引出的狼疮性肾炎

作者：陈希[1]，陶真宁[2]（北部战区总医院，1 检验医学中心；2 风湿免疫科）

点评专家：刘静（北部战区总医院）

前言

狼疮性肾炎（lupus nephritis，LN）的临床表现多类似于肾病综合征或慢性肾小球肾炎，出现血尿、蛋白尿、水肿、高血压等症状，是系统性红斑狼疮患者最常见和最严重的并发症和致死因素之一。狼疮性肾炎作为典型的免疫炎症性疾病，血小板与其发病机制关系的研究受到了医学研究领域的广泛关注。狼疮性肾炎患者出现血小板减少是提示疾病恶化及预后不良的标志。目前狼疮性肾炎的治疗方法有所改进，但狼疮性肾炎诱导缓解或预防复发治疗的有效性仍然很低，临床统计，只有不到 30% 的患者会在治疗的 6 个月内得到完全缓解。

案例经过

患者，女，60 岁，因"乏力伴头晕 2 月余"入院。2023 年 2 月，患者新冠病毒感染后查血常规发现血小板减少至 37×10^9/L，未在意。3 月份来自觉乏力伴头晕，并逐渐加重。2023 年 5 月 11 于某市第一人民医院查头部 CT，结果未见明显异常。2023 年 5 月 15 日于我院门诊查血常规：白细胞计数（WBC）4.3×10^9/L，血红蛋白（Hb）63 g/L，血小板计数（PLT）38×10^9/L，为进一步诊治办理入院。患者精神欠佳，乏力，食欲一般，睡眠一般，体重无明显变化，排尿正常，大便正常，收住血液内科。

入院后查体：体温 36.9 ℃，心率 94 次 / 分，呼吸 20 次 / 分，血压 186/100 mmHg。贫血貌，皮肤散在出血点及瘀斑，颜面无皮疹，甲周无红斑，眼睑无浮肿，结膜无苍白，巩膜无黄染，鼻腔及外耳道通畅，无口腔溃疡，无猖獗龋齿。气管居中，甲状腺无肿大，颈动脉搏动正常，颈静脉无怒张。心律齐，未闻及杂音，双肺呼吸音减弱，未闻及干湿啰音，腹软，肝脾肋下未及，双下肢重度浮肿。

实验室检查，各检查项目和结果如下。

（1）血常规：白细胞计数（WBC）4.3×10⁹/L；血红蛋白（Hb）63 g/L ↓；血小板计数（PLT）38×10⁹/L ↓。

（2）凝血：凝血酶原活动度（prothrombin time activity，PTA）125% ↑；D-二聚体（D-Dimer）13.10 mg/L FEU ↑；纤维蛋白降解产物（fibrin degradation product，FDP）15.04 μg/mL ↑。

（3）生化检查：血清肌酐测定（CREA）481.20 μmol/L ↑；胱抑素 C（cystatin C，CysC）5.15 mg/L ↑；血清尿酸测定（uric acid，UA）550 μmol/L ↑；血清尿素测定（UREA）28.40 mmol/L ↑；血清钙测定（Ca）1.91 mmol/L ↓；血清磷测定（P）1.57 mmol/L ↑；N 末端 B 型利钠肽前体（NT-proBNP）>35000 pg/mL ↑；高敏肌钙蛋白（hs-TnT）81 ng/L。

（4）免疫检查：抗 β2 糖蛋白 IgG 抗体 29.4 U/mL ↑，IgM 正常；抗心磷脂抗体阴性；直接抗人球蛋白试验阳性；狼疮抗凝物：LA1 54.0 秒 ↑，LA2 34.7 秒，LA1/LA2 比值 1.56 ↑；尿微量蛋白检测：尿免疫球蛋白 G 613.00 mg/L，尿转铁蛋白 157.00 mg/L，尿 α1 微球蛋白 185.00 mg/L，尿微量白蛋白 2190 mg/L。

（5）自身免疫抗体检测：抗核抗体阳性；抗双链 DNA 抗体阳性；抗线粒体抗体（anti-mitochondrial antibody，AMA）阳性。

（6）骨髓铁染色：细胞外铁阴性。

（7）影像学检查结果如下。心脏彩超提示：符合高血压病，主动脉硬化改变，心包积液（中量）。肺 CT 提示：双肺炎症、双侧胸腔积液伴双肺膨胀不全，建议治疗后复查。腹部彩超提示：肝胰脾、双肾输尿管膀胱未见明显异常。

血液科给予完善骨穿，对症血小板输生成素、人免疫球蛋白升血小板治疗，对症给予硝普钠控制血压治疗，请心内科、肾内科、风湿免疫及神经内科会诊协助诊治。肾内科会诊诊断肾功能不全（慢性肾衰竭可能性大），给予对症保肾治疗。风湿免疫科会诊诊断结缔组织病，系统性红斑狼疮可能性大，转入风湿免疫科进行原发病治疗，患者病程中存在关节炎，根据后期化验结果回报：抗核抗体（antinuclear antibody，ANA）高滴度阳性，抗双链 DNA 抗体阳性，根据 2019 年 EULAR/ACR 系统性红斑狼疮分类标准，抗核抗体滴度≥1：80，血小板减少（4 分），溶血性贫血（4 分），心包渗出液（5 分），关节受累（6 分），尿蛋白 >0.5 g/24 h（4 分），补体 C3 下降（3 分），抗 dsDNA 抗体阳性（6 分），共 32 分，可确诊系统性红斑狼疮、狼疮性肾炎，抗核小体阳性支持狼疮性肾炎诊断。抗环瓜氨酸肽（cyclic citrullinated peptide，CCP）抗体增高考虑与系统性红斑狼疮（systemic lupus erythematosus，SLE）引起多项自身抗体阳性相关，暂不考虑类风湿关节炎诊断。给予生物制剂贝利尤单抗，控制病情。治疗上继续甲泼尼龙 60 mg 静脉输液每日 1 次，免疫抑制剂可给予联合环磷酰胺，控制病情。后肾脏病变重，随时有肾衰可能，应用呋塞米时间较长，为避免耐药，再次申请肾内科会诊，指导进一步治疗。血小板升至 $50 \times 10^9/L$ 以上，给予肝素抗凝，辅以降压、利尿、扩血管、护胃、保肾、纠正离子紊乱等对症治疗。

案例分析

1. 检验案例分析

患者为中老年女性，乏力伴头晕，血细胞分析结果提示重度贫血、血小板减少，报危急值。血常规结果结合化验 Coomb's 阳性，提示重度免疫性贫血。继续完善基本实验室检查，结果如下：NT-proBNP 显著增高，心包积液、肌钙蛋白、肌红蛋白增高，提示心脏受累；肌酐、尿微量蛋白增高，提示肾脏受累。在本病基础上，患者有高血压病史，长期未规律应用降压药控制血压，多种因素导致患者目前心肾功能不全、多系统受累。患者 ANA 高滴度阳性，抗双链 DNA 抗体阳性，确诊系统性红斑狼疮、狼疮肾炎，抗核小体阳性支持狼疮肾炎诊断。经完善以上实验室检查，系统性红斑狼疮、狼疮性肾炎诊断明确，贫血、血小板减少是狼疮性肾炎疾病恶化的标志。

通过贫血、血小板减少评估狼疮性肾炎的临床意义：血小板在免疫反应及抗血小板抗体的作用下出现破坏增多，约 7%~30% 的 SLE 患者会有不同程度的 PLT 减少，为 SLE 疾病活动性的特征性表现。血小板减少不仅与系统性红斑狼疮活动性评价指标具有一定的相关性，同时，与狼疮性肾炎肾功能及远期预后的评价指标也具有良好的相关性，狼疮性肾炎患者出现 PLT 减少是提示疾病恶化及预后不良的标志。PLT 在评估疾病活动性及肾脏受累程度上具有潜在的研究价值。

2. 临床案例分析

患者为中老年女性，乏力伴头晕，血细胞分析结果提示重度贫血、血小板减少，仔细询问患者病史，患者自述存在关节肿痛，在对症血小板输生成素、人免疫球蛋白升血小板治疗，给予硝普钠控制血压治疗后，心内科、肾内科、风湿免疫及神经内科会诊协助诊治。

针对该患者病情的主要诊治思路如下。

（1）实验室检查排除骨髓增生异常综合征、再生障碍性贫血、缺铁性贫血和巨幼细胞贫血。

（2）临床思路转向非血液系统疾病侵犯骨髓，需完善肿瘤相关检查，包括肿瘤系列及实体瘤影像学检查。肿瘤三项、糖类抗原153（CA153）、糖类抗原125（CA125）正常；肺癌两项：神经元特异性烯醇化酶（neuron specific enolase，NSE）20.06 ng/mL ↑，余正常。

（3）患者病程中存在关节肿痛，进一步检查抗核小体抗体、抗组蛋白抗体、抗线粒体抗体，均为阳性，根据2019年EULAR/ACR系统性红斑狼疮分类标准，确诊系统性红斑狼疮、狼疮性肾炎，抗核小体阳性支持狼疮性肾炎诊断。

（4）SLEDAI-2000评分提示病情重度活动，肾脏病变严重，随时有肾衰的可能。

知识拓展

系统性红斑狼疮是一种典型的自身免疫炎症性疾病，SLE可引起肾脏、心脏、血液系统、神经系统、皮肤及浆膜组织等全身多系统损害。当病变累及至肾脏时可引起狼疮性肾炎的发生，临床表现多类似于肾病综合征或慢性肾小球肾炎，出现血尿、蛋白尿、水肿、高血压等症状，是SLE最常见和最严重的并发症和致死因素之一。肾活检技术是目前用于诊断狼疮性肾炎和病理分型的金标准，但作为一种具有潜在并发症的侵袭性操作，并不适用于对狼疮性肾炎活动性的连续监测。SLEDAI-2000是临床上常用的评估SLE活动性的评分系统，该系统包含了对患者临床表现及相关实验室指标的评估。

活化的血小板可产生肿瘤坏死因子α家族的共刺激蛋白CD40L，免疫细胞CD40通过与肾间质细胞上的CD40L相互作用，从而促进了肾间质中免疫细胞的增多及肾间质、肾小球炎症反应的增强。CD40-CD40L途径是引起SLE患者中肾脏损伤的主要机制，选择性阻断CD40-CD40L途径可有效提高LN的治疗效果及预后。活化的血小板还可以诱导系膜细胞和系膜基质分泌单核细胞趋化蛋白1（monocyte chemotactic protein 1，MCP-1），引起肾脏组织中炎症细胞趋化和局部炎症反应，促进系膜组织的增殖和肾小球硬化。血小板源微粒主要是由活化血小板膜脱落后形成，其在止血、血栓形成、炎症和自身免疫等多种反应中的作用早已被研究并认识。随着Lu等最新实验研究的推进，发现LN患者外周血血小板微粒（platelet microparticles，PMPs）水平出现增加，而且与影响LN预后因素中的血压、蛋白尿水平具有一定的相关性。此外，有研究发现，血小板衍生因子可促进LN系膜重塑及肾小球硬化，活化的血小板和中性粒细胞为其主要来源。

案例总结

血小板减少存在于狼疮性肾炎中，常表明疾病的快速进展，预后不良。贫血、血小板减少是多种疾病的首发表现而非疾病，临床面对这样的血常规结果，除对症治疗外，还应针对原发病给予治疗。实验室的辅助检查结果对原发病的诊断起到重要作用，尤其是在自身免疫病的诊断中。

专家点评

系统性红斑狼疮是一种多脏器损伤的疾病，肾脏是主要的受损器官。狼疮性肾炎临床症状的强异质性与病程不同阶段、其他脏器受累程度及基因种族差异等多种因素有关。血小板减少存在于狼疮性肾炎中，常表现出疾病的快速进展、预后不良。本案例以大量检验结果为证据，为临床诊断提供了决策依据，各学科之间相互交叉渗透，各学科医师也应加强沟通交流，协同合作，共同提升疾病的诊断率，促进学科进步。

参考文献

［1］李慧，孟德钎，刘焱，等．中性粒细胞与淋巴细胞比值及血小板与淋巴细胞比值预测狼疮性肾炎疾病活动度的价值研究［J］.中国全科医学，2019，22（11）：1307-1311.

［2］SOLIMAN S，MOHAN C. Lupus nephritis biomarkers［J］. Clinical Immunology，2017，185：10-20

［3］DELMAS Y，VIALLARD J F，SOLANILLA A，et al. Activation of mesangial cells by platelets in systemic lupus erythematosus via a CD154-dependent induction of CD40［J］. Kidney Int，2005，68（5）：2068-2078.

［4］TANAKA T，KUROIWA T，IKEUCHI H，et al. Human platelets stimulate mesangial cells to produce monocyte chemoattractant protein-1 via the CD40/CD40 ligand pathway and may amplify glomerular injury［J］. J Am Soc Nephrol，2002，13（10）：2488-2496.

［5］LU G，XU R，ZHANG S，et al. Alteration of circulatory platelet microparticles and endothelial microparticles in patients with chronic kidney disease［J］. Int J Clin Exp Med，2015，8：16704.

［6］ZHAO X，HAO J，DUAN H，et al. Phosphoinositide 3-kinase/protein kinase B/periostin mediated platelet-derived growth factor-induced cell proliferation and extracellular matrix production in lupus nephritis［J］. Exp Biol Med（Maywood），2017，242（2）：160-168.

33

成骨不全症

作者： 蒋瑞妹[1]，马黎丽[2]（阜阳市人民医院，1 内分泌科；2 检验科）

点评专家： 马兴波（阜阳市人民医院）

前言

骨质疏松是一种以骨量减低、骨组织微结构损坏，导致骨脆性增加、易发生骨折为特征的全身性骨病。骨质疏松分为原发性骨质疏松和继发性骨质疏松两大类，其中继发性骨质疏松病因复杂多样，明确诊断在很大程度上依赖实验室及影像学检查，临床上容易发生漏诊及误诊。

本文报道了 1 例反复脆性骨折的青年男性患者的诊治过程，分析了骨质疏松诊断过程中实验室检查的适用性，建立了骨质疏松病因学诊断的思维方式，并通过加强问诊、体格检查及综合性检验，提高了临床对骨质疏松综合评估及诊治能力。

案例经过

患者，男，42 岁。2021 年 1 月 6 日因低血糖昏迷（否认跌倒、外伤）急送至当地医院，输注糖水后意识转清，感到腰背部疼痛，呈中等程度持续性胀痛，卧位休息后疼痛可缓解，坐位或活动时疼痛加重，伴活动受限，慈溪市人民医院摄腰椎 CT 提示：L1 椎体压缩性改变、骨小梁稀疏，建议手术治疗。2021 年 1 月 11 日就诊于我院骨科，骨科以"L1 椎体压缩性骨折"收住入院，排除手术禁忌证后行手术治疗，术后患者因血糖波动较大转入内分泌科进一步诊治。患者在 2008 年曾出现不明原因的颈椎脆性骨折。

既往史：1 型糖尿病病史 7 年余，平素胰岛素皮下注射控制血糖，血糖控制较差，有反复低血糖病史。手术史：2008 年曾因颈椎骨折于外院行颈椎内固定术。个人史：无烟酒不良嗜好。传染病史：否认肝炎、肺结核等传染疾病。过敏史：否认药物及食物过敏史；婚育史：已婚，育有一子。家族史：父母、兄弟姐妹及 1 子均无脆性骨折病史。

体格检查：血压 122/70 mmHg，体重 55 kg，身高 172 cm，BMI 18.6 kg/m²。神清，精神可，白色巩膜，粗测视力、听力正常；背部皮肤可见大片状咖啡斑，余皮肤未见异常色素沉着；心肺腹部查体无殊，胸骨无压痛，胸廓、骨盆无挤压痛，脊柱无畸形，多节段棘突压痛（+）、叩击痛（+），腰椎各方向活动受限，四肢关节无畸形，无关节过伸，活动正常，双下肢无水肿，双下肢浅感觉正常，病理征阴性。

辅助检查：血常规、大便常规正常；尿常规提示：尿酮体（ketone，KET）（+），血糖（glucose，GLU）（++++）；生化：白蛋白（albumin，ALB）35 g/L，高密度脂蛋白（high-density lipoprotein，HDL）0.7 mmol/L，余正常；凝血：D- 二聚糖 1.17 mg/L，余正常；免疫八项正常；骨代谢：碱性磷酸酶（alkaline phosphatase，ALP）120 U/L，1 型前胶原氨基端延长肽（P1NP）53.04 ng/mL↑，骨代谢标志物 N 端骨钙素（N-MID）14.89 ng/mL↑，β- 胶原降解产物（β-crosslaps，β-CTX）0.89 ng/mL↑，25- 羟基维生素 D（25-OH VD）24.46 ng/mL，甲状旁腺激素（parathyroid hormone，PTH）36.32 pg/mL；空腹 C- 肽 0.05 ng/mL（同步血糖 5.9 mmol/L），餐后 2 小时 C- 肽 0.06 ng/mL（同步血糖 10.9 mmol/L）；糖尿病自身抗体三项：谷氨酸脱羧酶（glutamate decarboxylase，GAD）（–），胰岛细胞抗体（islet cell antibody，ICA）（+），抗胰岛素自身抗体（insulin autoantibody，IAA）（+）；糖化血红蛋白（HbA1c）7.4%。影像学检查：全脊柱 CT 三维重建提示 C4—5 椎体术后改变，T3—4、T6—7、L1 椎体变扁，L1 椎体后方脊髓受压。颈椎、胸腰椎 MRI：C4—5 椎体术后改变，C3/4、C5/6 椎间盘突出，T3、T4、T6、T7 椎体压缩性骨折，L1 椎体压缩性骨折，L3/4 椎间盘突出。DXA（Z 值）：L1-2.2，L2-0.6，L3-0.7，L4-0.8，L1-4-1.0；左侧股骨颈 –1.2，左侧全髋 –1.7。腰椎 QCT：T12 133.2 mg/cm³，L2 135.7 mg/cm³，L3 96.3 mg/cm³，L4 118.3 mg/cm³，L1 椎体压缩性骨折、局部骨质不连续。心电图：窦性心律。心脏彩超正常；双下肢动脉及深静脉彩超：未见异常。

初步诊断：①骨质疏松症：腰椎压缩性骨折（L1）、胸椎压缩性骨折（T3、T4、T6、T7）、颈椎内固定术后；②1 型糖尿病。

为进一步明确病因诊断，寻找骨质疏松病因，进行了以下实验室及影像学检查：肿瘤标志物（–）、轻链测定（–）、血尿免疫电泳（–）、尿本周蛋白（–）、白血病基因（–）。甲状腺功能正常。昼夜皮质醇及 ACTH 节律如表 33.1 所示。

表 33.1　昼夜皮质醇及 ACTH 节律

皮质醇及 ACTH 节律	皮质醇（μg/dL）	ACTH（pg/mL）
08：00	12	19.25
16：00	7.26	17.92
00：00	12.3	28.46
午夜 1 mg DEX 抑制试验	0.91	1.24

PTH 29.1 pg/mL，Ca 2.00 mmol/L（ALB 30.1 g/L），P 1.00 mmol/L；抗核抗体（antinuclear antibody，ANA）（－）、抗中性粒细胞胞质抗体（antineutrophil cytoplasmic antibody，ANCA）（－）、类风湿因子（rheumatoid factor，RF）（－）、A-CCP（－）、免疫球蛋白（－）、人白细胞抗原 B27（human leucocyte antigen B27，HLA-B27）（－）；头颅正侧位片（－）、髋部正位片（－）；胸部 + 全腹部 CT：未见异常；全身骨扫描：T3、T4、T6、T7、L1 椎体异常浓聚，结合病史考虑骨折所致，其余骨骼暂未见异常。全外显子基因检测：COL1A1 基因发生杂合突变，位于 17 号染色体第 37 外显子第 2573 碱基位点发生 C → G 突变，致使该基因编码产物第 858 位氨基酸由 Ala → Gly。

诊断：

①成骨不全症：腰椎压缩性骨折（L1）、胸椎压缩性骨折（T3、T4、T6、T7）、颈椎内固定术后；

② 1 型糖尿病。

治疗经过：①全程予以钙尔奇 600 mg qd+ 阿法骨化醇 0.5 μg qd；② 2021 年 2 月，基因结果未回报时予以唑来膦酸 5 mg st；③ 2021 年 8 月，依据基因结果明确诊断后，调整为特立帕肽 200 IU qd 至今。

随访：①骨标志物变化（表 33.2）；②骨密度变化（表 33.3）。

表 33.2　治疗前后骨标志物变化

项目	治疗前	治疗 2 个月后	治疗 7 个月后	治疗 1 年后
25- 羟基维生 D（ng/mL）	24.46	29.22	51.18	40.65
P1NP（ng/mL）	53.04	87.31	43.17	56.46
N-MID（ng/mL）	14.89	15.21	15.25	16.05
β-CTX（ng/mL）	0.89 ↑	0.19 ↓	0.50	0.26 ↓

表 33.3　治疗前后骨密度变化（手术治疗时 L1—L3 均植入内固定器械）

项目	治疗前（g/cm²）	治疗 7 个月后（g/cm²）
L1	0.705	—
L2	0.962	—

项目	治疗前（g/cm^2）	治疗7个月后（g/cm^2）
L3	0.970	—
L4	0.954	1.002
L1—L4	0.905	—
股骨颈	0.755	0.829
全髋	0.749	0.759

案例分析

1. 检验案例分析

骨质疏松症（osteoporosis，OP）是以骨强度下降、骨折风险性增加为特征的骨骼系统疾病，骨强度反映骨骼的两个主要方面，即骨矿密度和骨质量，骨质疏松症分为原发性和继发性。继发性骨质疏松症是由影响骨代谢的疾病和/或药物导致的骨质疏松。

目前双能X线吸收测定法（DXA）是骨质疏松症诊断金标准，反映70%的骨质量，但是许多疾病都可以影响骨代谢，仅靠骨密度无法鉴别是原发性还是继发性，临床还存在骨密度测定正常却依然发生脆性骨折的情况，而且骨密度监测疗效反应时间太长，无法快速判断治疗效果。因此，从血液、尿液中检测出的骨代谢生化产物或相关激素可反映骨代谢状态，可以协助代谢性骨病的诊断、鉴别诊断、治疗以及疗效评价的重要指标。

骨转换标志物（bone turnover markers，BTMs）是反映骨代谢转换的指标，包括骨形成标志物（1型原胶原N-端前肽、骨钙素）和骨吸收标志物（血清1型胶原交联C-末端肽）。其中1型胶原在破骨细胞中降解产生1型胶原羧基端片段（CTX）及氨基端（NTX），每吸收一个胶原分子，就会有一个分子的β-CTX产生，特异性反应骨吸收过程。

国际骨质疏松基金会（international osteoporosis foundation，IOF）已发布骨标志物和骨折风险的关系，骨吸收标志物浓度越高，骨折风险越大，骨质疏松症可能性越大。β-CTX是骨标志物组合中首选的风险评估标志物，并受昼夜节律影响变化和进食影响。

本案例患者骨标志物治疗前检测结果显示，骨吸收标志物β-CTX异常升高，表明该患者骨转换率明显升高，结合骨密度检测结果，骨代谢异常可诊断，存在骨折的高风险。予以患者全程钙尔奇600 mg qd+ 阿法骨化醇0.5 ug qd，以及特立帕肽200 IU qd联合治疗一年左右后，再次复查骨标志物和骨密度，骨吸收标志物β-CTX下降至治疗前的 30%，骨密度也相应增加。PTH 与降钙素、维生素 D 协同作用，调节钙、磷水平，升钙降磷促进小肠黏膜上皮细胞对钙的吸收，促进骨盐沉积和骨的形成，治疗后 PTH 也降至理想范围，维生素 D 升高至理想范围。

后期持续治疗仍需定期复查骨标志物的各项指标，并结合临床症状，以监测治疗的有效性。

2. 临床案例分析

骨质疏松症初期通常没有明显的临床表现，随着病情进展，骨量不断丢失，骨微结构破坏，患者会出现骨痛、脊柱变形，甚至发生脆性骨折等后果，部分患者可能没有临床症状，仅在发生脆性骨折等严重并发症后才被诊断为骨质疏松症。

骨质疏松症的诊断基于全面的病史采集、体格检查、骨密度测定、影像学检查及必要的生化测定。临床上将骨质疏松症分为原发性和继发性两大类，原发性骨质疏松包括绝经后骨质疏松、老年性骨质疏松、特发性骨质疏松及遗传性骨病，而继发性骨质疏松病因复杂多样。因此，明确诊断骨质疏松后，病因学诊断更为重要、复杂。

本案例患者为青壮年男性，反复多脊椎脆性骨折，骨标志物提示骨破坏指标 β-CTX 增高，DXA 及腰椎 QCT 均提示骨量减低，依据《骨质疏松症诊断指南（2018）》，可明确诊断该患者的骨质疏松症。但患者无药物、制动、年龄等骨质疏松发生的危险因素，因此，在病因学诊断中首先需要排除继发性骨质疏松。

继发性骨质疏松病因复杂多样（表 33.4），明确诊断更依赖于实验室检查。本例患者实验室检查提示肿瘤标志物、血尿轻链、血尿免疫电泳、白血病疾病、肝肾功能均正常，内分泌激素水平检测提示 HPT 轴、HPA 轴、HPG 轴功能及甲状旁腺功能均正常，无继发性骨质疏松依据，可首先排除继发性骨质疏松。因此，考虑为原发性骨质疏松。

表 33.4　继发性骨质疏松病因

内分泌科疾病	慢性疾病及肿瘤	系统性先天遗传代谢病	其他
库欣综合征； 甲状旁腺功能亢进症； 甲状腺功能亢进症； 糖尿病； 性腺功能减退症	关节炎 /SLE； 白血病 / 多发性骨髓瘤； 骨肿瘤或骨转移瘤； 炎性肠病 / 胆道疾病 / 慢性肝病； 肾小管酸中毒 / 肾功能不全	肝豆状核变性； 高胱氨酸尿症； 糖原累积病	长期制动； 长期糖皮质激素治疗； 神经性厌食

依据原发性骨质疏松分类，临床考虑该患者为特发性骨质疏松及遗传性骨病可能。其中特发性骨质疏松的诊断是排他性诊断，而遗传性骨病诊断的金标准是基因诊断。因此，需进一步完善患者的全外显子基因。基因检测结果提示 COL1A1 基因发生杂合突变，可明确诊断为成骨不全症。

知识拓展

成骨不全症（osteogenesis imperfecta，OI）是一种以骨量降低、骨骼脆性增加、反复骨折及进行性骨骼畸形为主要表现的单基因遗传性骨病，85%~90% 为常显遗传，10%~15% 为常隐遗传。目前认为，OI 的发病机制系编码 1 型胶原的基因突变，或编码 1 型胶原翻译后修饰、组装、转运、分泌、矿化相关的蛋白或酶的基因突变，导致 1 型胶原合成数量减少或结构异常，进而引起骨强度受损、骨骼脆性增加和骨量减低。截至目前，发现与 OI 相关的致病基因有 20 余种，其中 COL1A1 和 COL1A2 是最主要的致病基因。国外流行病学调查显示，在新生儿中 OI 的发生率约为 1/20000~1/15000。

OI 患者临床表现存在异质性，少数患者可表现出经典的"三联征"，即反复骨折、蓝巩膜、听力下降。其他特征表现还包括：牙本质发育不良、关节韧带松弛、缝间骨、脊柱侧凸等。而 OI 临床表型亦存在多样性：严重致死型 OI 患者围生期即可死亡，轻型 OI 患者可能只表现为早发型骨质疏松，且蓝巩膜也存在异质性。

OI 患者的实验室检查缺乏特异性，一般血 Ca、P、ALP 正常，骨形成指标正常，部分患者可轻度升高，骨破坏指标可正常或轻度升高。骨密度检测通常提示骨量减低。骨骼 X 片可表现为弥漫性骨质稀疏、骨骼畸形、骨皮质菲薄、长骨纤细等。

临床上依据以下标准可做出临床诊断：①幼年或青少年起病、反复脆性骨折病史；②体格检查：蓝巩膜、牙本质发育不全、骨骼畸形等；③腰椎或髋部骨量减低；④骨骼 X 片提示弥漫性骨质稀疏、骨骼畸形、骨皮质菲薄、长骨纤细等；⑤排除其他继发性骨质疏松。而其诊断的金标准依赖于分子学诊断，即致病基因突变检测。

截至目前，OI 尚缺乏特异性的治疗手段，其治疗的主要目的是提升患者骨量、减少脆性骨折发生。目前临床上应用最广泛的药物是唑来膦酸。有研究显示，唑来膦酸可有效增加 OI 患者的骨密度、减少脆性骨折的发生频率及次数。近年来有学者发现，rhPTH 适用于 OI 成人患者，可显著增加患者的骨密度，但其对脆性骨折的影响目前仍缺乏相关数据。而对于儿童 OI 人群，可考虑唑来膦酸联合 rhGH，有研究提示，两者联合应用可更加显著地提高患儿骨密度，且对改善终身高有良好的效果，但需要注意用药前排除 rhGH 用药禁忌。

案例总结

骨质疏松的病因学诊断较复杂，涉及多学科内容，在该病例诊疗过程中，临床诊断逻辑清晰，MDT 诊疗模式的优势得到了充分体现，使患者得到了及时而明确的诊断。治疗后随访 1 年余，患者无新发脆性骨折，骨密度也在逐步提升。

本案例诊疗过程中，实验室检查对骨质疏松的病因学诊断起到了关键作用，无论在疾病的筛查阶段，还是初诊及明确诊断阶段，实验室检查都为临床诊断思路提供了重要方向及多维度综合诊断信息。

专家点评

骨质疏松症多见于老年人群，对于儿童、青少年及中年起病较早的骨质疏松症患者，需警惕遗传性骨病、特发性骨质疏松及继发性骨质疏松的可能。因此，对于早发型骨质疏松的病因学诊断，临床上需要借助多方专科力量才能取得明确诊断。

本例患者系青壮年起病的早发型骨质疏松，诊治过程中，经过骨科、内分泌科、血液科、检验科及影像科等多学科协作，最终明确了患者的病因学诊断，为后续的治疗及随访提供了良好的指导作用。该案例诊治过程中，我们可以清晰地看到临床诊断逻辑层层推进，诊断依据充分，体现了临床与实验室的紧密协作。此外，该案例介绍逻辑清晰、结构分明，叙述翔实，使内分泌检验与临床思维得到了充分彰显。

参考文献

［1］中华医学会骨质疏松和骨矿盐疾病分会 . 原发性骨质疏松症诊疗指南（2017）［J］. 中国全科医学，2017，20（32）：3963-3982.

［2］中华医学会骨科学分会骨质疏松学组 . 骨质疏松性骨折诊疗指南［J］. 中华骨科杂志，2017，37（1）：1-10.

［3］No authors listed. NIH Consensus Development Panel on Osteoporosis Prevention，Diagnosis，and Therapy，March 7-29, 2000: highlights of the conference［J］. South Med J，2001，94（6）：569-573.

34

Liddle 综合征

作者： 涂琴[1]，余超[2]（贵黔国际总医院，1 检验科；2 内分泌科）

点评专家： 姚磊（贵黔国际总医院）

前言

　　Liddle 综合征（Liddle syndrome）是一种罕见的常染色体显性遗传病，因被 Liddle 等人于 1963 年首次报道而得名。1994 年，首次被证实由远端肾单位顶端膜上的上皮钠离子通道（epithelial sodium channel，ENaC）发生功能获得性突变而致病，其分子基础在于编码 ENaC α、β 和 γ 亚单位的 SCNN1A、SCNN1B 和 SCNN1G 基因发生了种系突变。Liddle 综合征的患者通常为青少年，平均发病年龄约为 15 岁，典型的临床表现为早发中重度高血压、顽固性低钾血症、代谢性碱中毒。由于部分表现类似于原发性醛固酮增多症，因此，又称为遗传性假性醛固酮增多症。不同于原发性醛固酮增多症的是，Liddle 综合征患者为低肾素、低醛固酮水平，对盐皮质激素受体拮抗剂治疗无反应，而对 ENaC 阻滞剂敏感。因此，Liddle 综合征主要是给予 ENaC 阻断剂如阿米洛利和氨苯蝶啶进行治疗。Liddle 综合征患病率极低，研究显示，在中国受动脉高血压影响的患者中诊断率约为 1.2%。同时，部分患者的临床表现并不典型，并且用于确诊依据的基因检测对很多患者没有条件实施，导致常被误诊、误治，最终患者因长期高血压而出现严重的靶器官损害。因此，了解 Liddle 综合征的临床表现、诊断和治疗对于防止靶器官损伤和相关的心血管并发症具有重要意义。

案例经过

　　患者，女，18 岁。主诉：头晕、头痛 3 天。现病史：3 天前无明显诱因出现头晕、头痛，无恶心、呕吐、心悸、大汗等不适，院外测量血压为 218/100 mmHg，就诊于我院心内科门诊。入院后测量血压为 183/120 mmHg，遂以"高血压"收住心内科。入院后予硝普钠降压，血压平稳后调整为口服螺内酯、富马酸比索洛尔、苯磺酸左氨氯地平治疗，血压未得到明显控制，其间查电解质提示 K^+ 为 2.51 mmol/L。因此，考虑内分泌相关性高血压，转内分泌科进一步诊治。

起病以来，患者精神、饮食、睡眠尚可，二便正常，体重无明显增减。既往史、个人史、月经史无特殊。家族史：父母、姐姐（17 岁发病）、大姨、二姨、表姐均有高血压病史，母亲有早发出血性脑卒中病史（37 岁发病）。体格检查：体温 36.6 ℃，心率 86 次 / 分，呼吸 20 次 / 分，血压 220/145 mmHg，身高 166 cm，体重 64.8 kg，BMI 23.56 kg/m^2；发育正常，营养中等，无满月脸、水牛背、向心性肥胖及多血质外貌；皮肤未见紫纹、痤疮，四肢血压未见明显差异，肺部（－）；心界正常，心率 86 次 / 分，律齐，各瓣膜听诊区未闻及明显病理性杂音；腹部（－）；双下肢无水肿，双侧桡动脉及足背动脉搏动对称，四肢肌力及肌张力均正常。

入院后完善相关检查，检查结果如下。

实验室检查。电解质：K^+ 2.51 mmol/L；Na^+ 146.06 mmol/L；HCO_3^- 29.08 mmol/L；24 h 尿电解质 48.84 mmol/24 h；同步血电解质：K^+ 2.92 mmol/L；皮质醇节律：皮质醇稳定蛋白（CORT）（8：00）10.59 μg/dL、CORT（16：00）5.26 μg/dL、CORT（24：00）2.7 μg/dL；基础立位高血压五项显示：血浆醛固酮 5.3 ng/dL，血浆肾素 2.18 ng/（mL·h），醛固酮与肾素活性比值（ARR）2.43；血管紧张素Ⅰ 2.86 ng/mL；血管紧张素Ⅱ 53.47 pg/mL；血常规、尿常规、粪便常规、肝肾功能、血脂、促肾上腺皮质激素、唾液皮质醇、甲状腺功能五项、甲状旁腺激、胰岛素样生长因子 1（insulin-like growth factor 1，IGF-1）、血儿茶酚胺测定、24 h 尿儿茶酚胺、血浆甲氧基肾上腺素类物质及 24 h 尿游离甲氧基肾上腺素类物质未见明显异常。

24 h 动态血压监测：全天平均血压 149/98 mmHg（最高 174/117 mmHg）；白天平均血压 148/98 mmHg；夜间平均血压 151/98 mmHg。

心电图及心脏超声：心电图：窦性心律，ST-T 改变。心脏超声；室间隔增厚（12.7 mm），左室后壁增厚（12.4 mm）（图 34.1）；心脏各腔室大小及心功能检测正常。

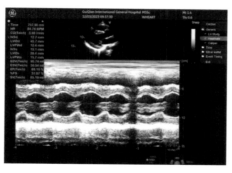
心脏超声示：室间隔厚约12.7 mm

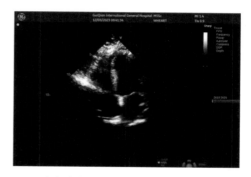
左室后壁厚约12.4 mm，射血分数68%

图34.1　心脏超声检查结果

其他影像学检查：颅脑CT平扫、肾上腺CT平扫、胸部正侧位片、肾血管超声及泌尿系超声未见明显异常。

结合患者年龄、家族史、临床表现及实验室检查，最终高度怀疑为Liddle综合征。为确诊，进一步行基因检测。基因检测结果显示：检出与受检者临床表型相关或部分相关的基因变异（SCNN1B：NM_000336.3：exon13：c.1789dup：p.R597Pfs*11）。

案例分析

1. 检验案例分析

Liddle综合征典型的临床表现有早发的高血压、血钾水平降低、过度尿钾排泄、代谢性碱中毒。同时，部分患者伴有低肾素、低醛固酮水平。

该患者为18岁年轻女性，起病年龄早，以高血压就诊，常规降压药物不能控制，且家族中有早发高血压及脑出血史。入院后低血钾（2.51 mmol/L）不易纠正，肾素-血管紧张素-醛固酮系统（renin-angiotensin-aldosterone system，RAAS）筛查提示：醛固酮正常偏低（5.3 ng/dL），故怀疑Liddle综合征，进一步行基因检查后确诊。基因检测结果提示：患者突变基因为SCNN1B，该变异是在SCNN1B基因第13号外显子（exon13）的第1789个碱基处插入1个胞嘧啶（c.1789dup），导致蛋白的第597个氨基酸由精氨酸变为脯氨酸（R597P），并发生移码突变（fs*11），使蛋白失去C端氨基酸数量异常，为罕见突变（图34.2）。

基因	染色体位置（GRCh38/hg38）	dbSNP ID	变异命名	gnomAD_EAS 人群频率	ACMG 变异评级	合子类型	亲属检测结果	
							母亲	父亲
SCNN1B	chr16:23380667	rs758629218	SCNN1B:NM_000336.3:exon13:c.1789dup:p.R597Pf*11	未收录	致病	杂合	未送检	未送检

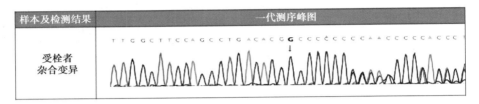

图 34.2　基因检测结果

对患者家系基因检测发现，患者家系共 7 人存在此变异（图 34.3）。该患者携带的致病基因来源于母亲，姐姐同为早发性高血压患者，先证者的二表姐（Ⅲ-3，34 岁）和侄女（Ⅳ-1，21 岁）目前没有高血压以及其他症状，其他患者均存在早发高血压病史（<40 岁发病）。

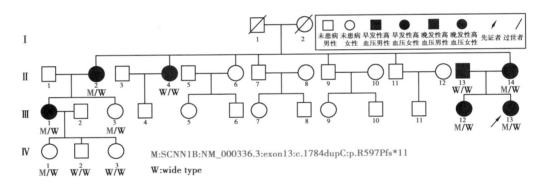

M:SCNN1B:NM_000336.3:exon13:c.1784dupC:p.R597Pfs*11
W:wide type

图 34.3　患者家系基因分析示意图

2. 临床案例分析

本案例患者呈典型的早发性高血压，入院前血压最高达 218/100 mmHg。入院后在心内科就诊，期间常规降压药治疗血压未能得到控制，行心功能检查、颅脑 CT、肾上腺 CT、胸部正侧位片、肾血管超声及泌尿系超声均未发现异常，考虑为内分泌相关高血压，遂转至内分泌科诊治。

转内分泌科后，对该患者高血压原因做进一步探索。根据低钾血症高血压诊断流程（图 34.4），结合相关检验结果，排除原发性醛固酮增多症、库欣综合征、先天性肾上腺皮质增生症、嗜铬细胞瘤等病因后，结合患者年龄、临床表现及家族史等，高度怀疑为 Liddle 综合征，行基因检查后确诊。

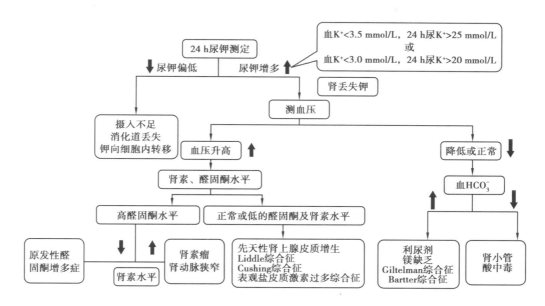

图 34.4　伴有低钾血症高血压的诊断流程

明确病因后，患者高血压原因得以揭晓。由于 *SCNN1B* 基因的突变，肾小管 Na$^+$ 重吸收增强，K$^+$ 排泄增多，导致水钠潴留以及血管平滑肌收缩，最终导致高血压的发生（图 34.5）。

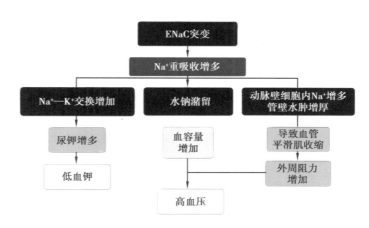

图 34.5　Liddle 综合征导致高血压的机制

Liddle 综合征患者早发高血压最终会导致靶器官的损害。本案例患者心脏超声提示室间隔增厚及左心室后壁增厚，这可能是高血压导致的早期损害之一。该患者入院较早，病情得以及时控制，避免了靶器官的持续损害以及相关心血管并发症的进一步恶化。

知识拓展

Liddle 综合征是一种较为罕见的疾病，关键的发病机制是远端肾小管的 ENaC 基因发生错义突变，造成对钠离子的重吸收增加，引起水电解质等内环境的失衡。ENaC 是细胞膜上的一种糖基化大分子蛋白，ENaC 通道属于非电压依赖性通道，对 Na^+ 的选择性远高于 K^+，ENaC 可被阿米洛利阻断，且开放和关闭都很缓慢，因其对利尿剂阿米洛利敏感，故也称为阿米洛利敏感性上皮钠离子通道。Liddle 综合征患者由于远端肾小管 ENaC 基因突变，使 ENaC 持续激活，转运异常，对钠的重吸收增加，细胞外液容量扩张，血压升高，醛固酮和肾素的分泌受到抑制，钾离子重吸收减少，从而产生一系列与之相关的临床症状，包括高血压、低钾、低血浆肾素活性和低醛固酮血症及反常性酸性尿等（图 34.6）。

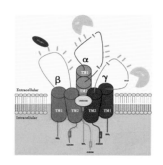 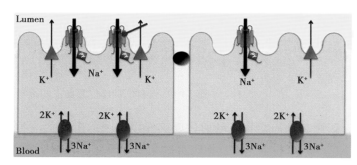

图 34.6　ENaC 组成及功能

值得注意的是，尽管大部分 Liddle 综合征患者除有低钾血症外，还伴有低醛固酮和低肾素水平，而该案例患者的醛固酮、肾素处于正常低水平，因此，前期不容易考虑到 Liddle 综合征。此外，该患者基因突变的位点也较为罕见，迄今为止仅有少数几例报道。

Liddle 综合征的治疗目前除限盐饮食外（每天低于 2 g NaCl），须终生口服阿米洛利或氨苯蝶啶，这两种药物都是 ENaC 阻滞剂，大多数患者效果明显，在治疗期间需监测肌酐水平，尤其是已存在肾功能不全的患者。某些 Liddle 综合征患者可能仅对阿米洛利或仅对氨苯蝶啶有反应，主要取决于他们的突变基因。在使用了 ENaC 阻滞剂后，如果低血钾得到纠正而血压仍高，加用 β 受体阻滞剂或血管扩张剂可能有益。

案例总结

本案例患者为 18 岁年轻女性，早发高血压伴低血钾，无论是从发病年龄还是临床表现，都属于较为少见的病例。从检验的角度来看，该病例最明显的变化指标就是血钾。

我们针对低血钾病因进行一系列相关试验筛查，发现该患者除血钾外的其他电解质、醛固酮、血管紧张素、肾素、皮质醇等都处于正常水平，从而导致寻找该患者高血压的原因困难。尽管最终确诊为 Liddle 综合征，但该患者与其他 Liddle 综合征患者相比的特殊之处值得关注，包括罕见的突变位点、醛固酮及肾素水平、电解质水平等。我们应该做的是，根据患者各项检验结果的关联性，结合临床表现、症状、体征进行综合分析，为临床诊疗提供参考性意见，让检验数据转化成有效的诊疗依据。

从临床的角度来看，该患者入院后除高血压和低血钾外，其他检验与影像学检查均正常，且对于常规降压药无效，因此，排查病因的过程是复杂的。在心血管内科住院期间筛查了周围血管疾病、肾性高血压、原发性醛固酮增多症等相关疾病，在排除这些病因后怀疑为内分泌性高血压，遂转入内分泌科。转科后对病因行进一步筛查，针对低血钾原因进行一系列的筛查，包括原发性醛固酮增多症、库欣综合征、先天性肾上腺皮质增生症、嗜铬细胞瘤等，最终通过基因筛查诊断为 Liddle 综合征。Liddle 综合征最严重的后果是持续性的高血压造成的靶器官损害。该患者除心室壁增厚之外，尚无严重的靶器官损害及相关并发症，这可能得益于患者及时就诊与治疗。此外，该患者家系中存在携带变异基因尚未发病者，需及时进行遗传咨询，并在出现相关症状后及早入院治疗。

总之，Liddle 综合征是儿童、青少年早发严重高血压的一个重要病因，对于非常见病因的儿童高血压患者需警惕此类单基因遗传性高血压。尽管 Liddle 综合征是一种常染色体显性遗传性疾病，但其存在明显的临床异质性。对于早发年轻高血压患者，尤其是存在早发高血压家族史的患者，应尽早进行 RAAS 以及基因筛查，可降低 Liddle 综合征的漏诊率，对其早期识别及早期干预具有重要意义。

专家点评

本案例中，作者从 1 例低血钾、高血压的临床诊断思维入手，层层剖析，通过相关激素水平检测分析，结合临床用药情况，并建议临床进一步进行基因分析，抽丝剥茧，最终确诊该患者为 Liddle 综合征。因此，检验工作者在遇到常规指标异常时，不但要知其然，还要知其所以然，在仔细查阅病历的同时，与临床医生密切沟通，并提出进一步的检查建议，积极寻找病因，体现检验医师价值的同时，让冰冷的检验数据也充满人文温度。

参考文献

［1］ LIDDLE G. A familial renal disorder simulating primary aldosteronism but with negligible aldosterone secretion［J］. Trans Assoc Am Phys，1963，76：199-213.

［2］PALMER B F，ALPERN R J. Liddle's syndrome［J］. Am J Med，1998，104（3）：301-309.

［3］HANUKOGLU I，HANUKOGLU A. Epithelial sodium channel（ENaC）family：Phylogeny，structure-function，tissue distribution，and associated inherited diseases［J］. Gene，2016，579（2）：95-132.

［4］LIU K，QIN F，SUN X，et al. Analysis of the genes involved in Mendelian forms of low-renin hypertension in Chinese early-onset hypertensive patients［J］. J Hypertens，2018，36（3）：502-509.

［5］CUI Y，TONG A，JIANG J，et al. Liddle syndrome：clinical and genetic profiles［J］. J Clin Hypertens（Greenwich），2017，19（5）：524-529.

［6］TETTI M，MONTICONE S，BURRELLO J，et al. Liddle Syndrome：Review of the Literature and Description of a New Case［J］. Int J Mol Sci，2018，19（3）：812.

［7］WANG L P，YANG K Q，JIANG X J，et al. Prevalence of Liddle syndrome among young hypertension patients of undetermined cause in a chinese population［J］. J Clin Hypertens（Greenwich），2015，17（11）：902-907.

［8］姜得悦，胡晓娜，王先令，等. 一个 Liddle 综合征家系临床和基因突变分析并文献复习［J］. 中华内分泌代谢杂志，2023，39（3）：261-264.

［9］刘吉羊. Liddle 综合征疾病编码案例分析［J］. 中国病案，2019，20（3）：20-22.

［10］武倩琳，田浩明. Liddle 综合征［J］. 国际内分泌代谢杂志，2011，31（5）：346-348.

［11］JACKSON S N，WILLIAMS B，HOUTMAN P，et al. The diagnosis of Liddle syndrome by identification of a mutation in the beta subunit of the epithelial sodium channel［J］. Journal of Medical Genetics，1998，35（6）：510-512.

［12］GONG L，CHEN J，SHAO L，et al. Phenotype-genotype analysis in two Chinese families with Liddle syndrome［J］. Mol Biol Rep，2014，41（3）：1569-1575.

［13］NAKANO Y，ISHIDA T，OZONO R，et al. A frameshift mutation of beta subunit of epithelial sodium channel in a case of isolated Liddle syndrome［J］. J Hypertens，2002，20（12）：2379-2382.

35

血清生长激素、胰岛素样生长因子 –1 水平不匹配的肢端肥大症

作者：刘芳 1，孔飞飞 2（济宁医学院附属医院，1 内分泌遗传代谢科；2 检验科）

点评专家：晏文华（济宁医学院附属医院）

前言

患者，女性，50 岁，因"发现血糖升高 4 年余"入院，入院后完善相关检查，发现胰岛素样生长因子 1（insulin-like growth factors-1，IGF-1）水平升高，追问患者，近半年有面容变化及鞋码增大，查体发现鼻翼增宽、口唇增厚、齿隙增宽，进一步完善葡萄糖生长激素抑制试验，提示生长激素（growth hormone，GH）未被抑制，垂体磁共振提示微腺瘤，提示患者为肢端肥大症，行经鼻入路垂体瘤切除术，病理提示生长激素瘤。术后患者血糖、血压稳定，面容未进一步改变，未发生垂体功能减退。

案例经过

患者，女，50 岁。4 年余前因下肢静脉曲张行手术检查发现血糖升高，2021 年 5 月曾在我科住院，诊断为"2 型糖尿病、糖尿病周围神经病变、糖尿病肾病"，院外口服二甲双胍治疗，空腹血糖控制在 6~7 mmol/L，餐后血糖未监测。近 3 个月开始出现口渴、多饮，伴易饥、多食、消瘦，体重下降约 5 kg，逐渐出现双下肢麻木疼痛，有蚁行感，伴双眼视物模糊。

入院查体：血压 126/69 mmHg，甲状腺不大。双肺呼吸音粗，未闻及干湿性啰音。心率 102 次 / 分，律齐，心音可，心脏各瓣膜听诊区未闻及杂音。腹软，无压痛及反跳痛，肝脾肋下未触及，双下肢无水肿，双足背动脉搏动减弱。家族史：母亲、两个姐姐有糖尿病。

入院后完善相关检查：葡萄糖 5.32 mmol/L，C 肽 2.65 ng/mL，糖化血红蛋白 8.2%。血脂：甘油三酯（triglyceride，TG）11.39 mmol/L，血清总胆固醇（TCH）6.13 mmol/L。骨代

谢标志物：总 25- 羟基维生素 D 8.620 ng/mL，β - 胶原特殊序列 499.50 pg/mL，总 1 型胶原氨基端延长肽 82.840 ng/mL，N- 中端骨钙素 17.95 ng/mL，IGF-1 290 ng/mL，复查 IGF-1 370 ng/mL（正常值 48~209 ng/mL），生长激素 2.368 ng/mL（正常值 0~10 ng/mL）。24 h 游离皮质醇：278.38 μg/24 h。性腺六项：雌二醇（estradial，E2）71.58 pg/mL，睾酮（testosterone，T）<0.07 ng/mL，孕酮（progesterone，P）0.24 ng/mL，泌乳素（prolactin，PRL）21.71 ng/mL，促黄体生成素（luteinizing hormone，LH）1.62 mIU/mL，促卵泡生成素（folliclestimulating hormone，FSH）3.51 mIU/mL。甲状腺功能三项：血清游离三碘甲状腺原氨酸（FT3）4.71 pmol/L，血清游离四碘甲状腺原氨酸（FT4）15.20 pmol/L，促甲状腺激素（thyroid stimulating hormone，TSH）2.79 mIU/L。血浆渗透压：300 mOsm/kgH$_2$O，尿渗透压 530 mOsm/kgH$_2$O。垂体平扫 + 增强 MR 示：垂体内信号不均匀，上缘膨隆垂体偏左侧局部可见一大小约 10 mm × 6 mm × 9 mm 结节影，符合垂体微腺瘤 MR 表现。视野检查：右眼颞侧部分视野缺损，左眼颞上部分视野缺损。心脏超声：EF 61%，左心室舒张功能减低。电子肠镜：结肠多发息肉。甲状旁腺超声：双侧甲状旁腺区未见明显异常。

C 肽释放试验 +GH 抑制试验结果如表 35.1 所示。

表 35.1　C 肽释放试验 +GH 抑制试验结果

时间（min）	0	30	60	90	120	180
血糖（mmol/L）	4.74	12.26	17.14	—	15.18	8.14
C 肽（ng/mL）	2.59	3.58	6.33	—	9.01	8.16
胰岛素（μU/mL）	8.690	21.2	—	57.3	46.2	34.9
生长激素（ng/mL）	2.665	1.65	1.752	1.339	1.437	—

皮质醇 + 促肾上腺皮质激（ACTH）水平及节律结果如表 35.2 所示。

表 35.2　皮质醇 + 促肾上腺皮质激素水平及节律结果

时间	08：00 am	16：00 pm	00：00 am
ACTH（pmol/L）	1.54	1.22	0.847
皮质醇（μg/dL）	6.49	5.52	2.3

骨密度检查：正常骨密度（表 35.3）。

表 35.3　骨密度检查结果

项目	L1—L4	股骨颈	全髋
骨密度（g/cm^2）	1.367	1.118	1.150
T 值	2.1	1.6	1.3

追问患者近半年有面容改变及鞋码增大，补充查体发现患者鼻翼增宽、口唇增厚及齿隙增宽，考虑肢端肥大症、垂体生长激素瘤可能。请相关科室会诊后于神经外科行经鼻入路垂体瘤切除术，病理结果示：（鞍区）PIT1 谱系垂体神经内分泌肿瘤，结合病史及免疫组化考虑为生长激素细胞肿瘤，致密颗粒型。免疫组化提示：肿瘤细胞 TSH（－），FSH（－），GH（弥漫＋），LH（－），PRL（－），Pit-1（＋），T-pit（－），SF-1（－），ER（－），Syn（＋），cam5.2（－），P53（－），ACTH（－），GATA-3（－），Ki-67（＋，&lt；1%）。特殊染色示：网织纤维断裂。

案例分析

1. 检验案例分析

垂体前叶分泌 GH 进入血液循环，促进肝脏细胞合成分泌 IGF-1，IGF-1 在血液中与 IGF 结合蛋白可逆结合而运输，以自分泌、旁分泌的形式作用于自身及周围组织。IGF-1 无明显脉冲式分泌及昼夜节律变化，半衰期长（2 h），血中浓度相对稳定，能较好地反应内源性 GH 的分泌情况，是判断 GH 功能状况简便、可靠的筛查指标。青春期和孕期 IGF-1 水平升高是正常的，否则，IGF-1 水平升高可能表明成人有肢端肥大症，其中最常见的原因是垂体瘤。

IGF-1 水平随着年龄增加呈降低趋势，且研究发现，糖尿病患者 IGF-1 水平低于正常人群，但本案例中患者为绝经后的糖尿病患者，两次检测 IGF-1 水平均高于正常范围，提示需考虑合并肢端肥大症。由于正常情况下 GH 呈脉冲式分泌，半衰期短（仅 20 min），单凭 GH 测定无法做出 GH 功能紊乱的有关诊断。临床医师遂补充完善葡萄糖生长激素抑制试验，结果显示 GH 不被抑制，及时确诊肢端肥大症，为患者提供了最优化的治疗方案，并获得良好预后。

2. 临床案例分析

本案例中患者因血糖升高入院，入院后两次检测 IGF-1 水平均升高，追问患者近半年有面容改变及鞋码增大，补充查体发现患者鼻翼增宽、口唇增厚及齿隙增宽，进一步完善葡萄糖生长激素抑制试验，结果显示 GH 谷值为 1.339 ng/mL，未被抑制到 1.0 ng/mL 以下；垂体平扫＋增强 MR 提示垂体微腺瘤，手术病理结果提示生长激素瘤。结合患者面容改变、双足增大、IGF-1 升高、垂体瘤等特点，可明确诊断为肢端肥大症、垂体生长激素瘤。

肢端肥大症患者长期过量分泌的 GH 和 IGF-1，促进全身软组织、骨和软骨过度增生，引起糖脂代谢、呼吸系统、心血管系统、消化系统等多系统并发症。进一步完善相关检查，评估有无并发症：骨代谢标志物提示维生素 D 水平低；骨密度提示骨量正常；血脂结果提示高甘油三酯血症；心脏超声结果提示尚无心肌肥厚；电子肠镜提示结肠多发息肉。

垂体腺瘤局部压迫或侵袭可致患者头痛、视觉功能障碍和腺垂体功能减退等。进一步完善相关检查评估垂体功能：患者双眼视物模糊，视野检查提示视野缺损，考虑垂体瘤局部压迫视神经导致视野受损；甲状腺功能三项、性激素六项、皮质醇及 ACTH 结果均正常，暂不考虑垂体前叶功能受损；血尿渗透压正常，暂不考虑垂体后叶功能受损。

垂体瘤为多发性内分泌腺瘤病（multiple endocrine neoplasia，MEN）的一部分，典型的 MEN 还包括甲状旁腺、十二指肠胰腺等部位肿瘤。进一步完善相关检查：甲状旁腺超声提示未见异常；十二指肠肿瘤以胃泌素瘤多见，胃镜未见消化性溃疡，暂不考虑MEN。

知识拓展

肢端肥大症是一种起病隐匿的慢性进展性内分泌代谢性疾病，病因是体内产生过量的 GH，其中超过 95% 是由分泌 GH 的垂体腺瘤所致。垂体 GH 腺瘤所致肢端肥大患者的临床表现包括 GH 和 IGF1 过量分泌所致临床症状、腺瘤局部侵犯所致症状、腺垂体功能减退、垂体卒中和其他临床表现。

肢端肥大症起病隐匿，临床上需注意筛查高危患者，以期早诊断、早治疗，以下情况需警惕肢端肥大可能，必要时进行血清 GH 和 IGF1 筛查：无高危因素出现新发糖尿病、高血压；心室肥大或收缩、舒张功能障碍等心脏疾病；多关节疼痛；无诱因出现乏力、头痛、腕管综合征、睡眠呼吸暂停综合征、多汗、视力下降、结肠多发息肉和进展性特征性面容改变。

手术、放射治疗和药物治疗都是可选择的方法，其中手术治疗是大部分垂体 GH 腺瘤的首选治疗方法。其治疗目标为：①随机 GH 水平 <2.5 μg/L，口服葡萄糖负荷后 GH 水平 <1 μg/L；②使 IGF-1 水平下降至与年龄和性别相匹配的正常范围内；③消除或者缩小垂体肿瘤并防止其复发；④消除或减轻临床症状及并发症，特别是心脑血管、呼吸系统和代谢方面的紊乱；⑤尽可能地保留垂体内分泌功能。

案例总结

本案例患者因糖尿病入院，检验结果发现存在 IGF-1 升高，进而追问患者相关病史，并完善相关检查，最终诊断为垂体生长激素瘤所致的肢端肥大症，及时进行了手术治疗。肢端肥大症作为一种罕见病，同时生长激素瘤起病往往比较隐匿，临床上诊断和治疗的延误使并发症发生率明显增加，该患者虽然出现肢端肥大症表现仅半年，但已合并结肠息肉及脂代谢紊乱等并发症，同时出现垂体瘤压迫所致的视野缺损，故考虑垂体瘤病史可能远超过半年。因此，早发现、早诊断、早治疗对于垂体生长激素瘤患者的预后极为重要。需要注意的是，该患者血清 GH、IGF-1 水平"不匹配"，即 IGF-1 高于正常参考范围而 GH 在正常范围内，但根据患者病史及相关检查结果最终确诊肢端肥大症，如果仅根据 GH 或 IGF-1 水平进行判断，很可能导致漏诊。在诊治过程中需要结合患者的症状、体征及其他合并疾病情况，综合评估病情。

专家点评

肢端肥大症是一种罕见病，早期诊断和干预可有效改善患者预后，但该疾病早期表现较为隐匿，易被忽略。该案例由异常检验结果入手分析，通过追问患者病史补充临床症状以及完善相关检查，最终确诊这一罕见病，及时地为患者提供治疗，延缓患者的病情发展。该案例充分体现了检验结果在临床诊断中的重要性，重视异常检验结果对于指导临床工作具有一定的参考价值。

参考文献

［1］ WALENKAMP M J，LOSEKOOT M，WIT J M. Molecular IGF-1 and IGF-1 receptor defects：from genetics to clinical management ［J］. Endocr Dev，2013，24：128-137.

［2］ 中国垂体腺瘤协作组.中国肢端肥大症诊治共识（2021 版）［J］.中华医学杂志，2021，101（27）：2115-2126.

［3］ 沈如飞，田野，杨辉，等.血清 IGF-1 及生长激素检测水平对内分泌相关疾病的评估价值研究进展［J］.解放军医学杂志，2022，47（11）：1159-1167.

［4］ 中华医学会内分泌学分会.肢端肥大症诊治中国专家共识（2020 版）［J］.中华内分泌代谢杂志，2020，36（9）：751-760.

36

巴曲酶致纤维蛋白原降低的病例分析

作者： 王丹丹[1]，鲍爽[2]（中国人民解放军北部战区总医院，1 检验科；2 神经内科）

点评专家： 赵丽菲（中国人民解放军北部战区总医院）

前言

纤维蛋白原（fibrinogen，FIB）是一种由肝脏合成的具有重要的凝血功能的蛋白质，是血浆中含量最高的一种凝血因子。在凝血酶的作用下，纤维蛋白原的 α 链与 β 链分别释放出 A 肽和 B 肽，生成纤维蛋白单体，进一步在钙离子与活化的Ⅷ因子作用下，单体之间以共价键相连，变成稳定的纤维蛋白。同时作为血小板膜糖蛋白Ⅱ b/ Ⅲ a 的受体，参与血小板活化、聚集，因此，与出血性疾病及血栓性疾病密切相关。在凝血常规检测项目中，纤维蛋白原的升高与降低受多方面因素的影响。除了反应凝血功能，纤维蛋白原还是急性时相反应蛋白，在炎症应激等状态时也会升高。而当标本出现问题时，纤维蛋白原也可以敏感地体现出来。因此，在日常工作中，当纤维蛋白原结果出现异常时，检测后的结果分析尤为重要。

案例经过

患者于 2023 年 4 月 2 日 15 时行走过程中出现左下肢无力，可独立行走，持续 10 分钟后完全缓解，未在意。当晚 23 时再次出现左侧肢体无力，左上肢可持物，需搀扶行走，伴言语不清，遂来我院急诊科就诊，完善头部 CT 提示脑内多发腔隙性梗死。病程中无头晕、头痛，无恶心、呕吐，无视物双影，患者精神状态可，饮食睡眠可，大小便如常。

实验室检查：入院后完善相关检查，血常规、尿常规、生化各项目检测、免疫各项目检测均无异常。

4 月 3 日 01：13 第一次采样查凝血五项，检测结果无异常。

4月3日15：30第二次采样查凝血五项，检测结果无异常。

4月3日23：22第三次采样查凝血五项，纤维蛋白原0.76 g/L，明显降低。

4月4日09：25第四次采样查凝血五项，纤维蛋白原0.84 g/L，明显降低。

案例分析

1. 临床案例分析

本案例患者入院在急诊科完善头部CT提示脑内多发腔隙性梗死后，给予瑞舒伐他汀钙片10 mg、阿司匹林肠溶片100 mg、硫酸氢氯吡格雷片75 mg（首剂300 mg）口服，榄丙酯注射液180 mg、注射用丹参多酚酸0.13 g、巴曲酶注射液1 mL、注射用法莫替丁40 mg、丁苯酞氯化钠注射液25 mg、马来酸桂哌齐特注射液320 mg静脉输液。其中巴曲酶引起了临床的注意，因为巴曲酶可导致FIB降低，患者入院第一次检测FIB在正常水平，用药后突然降低，考虑是药物引起。巴曲酶注射液的主要成分是从白眉蝮蛇冻干蛇毒中提取分离得到的巴曲酶，研究报道巴曲酶在动脉和静脉血栓形成中具有广泛的临床应用，包括促进溶栓，预防血栓形成，减少梗死区域水肿，改善血管认知功能障碍，以及神经保护。潜在的机制包括促进纤维蛋白原聚合物的解聚，增加自由基清除能力，减少炎症和调节内源性纤溶酶原激活物的表达，另有降低血液黏度，抑制红细胞聚集及沉降，改善红细胞变形能力，从而改善微循环。本案例患者在入院时给予一次巴曲酶注射液1 mL，查看病例后续并未继续使用。4月7日06：33查该患者凝血结果FIB基本恢复正常（1.94 g/L）。

回顾患者的凝血结果，巴曲酶用药前后FIB结果变化如表36.1所示。

表36.1 巴曲酶用药前后FIB结果变化

时间	04-03 01：13	04-03 15：30	04-04 09：25	04-07 06：33	04-11 06：28
FIB（g/L）	3.13	1.07	0.76	1.94	2.90

患者在4月3日首次使用巴曲酶后FIB降低明显，后续未继续使用，4月7日FIB基本恢复正常，这与文献报道的蛇毒血凝酶在体内需3~4天才能全部清除基本一致。

2. 检验案例分析

患者入院后，第三次采血FIB突然明显降低，检查标本，无黄疸、溶血、脂血，血清与血细胞离心界面平整，无凸起，挑血未发现小凝块，基本排除标本本身问题。

纤维蛋白原的检测原理是根据纤维蛋白原与凝血酶作用最终形成纤维蛋白，以国际标准品为参比血浆制作标准曲线，用凝血酶来测定血浆凝固时间，所得凝固时间与血浆中纤维蛋白原浓度呈负相关，从而得到纤维蛋白原的含量。并采用过量凝血酶，因此，肝素（<2 IU/mL）和 FDP（<130 μg/mL）不影响检测结果。仪器显示，检测秒值分别为 25.7 s 和 23.6 s，说明该标本的中 FIB 浓度的确很低。

知识拓展

巴曲酶是一种有效的去纤原酶，这是一种特性，已被利用在研究巴曲酶预防或治疗血栓形成。巴曲酶以高亲和力结合纤维蛋白（原），纤维蛋白结合的巴曲酶在触发纤维蛋白积聚方面比纤维蛋白结合的凝血酶更有效，可能是因为巴曲酶不受抗凝血酶和肝素辅助因子 II 的抑制。并且在脑缺血或缺血再灌注动物模型中，巴曲酶参与抑制神经元凋亡，减少脑水肿，减少出血性转化，恢复脑灌注到梗死部位。基于临床前研究，提出了巴曲酶神经保护作用的几种病理生理机制。首先，巴曲酶直接针对凝块的重要成分纤维蛋白原，因此，巴曲酶可以减少纤维蛋白原沉积形成纤维蛋白。巴曲酶的另一种神经保护作用是直接上调髓鞘碱性蛋白，这在神经系统的神经髓鞘形成中至关重要。此外，巴曲酶激活内皮细胞释放内源性组织型纤维蛋白溶酶原激活剂（tissue plasminogen activator，tPA），促进血栓溶解。巴曲酶还可以提高超氧化物歧化酶（superoxide dismutase，SOD）的生物活性，消除梗死区域的无氧损伤。最后，巴曲酶可能抑制外周血清和脑损伤区域各种促炎标志物的表达，例如，血清肿瘤坏死因子 - α（tumor necrosis factor α，TNF- α），脑缺血区域的热休克蛋白 32 和热休克蛋白 70，以及脑血肿周围区域的补体 C3d 和 C9。

案例总结

凝血是一项非常重要的检查项目，很多因素都能影响到凝血功能的检测，如脂血、溶血、标本凝集、标本量不足、抗凝药物使用等都能影响凝血的最终结果。检验医师不仅要充分理解实验原理和影响因素，还要结合患者的诊疗和用药情况，加强与临床医生的沟通。本案例提示，在使用蛇毒血凝酶类药物的时候需要严格把握适应证、年龄、用药天数、用药剂量、白蛋白降低、血小板降低，这些均是患者容易出现低纤维蛋白原血症的影响因素。使用巴曲酶前需评估凝血功能和 FIB 水平，使用过程中需密切观察 FIB 水平变化，规避药物导致低纤维蛋白原血症和出血的风险，确保患者的用药安全。

专家点评

凝血常规检查对血栓与止血性疾病的病因筛查十分重要，检验前因素引起出凝血检测结果异常的比例大约占 70%。因此，做好凝血实验室检测，为临床提供可靠的检测结果，对每一位检验人员来说都是较为重要的。不但要做好检验全过程的质量控制，具备较高的专业理论水平，同时还要建立清晰的出凝血疾病实验诊断思路。一般按照先常见病、后少见病及罕见病，先易后难、先普通后特殊的原则，逐层深入进行程序性诊断。此外，与临床进行及时沟通也是发现出凝血检测结果异常的途径之一。

参考文献

［1］ LAN D，SONG S，LIU Y，et al. Use of batroxobin in central and peripheral ischemic vascular diseases：A systematic review ［J］. Front Neurol，2021，12：716778.

［2］ 颜楠，韩峰，郝晓柯. 临床常用蛇毒类凝血酶制剂对凝血指标的影响 ［J］. 检验医学，2019，34（2）：162-164.

［3］ 王睿，方翼，裴斐，等. 单剂静注尖吻蝮蛇血凝酶在中国健康志愿者的药代动力学 ［J］. 中国临床药理学杂志，2006，22（6）：422-425.

［4］ VU T T，STAFFORD A R，LESLIE B A，et al. Batroxobin binds fibrin with higher affinity and promotes clot expansion to a greater extent than thrombin ［J］. J Biol Chem，2013，288（23）：16862-16871.

［5］ FAN H，LIU X，TANG H B，et al. Protective effects of Batroxobin on spinal cord injury in rats ［J］.Neurosci Bull，2013，29（4）：501-508.

［6］ YANG Y，TIAN S J，WU L，et al. Fibrinogen depleting agent batroxobin has a beneficial effect on experimental autoimmune encephalomyelitis ［J］. Cell Mol Neurobiol，2011，31（3）：437-448.

［7］ QI L，DONG Z，MA J，et al. Neuroprotctive effect of batroxobin on experimental intracerebral hemorrhage in rates ［J］.Yao Xue Xue Bao，2009，44（3）：338-343.

37

肢端肥大症

作者：梁丽斯[1]，张艺[2]（西安市第九医院，1 检验科；2 内分泌科）

点评专家：来艳君（西安市第九医院）

前言

糖尿病是一种常见病、多发病，是严重威胁人类健康的世界性公共卫生问题。肢端肥大症是一种起病隐匿的慢性进展性内分泌代谢性疾病，患者体内产生过量的生长激素（growth hormone，GH），其中超过 95% 的肢端肥大症患者是由分泌 GH 的垂体腺瘤所致。生长激素刺激脂肪细胞甘油三酯的分解，释放游离脂肪酸，刺激胰岛素的释放，诱导胰岛素的抵抗。

案例经过

患者，女，49 岁。6 个月前体检空腹血糖为 22 mmol/L，当时无明显口渴、多饮、多尿及消瘦症状，曾诊断为 2 型糖尿病，给予二甲双胍 + 阿卡波糖 + 地特胰岛素治疗，但血糖控制不佳。3 个月前出现视物模糊，有视力下降、多汗症状。适龄结婚，育有 1 子，月经史：14 岁月经初潮，经期（5~7）天 /（28~30）天，46 岁绝经。其父因肝癌已故，母亲健在，否认家族遗传病史。

体格检查：体温 36.0 ℃，心率 72 次 / 分，呼吸 20 次 / 分，血压 114/83 mmHg，身高 156 cm，体重 59 kg，BMI 24 kg/m²。下颌骨稍突，鼻翼增大，舌唇增厚，脊柱正常，指趾宽大，活动自如。患者存在轻中度深感觉障碍，提示有周围神经病变（2 级：临床神经病变）。内脏脂肪面积 18 cm²，腹部皮下脂肪面积 126 cm²。眼底照相：无糖尿病视网膜病变，未见明显异常。腹部超声提示：肝、胆、胰、脾未见明显异常。双下肢动脉彩超提示：双下肢动脉符合动脉硬化改变，斑块形成（混合斑）血流检测未见明显异常。

颈部血管彩超提示：双侧颈部大动脉符合早期动脉硬化改。心脏彩超提示：左心房饱满，左心室收缩功能正常，舒张功能正常，二尖瓣、三尖瓣、主动脉瓣反流（少量）。

动态血压提示：平均血压升高，血压负荷超过 50%，昼夜节律减弱。

脑垂体影像学检查如图 37.1 所示。

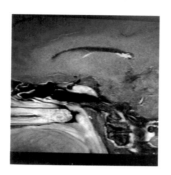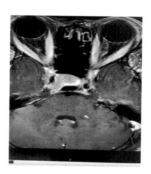

图 37.1　脑垂体影响学检查结果

实验室检查：入院随机血糖 16.4 mmol/L，糖化血红蛋白 9.4%，血清胰岛素样生长因子 1（insulin-like growth factors-1，IGF-1）482 ng/mL（参考范围 94~266 ng/mL）。葡萄糖 - 胰岛素 -C 肽 -GH 抑制试验结果如表 37.1 所示。

表 37.1　葡萄糖 - 胰岛素 -C 肽 -GH 抑制试验结果

时间（min）	GH（μg/L）	葡萄糖（mmol/L）	胰岛素（ng/mL）	C 肽（μU/mL）
0	>50.00 （参考范围 0.13~9.88）	7.49 （参考范围 3.80~6.10）	6.36 （参考范围 0.75~1.8）	1.46 （参考范围 4.0~15.6）
30	>50.00	13.05 （参考范围 3.8~11.10）	12.18	1.94
60	>50.00	19.30 （参考范围 3.8~11.1）		2.87
120	>50.00	（参考范围 3.8~7. ）		6.36 （参考范围 4.0~15.6）
180	>50.00	15.36 （参考范围 3.8~6.10）	（参考范围 0.7~1.8）	6.86 （参考范围 4.0~15.6）

下丘脑 - 垂体 - 性腺轴检测结果如表 37.2 所示。

表 37.2　下丘脑 - 垂体 - 性腺轴检测结果

项目及单位	参考范围	检测结果	检测方法
促卵泡生成素（mIU/mL）	25.8~134.8	2.14	电化学发光法
促黄体生成素（mIU/mL）	7.7~58.5	0.13	电化学发光法
孕酮（ng/mL）	0~0.126	0.135	电化学发光法
雌二醇（pg/mL）	0~49.9	19.33	电化学发光法
泌乳素（ng/mL）	4.79~23.3	17.25	电化学发光法
睾酮（ng/mL）	0.084~0.481	0.484	电化学发光法

下丘脑 - 垂体 - 肾上腺轴检测结果如表 37.3 所示。

表 37.3　下丘脑 - 垂体 - 肾上腺轴检测结果

项目及单位	8：00 am	16：00 pm	24：00 am	检测方法
ACTH（pg/mL）	45.40（参考范围 7.2~63.4）	未检测	8.41（参考范围 0~32）	化学发光法
皮质醇（μg/dL）	27.77（参考范围 4.26~24.8）	8.25（参考范围 2.90~17.3）	1.61（参考范围 0~6.72）	化学发光法

下丘脑 - 垂体 - 甲状腺检测结果如表 37.4 所示。

表 37.4　下丘脑 - 垂体 - 甲状腺检测结果

项目及单位	参考范围	检测结果	检测方法
促甲状腺激素（μIU/mL）	0.27~4.20	0.87	电化学发光法
甲状腺激素（μg/dL）	5.1~14.1	6.42	电化学发光法
游离甲状腺素（ng/mL）	0.93~1.70	1.50	电化学发光法
三碘甲状腺原氨酸（ng/mL）	0.80~2.00	0.75	电化学发光法
游离三碘甲状腺原氨酸（pg/mL）	2.00~4.40	1.84	电化学发光法

卡托普利试验：卡托普利抑制试验后血醛固酮浓度下降大于 30%（表 37.5）。

表 37.5　卡托普利试验

项目	单位	空腹	口服卡托普利试验 1 h	口服卡托普利试验 2 h	检测方法
ACTH	pg/mL	110.11	55.33	42.63	化学发光法
Cortisol	μg/dL	38.8	30.89	22.18	化学发光法
A Ⅱ	pg/mL	159.63	166.07	169.97	化学发光法
Renin	pg/mL	1.69	3.40	3.18	化学发光法
ALD	pg/mL	327.33	240.56	171.80	化学发光法

骨代谢五项检测结果见表 37.6。

表 37.6　骨代谢五项检测结果

项目及单位	参考范围	检测结果	检测方法
β 胶原降解片段（pg/mL）	104~1008	569.60	电化学发光法
总 1 型胶原氨基端延长肽（ng/mL）	20.5~76.3	56.6	电化学发光法
N 端骨钙素（ng/mL）	15~46	14.86	电化学发光法
25- 羟基维生素 D（ng/mL）	30~100	8.33	电化学发光法
甲状旁腺素（pg/mL）	15~65	30.44	电化学发光法

案例分析

1. 检验案例分析

血清 IGF-1 测定可反映 24 小时 GH 分泌总体水平，IGF-1 在疾病活动期升高，成功治疗后恢复正常，可作为筛选和疾病活动性指标，也可作为肢端肥大症治疗是否有效的指标。IGF-1 半衰期长，随机 IGF-1 较随机 GH 更能反映整体 GH 水平。但不同性别、年龄血清 IGF-1 正常范围不同，另外，糖尿病、营养不良、饥饿、肝功能异常、妊娠等均可影响 IGF-1 水平，在诊断时需排除影响因素。本案例患者的 IGF-1 值为 482 ng/mL，远高于参考范围。

口服葡萄糖抑制试验为临床确诊肢端肥大症和巨人症最常用的试验和金标准，口服 75 g 无水葡萄糖，于服糖前 30 min，服糖后 30 min、60 min、90 min 和 120 min 采血测 GH 浓度。多数巨人症或肢端肥大症患者口服葡萄糖后 GH 不能降低到正常值，甚至升高。诊断标准是口服葡萄糖后 GH 不能被抑制到 1 μg/L 以下，这个标准也用于评价疾病的活动性。本案例患者的口服葡萄糖抑制试验为阳性。

2. 临床案例分析

患者的糖耐量、胰岛素及 C 肽释放试验及糖化血红蛋白检测结果支持糖尿病的诊断。从胰岛素及 C 肽试验来看，患者胰岛素分泌尚可，但胰岛素峰值延迟，说明存在胰岛素抵抗，考虑排除胰岛素绝对不足的 1 型糖尿病。实验室检查结果提示患者下丘脑 - 垂体 - 性腺轴、下丘脑 - 垂体 - 肾上腺测结果大致正常，下丘脑 - 垂体 - 甲状腺轴提示患者可能存在低 T3 综合征，应进一步进行 rT3 检测。血清 IGF-1 检测结果升高、生长激素葡萄糖抑制试验检测结果阳性，结合脑部 MRI 等影像结果，根据《肢端肥大症诊治中国专家共识（2020 版）》，考虑患者为垂体生长素瘤、肢端肥大症、特殊类型糖尿病。经过内分泌科、检验科、影像科、神经外科等专家对该患者进行多学科诊疗，综合考虑患者情况，建议尽快行经蝶窦腺瘤切除术。患者与家属商议后决定去外院进行手术。

知识拓展

GH 分泌受下丘脑分泌的生长激素释放激素（growth hormone releasing hormone，GHRH）刺激，受生长激素释放抑制激素（somatotropin release inhibiting factor，SRIF）抑制。GH 释放的负反馈是由垂体 IGF-1 和游离脂肪酸（free fat acid，FFA）实现的。GH 通过刺激下丘脑和室旁核的 SRIF 神经元实现短环负反馈。这些 SRIF 神经元直接与弓形核的 GHRH 神经元形成突触，并且投射到正中隆起。

位于弓形核的神经肽 Y（neuropeptide Y，NPY）神经元也间接调节 GH 分泌，主要是通过整合外周 GH、瘦素和 Ghrelin 信号并传递至室旁 SRIF 神经元。Ghrelin 是由胃分泌的，目前认为可能是促 GH 泌素受体的配体，并且在下丘脑和垂体水平都能刺激 GH 分泌。在间接的药理学数据的基础上，发现 Galanin、γ 氨基丁酸、β2 肾上腺素能和多巴胺能的刺激可以促使 GHRH 释放，而生长抑素则起抑制作用。生长抑素分泌的抑制受乙酰胆碱（毒蕈碱受体）和 5- 羟色胺（5-hydroxytryptamine，5-HT）（1 型 D 受体）分泌影响，而升高的 β2 肾上腺素和促肾上腺皮质激素释放激素（corticotropin releasing hormone，CRH）可以促进其分泌。影响人类生长激素分泌的因子如表 37.7 所示。

表 37.7　影响人类生长激素分泌的因子

生理性刺激因子	激素和神经递质	病理性
插曲式、自发式分泌	胰岛素低血糖	肢端肥大症
锻炼	2- 脱氧葡萄糖	TRH
应激	氨基酸输注	GnRH
生理性	精氨酸、赖氨酸	葡萄糖
心理性	神经肽	精氨酸
慢波睡眠	GHRH	白介素 1，白介素 2，白介素 6
禁食	Ghrelin	蛋白质消耗
	促生长激素神经肽	饥饿
	阿片受体（μ 受体）	神经性厌食
	褪黑素	肾功能衰竭
	经典神经递质	肝硬化
	α 2- 肾上腺激动药	1 型糖尿病
	β - 肾上腺激动药	
	M1 胆碱能激动药	
	5- 羟色胺激动药	

生理性	激素和神经递质	病理性
	H1 组胺激动药	
	GABA（基础水平）	
	多巴胺（D2 受体）	
	雌激素	
	睾酮	
	糖皮质激素（急性）	
抑制因子 *		
餐后高血糖	输注葡萄糖	肢端肥大症
游离脂肪酸升高	神经肽	左旋多巴
GH 水平升高	生长抑素	D2R DA 激动药
IGF-1（垂体）升高	神经肽 Y（NPY）	加兰肽
睡眠快速眼动期（REM）	CRH	肥胖
衰老	经典的神经递质	甲状腺功能低下
	α 1/2- 肾上腺激动药	甲状腺功能亢进
	β 2- 肾上腺激动药	
	H1 组胺激动药	
	生长抑素激动药	
	烟碱胆碱能激动药	
	糖皮质激素（慢性）	

注：1.* 在许多情况下，这种抑制只表现为药物刺激诱发的 GH 分泌抑制。

2.NPY 和 CPR 对 GH 分泌的抑制是在啮齿类动物身上证实的，继发于生长抑素升高。这些肽在人类中的证据是矛盾的，需要进一步地研究证实。

3.CRH：促肾上腺素释放激素；DA：多巴胺；GHRH：生长激素释放激素；GnRH：促性腺激素释放激素；

IGF-1：胰岛素样生长因子；TRH：促甲状腺激素释放激素。

肢端肥大症是一种罕见的疾患，其特征是生长激素及其外周靶激素 IGF-1 分泌超量。垂体瘤相关基因综合征如表 37.8 所示。

表 37.8　垂体瘤相关基因综合征

综合征	临床表现	染色体定位	基因	蛋白	推测的功能或缺陷
多发内分泌腺瘤病 I 型	甲状旁腺、内分泌胰腺、垂体前叶肿瘤（多为泌乳素瘤）	11q13	*Menl*	Menin	细胞核，肿瘤抑制蛋白与 junD 互相作用
家族性肢端肥大症 GH	细胞腺瘤，肢端肥大 / 巨人症	11q13 及其他位点	非 *Menl*	—	—

续表

综合征	临床表现	染色体定位	基因	蛋白	推测的功能或缺陷
McCune-Al-bright 综合征	多发性骨纤维异常增殖症，皮肤色素斑；内分泌紊乱；性早熟；GH 细胞腺瘤，肢端肥大 / 巨人症；Cushing 综合征	20q13.2（嵌合体）	GNAS1（gsp）	Gsa	信号传导 / 失活 GTP 酶，造成不依赖 GHRH 的 cAMP 升高
Carney 综合征	皮肤和心脏黏液瘤、Cushing 综合征、肢端肥大	2p16	—	—	活化 GH 的蛋白激酶 A 信号缺失

注：cAMP—环磷酸腺苷；GH—生长激素；GHRH—促生长激素释放激素；GTP—（三磷酸）鸟苷。

GH 对代谢的影响表现在以下几个方面。

（1）GH 对蛋白质代谢的作用：GH 对蛋白质代谢的总体效应是促进合成代谢，主要促进氨基酸向细胞内转运并抑制蛋白质分解，增加蛋白质含量。GH 能加速软骨、骨、肌肉、肝、肾、肺、肠、脑及皮肤等组织的蛋白质合成，并伴随相应组织 DNA 和 RNA 合成增加，结果因尿素生成减少而呈正氮平衡。GH 促进蛋白质合成的效应与其促进生长的作用相互协调。

（2）GH 对脂肪代谢的作用：GH 可促进脂肪降解，为脂解激素。GH 可激活对胰岛素敏感的脂肪酶，促进脂肪分解，增强脂肪酸氧化，提供能量，最终使机体的能量来源由糖代谢向脂肪代谢转移，有助于促进生长发育和组织修复。GH 还能抑制脂肪细胞分化，对抗胰岛素刺激的脂肪合成的效应，减少三酰甘油的蓄积，使组织特别是肢体的脂肪含量减少。

（3）GH 对糖代谢的作用：GH 对糖代谢的影响多继发于其对脂肪的动员。血中游离脂肪酸增加可抑制骨骼肌与脂肪组织摄取葡萄糖，减少葡萄糖消耗，使血糖水平升高，表现为"抗胰岛素"效应。GH 也可通过降低外周组织对胰岛素的敏感性而升高血糖。GH 还可增加和维持骨骼肌和心肌内的糖原储备，CH 分泌过多时，可造成垂体性糖尿。

案例总结

本案例单从糖化血红蛋白、糖耐量、胰岛素及 C 肽试验结果容易误诊为 2 型糖尿病。患者的症状、血清胰岛素样生长因子 -1 检测、生长激素葡萄糖抑制试验检测结果支持肢端肥大症的诊断。引起血糖升高的内分泌疾病有肢端肥大症、库欣综合征、胰高血糖素瘤、嗜铬细胞瘤、甲状腺功能亢进、生长抑素瘤、醛固酮瘤等。在实际临床工作中，若遇到疑似糖尿病患者时，应完善内分泌各项指标的检测或基因检测。

专家点评

肢端肥大症一般是生长激素持久过度分泌引起的内分泌代谢性疾病，其主要原因是为垂体生长素瘤或垂体生长素细胞增生，常发生在青春期后、骨骺已经融合的患者。大约 60% 的肢端肥大症患者出现糖耐量异常，约 30% 的患者出现糖尿病。检验工作者除了做好实验室工作，更应及时学习临床诊疗指南，以便更科学地分析检测结果。

参考文献

［1］王庭槐. 生理学［M］. 3 版. 北京：高等教育出版社，2015.

［2］王吉耀. 内科学［M］. 北京：人民卫生出版社，2008.

［3］KRONENBERG H M，MELMED S，POLONSKY K S，et al. 威廉姆斯内分泌学［M］. 向红丁，译. 北京：人民军医出版社，2011.

［4］薛耀明，肖海鹏. 内分泌及代谢疾病学［M］. 广州：广东科技出版社，2018.

［5］中华医学会内分泌学分会. 肢端肥大症诊治中国专家共识（2020 版）［J］. 中华内分泌代谢杂志，2020，36（9）：751-760.

38

胆总管结石伴急性胆管炎致血清 CA19-9 异常增高

作者： 任广利[1]，钱景荣[2]（山东省立医院，1 肝胆外科；2 检验科）

点评专家： 庄学伟（山东省立第三医院）

前言

患者，女，79 岁。因"上腹部疼痛 1 天"入院，伴恶心、呕吐，呕吐物为胃内容物，呕吐后腹痛可缓解，小便呈浓茶水样，体重无明显减轻，查体墨菲征呈弱阳性。结合实验室结果，肿瘤标志物糖类抗原 19-9（carbohydrate antigen 19-9，CA19-9）水平异常升高，大于 1000 U/mL，白细胞（WBC）、C 反应蛋白（C-reaction protein，CRP）、谷草转氨酶（aspartate transaminase，AST）、谷丙转氨酶（alanine transaminase，ALT）、总胆红素（total bilirubin，TBIL）及直接胆红素（direct bilirubin，DBIL）等出现明显升高。对 CA19-9 水平异常升高提出疑问，排除实验室检测导致其水平异常增高。考虑该患者年龄较大，是肿瘤患病的高发人群，CA19-9 水平异常升高一定是肿瘤疾病导致的吗？

进一步结合患者 CT 及磁共振等相关检查，评估患者身体状况后，在气管插管全麻下行"腹腔镜中转开腹胆囊切除 + 胆总管切开取石 T 管引流术"。术中胆道镜探查，见胆总管壁光滑，下段可见数枚成型结石，以普通取石网篮顺利取出，大者约 2.6 cm × 1.5 cm，手术顺利，术后病理提示：胆囊结石并慢性胆囊炎。初步考虑诊断胆总管结石伴急性胆管炎，术后病理结果排除恶性肿瘤的可能。术后 2 个月行胆道镜诊疗，拔除胆道引流管进胆道镜见肝内外胆管壁光滑，未见明显结石及絮状物，末端开口好。复查 CA19-9 水平恢复正常水平，WBC、TBIL 及 DBIL 等同时降至正常水平。患者在胆道梗阻解除之前 CA19-9 水平异常升高是胆道梗阻所致。

案例经过

患者，女，79岁。因"上腹部疼痛1天"于肝胆外科住院治疗。患者1天前无明显诱因出现上腹部持续性胀痛，伴肩、背部放射性疼痛，伴恶心、呕吐，呕吐物为胃内容物，未见鲜血及咖啡样液体，呕吐后腹痛可缓解，皮肤巩膜轻度黄染，小便呈浓茶水样，无发热、寒战。患者自发病以来，神志清，精神可，饮食欠佳，睡眠尚可，体重无明显减轻。平素身体健康，否认肝炎史、结核史，否认高血压、心脏病史，否认糖尿病、脑血管疾病、精神疾病史，否认手术、外伤、输血史。

入院查体：体温：36.2 ℃，心率：91次/分，呼吸：25次/分，血压：129/70 mmHg。皮肤轻度黄染，巩膜轻度黄染。腹平坦，腹软，上腹部轻压痛，无反跳痛，无腹肌紧张，肝脾肋下未及，墨菲征呈弱阳性，肝区轻叩痛，脾区及双肾区无叩痛，移动性浊音未及，肠鸣音正常。

实验室检查：CA19-9>1000.00 U/mL（正常范围 0~27 U/mL），CA125：42.40 U/mL（正常范围 0~35 U/mL），其余肿瘤标志物结果无异常。该患者相关肿瘤标志物结果见表38.1，血常规结果见表38.2，生化结果见表38.3。

表38.1 相关肿瘤标志物结果

检测项目	结果	单位	生物参考区间
癌胚抗原（CEA）	3.04	ng/mL	0~5
甲胎蛋白（AFP）	1.35	ng/mL	0~7
糖类抗原 19-9（CA19-9）	>1000.00	U/mL	0~27
糖类抗原 125（CA125）	42.40	U/mL	0~35

表38.2 血常规结果

检测项目	结果	单位	生物参考区间
白细胞（WBC）	18.82	10^9/L	3.5~9.5
中性细胞比率（NE%）	91.50	%	40~75
红细胞（RBC）	3.80	10^{12}/L	3.8~5.1
血红蛋白（Hb）	114.00	g/L	115~150

表38.3 生化结果

检测项目	结果	单位	生物参考区间
谷丙转氨酶（ALT）	62.7	U/L	7~40
谷草转氨酶（AST）	85.7	U/L	15~35
碱性磷酸酶（ALP）	352.3	U/L	50~135

检测项目	结果	单位	生物参考区间
总胆红素（TBIL）	55.5	μmol/L	0~21
直接胆红素（DBIL）	39.3	μmol/L	0~8
间接胆红素（IBIL）	16.2	μmol/L	3.4~21.2
总胆汁酸（TBA）	32.0	μmol/L	0~10
淀粉酶（AMY）	285.1	U/L	0~140
C反应蛋白（CRP）	162.8	mg/L	0~6
白蛋白（ALB）	29.3	g/L	40~55

案例分析

1. 检验案例分析

患者年龄较大，结合患者整个病程，主诉腹痛1天，伴恶心、呕吐，呕吐物为胃内容物，呕吐后腹痛可缓解，小便呈浓茶水样，体重无明显减轻，查体墨菲征呈弱阳性。结合实验室结果，肿瘤标志物 CA19-9 水平异常升高，大于 1000.00 U/mL，WBC、CRP、AST、ALT、TBIL 及 DBIL 等出现明显升高。对 CA19-9 水平异常升高提出疑问，这样结果是否可以直接审核？首先针对实验室检测，从分析前、中、后3个环节来分析，具体如下：①分析前：该患者采血顺利，标本外观正常，无溶血、黄疸、无凝块；②分析中：项目质控在控，检验人员按标准操作流程上机检验，仪器设备运行一切良好；③分析后：具有副高职称的检验人员对报告审核，结果无误。

针对这些因素，排除实验室检测导致其水平异常增高。考虑该患者年龄较大，是肿瘤患病的高发人群，CA19-9 水平异常升高一定是肿瘤疾病导致的吗？

2. 临床案例分析

CA19-9 是一种大分子糖蛋白，属于 Lewis 血型抗原类肿瘤标志物，微量存在于正常人的胰腺、胃、胆管、胆囊等上皮细胞中。CA19-9 增高常与非肿瘤性疾病、恶性肿瘤有关。①恶性肿瘤：当胰腺、胃、胆管、胆囊等部位发生癌变时，CA19-9 分泌量会明显增加，出现 CA19-9 血症，如胃癌、结肠癌、直肠癌、胰腺癌、胆管癌、非小细胞肺癌等。研究报道，CA19-9 在胰腺癌中诊断敏感性为 70%~80%，特异性为 80%~90%，在无硬化性胆管炎病史的胆管癌中敏感性和特异性分别为 77.9% 和 76.3%。②非肿瘤性疾病：近年来，有研究报道，一些良性疾病也会出现 CA19-9 不同程度的升高，如肝脏疾病（原发性硬化性胆管炎、原发性胆汁性肝硬化、慢性肝炎、急性肝衰竭）、梗阻性黄疸和胰腺炎。即使是与肝胆道无关的疾病，如间质性肺疾病、胶原血管疾病及大量茶饮，也可出现不同程度的升高。

　　进一步结合患者 CT 及磁共振等相关检查，磁共振检查（腹部 MR+MRCP+ 弥散加权成像）提示：肝内、外胆管扩张，胆总管直径约 2.0 cm，肝外胆管见多发 T1WI 略高 T2WI 低信号影；胆囊体积增大，壁增厚，腔内见多发 T1WI 略高 T2WI 低信号影。脊柱明显侧弯。MRCP 提示：肝内外胆管扩张，肝外胆管腔内见充盈缺损影；胆囊增大，腔内见充盈缺损影。患者在气管插管全麻下行腹腔镜中转开腹胆囊切除 + 胆总管切开取石 T 管引流术，术中胆道镜探查，见胆总管壁光滑，下段可见数枚成型结石，以普通取石网篮顺利取出，大者约 2.6 cm × 1.5 cm，手术顺利。术后病理提示：胆囊结石并慢性胆囊炎。初步考虑诊断：①胆总管结石伴急性胆管炎；②胆结石伴胆囊炎；③脊柱侧弯；④低蛋白血症；⑤梗阻性黄疸。术后病理结果排除恶性肿瘤的可能。

　　术后 2 个月行胆道镜诊疗，拔除胆道引流管进胆道镜见肝内外胆管壁光滑，未见明显结石及絮状物，末端开口好。复查 CA19-9 水平恢复至正常水平，WBC、TBIL 及 DBIL 等同时降至正常水平。整理该患者术前和术后检验相关项目的变化情况（表38.4），可知患者在胆道梗阻解除之前 CA19-9 水平异常升高是胆道梗阻导致。

表 38.4　患者术前及术后 2 个月检验项目变化情况

检验相关项目	术前	术后 2 个月
白细胞（×10^9/L）	18.82 ↑	6.32
中性细胞比率（%）	91.50 ↑	65.30
甲胎蛋白（ng/mL）	1.35	1.17
癌胚抗原（ng/mL）	3.04	2.76
糖类抗原 19-9（U/mL）	>1000.00 ↑	9.19
降钙素原（ng/mL）	2.26 ↑	—
C 反应蛋白（mg/L）	162.8 ↑	6.4 ↑
谷丙转氨酶（U/L）	62.7 ↑	44.9 ↑
谷草转氨酶（U/L）	85.7 ↑	45.8 ↑
总胆红素（μmol/L）	55.5 ↑	9.9
直接胆红素（μmol/L）	39.3 ↑	3.8
间接胆红素（μmol/L）	16.2	6.1
碱性磷酸酶（U/L）	352.3 ↑	120.1

知识拓展

　　胆总管结石是指位于胆总管内的结石，大多数为胆色素结石或以胆色素为主的混合结石，好发于胆总管下端。根据其来源可分为原发性胆总管结石和继发性胆总管结石。在胆管内形成的结石称为原发性胆囊结石，其形成与胆道感染、胆汁淤积、胆道蛔虫密切有关。胆管内结石来自胆囊者，称为继发性胆管结石，以胆固醇结石多见。

原发性胆总管结石是原发性胆管结石的组成部分，它可以原发于胆总管，也可以与肝内胆管结石同时发生，有时也可能由肝内胆管下降。单纯的原发性胆总管结石可以引起严重的胆道并发症，若与肝胆管结石合并存在，病理损害更加严重。

继发性胆总管结石原发于胆囊，在胆囊结石病发生发展的过程中产生的细小结石，通过胆囊管降入胆总管或胆囊管管径较为粗大，较大的结石也可先后进入胆总管。滞留在胆总管内的结石多数会引起各种凶险的病理损害，这实际上是胆囊结石病较严重的并发症。

原发性胆总管结石与继发性胆总管结石的不同点表现在以下两个方面。

（1）原发性胆总管结石是以胆色素为主要成分的混合性结石，棕色、易碎，不定形颗粒物堆聚在胆管内形成；发病年龄轻，一部分患者曾"吐虫"或有胆道蛔虫病史。

（2）继发性胆总管结石来源于胆囊内结石的下降，是胆囊结石病的并发症，而且胆囊本身已存在各种病损和（或）其他并发症，因而功能不完全或完全丧失。

每次胆囊结石嵌顿、胆囊管阻塞和胆囊炎发作时，这种功能发生紊乱，同时还反射性引起胆管下端括约肌的痉挛、水肿致局部缺血和局部炎症发作，致肌纤维透明变性，若在排石过程中有局部组织损伤，则渐次引起不断在修复过程中的括约肌纤维化缩窄，因而加重继发性胆管结石急性阻塞胆管炎发作的程度。在急性发作期后的间期常导致上腹不适，而在胆囊切除后，即使胆管内未留结石，亦可出现右上腹绞痛、低热和轻度短暂的黄疸，通常经过对症处理后得到缓解而忽视了这一常见病变，被冠之以胆道术后综合征从而模糊了病变的存在，延误了诊治时机。原发性胆管结石，结石梗阻后反复发作的炎症损害和胆道高压、高位胆管常多有狭窄形成，而胆管下端的炎性损害在部分患者则常表现为括约肌弛缓，类似于闭锁不全，肠液反流，使胆道感染发作更加频繁，也难以有效控制，这在临床上也是施行胆总管横断，另行胆 - 肠通路重建的原因和理由。

案例总结

CA19-9 是一种在胰腺和胆道恶性肿瘤中的肿瘤标志物，已被推广用于胰、胆恶性肿瘤的检测。研究报道，CA19-9 在胰腺癌中诊断敏感性为 70%~80%，特异性为 80%~90%，在无硬化性胆管炎病史的胆管癌中敏感性和特异性分别为 77.9% 和 76.3%。此外，研究报道称，CA19-9 不仅在胰腺癌或胆道癌患者中增加，而且在良性胆道疾病中也升高，这些疾病通常表现为黄疸，经常具有误导性，从而显著降低该标志物的诊断准确性。因此，CA19-9 作为胰胆恶性肿瘤检测的诊断作用仍然不明确，CA19-9 的实用性仍有局限性。首先，CA19-9 的假阳性升高存在于良性疾病中，如肝脏疾病（原发性硬化性胆管炎、原发性胆汁性肝硬化、慢性肝炎、急性肝衰竭）、梗阻性黄疸和胰腺炎。即使是与肝胆道无关的疾病，如间质性肺疾病、胶原血管疾病及大量茶饮也可引起 CA19-9 升高，这也表明 CA19-9 表达可能为全身炎症反应的标志物。此外，CA19-9 也被证明在其他恶性肿瘤（包括胃癌、卵巢癌和结直肠癌）中表达上调。然而，假阳性 CA19-9 的最常见原因是阻塞性黄疸。生理上，胆道上皮细胞分泌携带 CA19-9 表位的黏蛋白，在梗阻性黄疸期间血清中的 CA19-9 水平较高，反映了炎症分泌过多和胆汁黏蛋白渗漏到血清中。这一过程可以通过解决梗阻来逆转，通常良性疾病中 CA19-9 水平的下降更大于恶性疾病，因为在恶性疾病中，通过增殖细胞合成 CA19-9 以独立于任何相关条件的方式促进其表达。

Gaetano 等研究报道，54.9% 的良性黄疸患者的 CA19-9 水平呈阳性（临界值 32 U/mL），35.5% 的 CA19-9 值超 100 U/mL。尽管良性黄疸中肿瘤标志物增高水平低于恶性肿瘤，但癌症和非癌症原因之间存在值重叠，导致 CA19-9 在诊断梗阻患者胰胆恶性肿瘤的准确性较低，无法将胰腺癌与其他恶性肿瘤或其他良性黄疸病因区分开来，即使考虑到临界水平 100 U/mL，特异性仍为 64.7%。由于这种诊断重叠，美国临床肿瘤学会目前不提倡将其用于筛查，但可用于切除性评估或疾病随访。

因此，基于在良性黄疸疾病中高水平的 CA19-9 是梗阻和炎症的表现，研究报道建议调整 CA19-9 与胆红素或 CRP 比值，可显著提高 CA19-9 在恶性和良性胆道疾病鉴别诊断中的特异性和阳性预测价值，这些标志物的补充研究对存在黄疸时恶性肿瘤的诊断至关重要。

综上，在胆管梗阻相关疾病中，单纯的 CA19-9 水平异常升高，并不一定是恶性疾病，需要结合影像学等检测手段联合检测进行鉴别，明确原发疾病，积极治疗原发病后仍然居高不下时应警惕恶性肿瘤的可能，必要时可行剖腹探查，根据手术病理结果加以明确。

专家点评

CA19-9 是一种在胰腺和胆道恶性肿瘤中的肿瘤标志物，已被推广用于胰胆恶性肿瘤的检测。近年来研究报道 CA19-9 不仅在胰腺癌或胆道癌患者中增加，而且在良性胆道疾病中也升高，如肝脏疾病。肿瘤标志物异常增高不一定就是肿瘤，这需要检验加强与临床的沟通交流，检验除了完成日常的检验工作，做好标本检测外，还要注重对临床意义的解读。

参考文献

[1] GOONETILLEKE K S, SIRIWARDENA A K. Systematic review of carbohydrate antigen（CA 19-9）as a biochemical marker in the diagnosis of pancreatic cancer［J］. Eur J Surg Oncol, 2007, 33（3）: 266-270.

[2] MARRELLI D, CARUSO S, PEDRAZZANI C. CA19-9 serum levels in obstructive jaundice: clinical value in benign and malignant conditions［J］. Am J Surg, 2009, 198（3）: 333-339.

[3] ONG S L, SACHDEVA A, GARCEA G, et al. Elevation of carbohydrate antigen 19.9 in benign hepatobiliary conditions and its correlation with serum bilirubin concentration［J］. Dig Dis Sci, 2008, 53（12）: 3213-3217.

[4] KODAMA T, SATOH H, ISHIKAWA H, et al. Serum levels of CA19-9 in patients with nonmalignant respiratory diseases［J］. J Clin Lab Anal, 2007, 21（2）: 103-106.

[5] MORRIS-STIFF G, TELI M, JARDINE N, et al. CA19-9 antigen levels can distinguish between benign and malignant pancreaticobiliary disease［J］. Hepatobiliary Pancreat Dis Int, 2009, 8（6）: 620-626.

[6] GAETANO LA GRECA, MARIA SOFIA, ROSARIO L, et al. Adjusting CA19-9 values to predict malignancy in obstructive jaundice: influence of bilirubin and C-reactive protein［J］. World J Gastroenterol, 2012, 18（31）: 4150-4155.

[7] LOCKER G Y, HAMILTON S, HARRIS J, et al. ASCO 2006 update of recommendations for the use of tumor markers in gastrointestinal cancer［J］. J Clin Oncol, 2006, 24（33）: 5313-5327.

39

席汉综合征

作者：蔡霓萍，曹春花，李正（青海省人民医院，1 医学检验科；2 内分泌科）
点评专家：阿祥仁（青海省人民医院）

前言

席汉综合征（Sheehan's syndrome，SS）又称西蒙氏病。1914 年病理学家 Simmonds 通过尸检发现产后垂体坏死的根本原因是产褥期脓毒病引起的垂体动脉血栓形成或细菌栓塞。1937 年，英国病理学家 Sheehan 最早定义了席汉综合征，提出产后出现疲乏、厌食和无泌乳的特征性病变。妊娠期妇女的垂体呈生理性增生肥大，所需的来自垂体门静脉系统的血供也相应增加，容易受到血压下降的影响，产后大出血致循环衰竭时，极易发生缺血性坏死及纤维化，进而引发垂体功能不全，在应急状态下可发展成垂体危象。1965 年，席汉综合征的发病率为 0.1%~0.2%，随着产科及护理水平的提高，席汉综合征发病率逐年下降，然而在发展中国家，席汉综合征是女性腺垂体功能减退中最常见的原因之一。有文献显示，席汉综合征导致腺垂体功能减退的比例在土耳其为 27.6%，菲律宾为 14.0%；新疆的一项研究显示继发性闭经患者中席汉综合征的占比为 11.2%。

案例经过

患者，女，62 岁，农民，长期居住在农村。自诉不明原因的间断头晕、心慌、乏力症状已有 16 年，伴有怕冷、食欲差、腹胀、腹泻、记忆力减退等症状，无恶心、呕吐、便秘，无反酸、嗳气，无耳鸣、听力下降，无吞咽困难，无口干、多饮、多尿，无皮疹、发热、关节肿痛等伴随不适，体重无明显变化。期间多次前往当地县医院就诊，诊断为低血糖、贫血，但未明确病因。1 年前自觉上述不适症状加重，并伴有四肢冰凉、黑朦，偶尔伴有耳鸣、听力下降，1 年间症状发作 20 余次，并出现 2 次晕倒，伴意识丧失，期间多次在当地医院就诊，测血糖均偏低，最低 1.3 mmol/L。为进一步诊治，患者于 2022 年 3 月 10 日前往青海省人民医院内分泌科门诊就诊，门诊以"低血糖原因待查？"收治。

体格检查：体温 36.5 ℃，心率 78 次 / 分，呼吸 20 次 / 分，血压 91/54 mmHg，身高 160 cm，体重 42 kg，腰围 65 cm，BMI 16.41 kg/m²。意识清醒，精神欠佳，面色蜡黄呈慢性病容，表情淡漠，反应迟钝，皮肤苍白，极度消瘦，全身皮肤干燥粗糙，眉毛、头发稀疏，腋毛、阴毛明显减少，乳房萎缩，双肺呼吸音清，未闻及干、湿性啰音，心率 78 次 / 分，各瓣膜听诊未闻及病理性杂音，腹软，全腹无压痛、反跳痛，无双下肢水肿。

入院后初步检查、检验结果如下。

（1）实验室检查。血常规：白细胞计数（RBC）3.56×10¹²/L，血红蛋白 107 g/L。尿常规：隐血（+），白细胞酯酶（+++），蛋白质（±），葡萄糖（+++）。生化全项：总蛋白 63.4 g/L，甘胆酸（cholyglycine，CG）3.1 µg/mL，视黄醇结合蛋白（retinol-binding protein，RBP）12.3 mg/L，葡萄糖 2.40 mmol/L，Na 133 mmol/L，超敏 C 反应蛋白 2.384 mg/dL。25- 羟维生素 D<3.0 ng/mL。促肾上腺皮质激素 16.9 pg/mL。便常规、凝血指标、传染病指标、免疫功能全项等检验指标均未见明显异常。

（2）影像学检查。胸部 X 线片：右下肺钙化灶。腹部彩超：肝左叶小囊肿，胆囊多发结石，慢性胆囊炎。颈部血管彩超：右侧颈动脉分叉处斑块形成。心脏彩超：左心房增大、房间隔膨出瘤，二、三尖瓣少量反流。双乳彩超：右侧乳腺实性结节。鞍区 MRI 提示：空蝶鞍综合征。心电图、泌尿系统彩超等检查结果均未见明显异常。

根据以上检查，可以确定患者存在低血糖、贫血、低钠血症的情况，为进一步明确诊断，进行精准治疗，建议患者进行进一步检查，包括甲状腺功能（表 39.1），性激素六项（表 39.2），葡萄糖耐量试验及胰岛素、C 肽释放试验（表 39.3），皮质醇节律试验（表 39.4）。促肾上腺皮质功能提示，24 小时尿 17- 羟皮质醇及游离皮质醇均减少，血浆皮质醇浓度降低，但节律正常，ACTH、GH 均减少。

表 39.1　甲状腺功能检测结果

甲状腺功能	英文简称	检测值	参考范围
游离三碘甲状腺原氨酸	FT3	3.02 pmol/L ↓	3.53~7.37 pmol/L
游离甲状腺素	FT4	5.60 pmol/L ↓	7.98~16.02 pmol/L
促甲状腺激素	TSH	1.06 mIU/L	0.38~5.33 mIU/L
抗甲状腺过氧化物酶抗体	TPO-Ab	1.0 IU/mL	0~9 IU/mL
促甲状腺激素受体抗体	TRAb	<0.800 IU/mL	0~1.75 IU/mL

表 39.2　性激素六项检测结果

性激素六项	英文简称	检测值	参考范围
促黄体生成素	LH	0.74 IU/L ↓	10.87~58.64 IU/L
睾酮	T	0.00 ng/mL ↓	0~0.75 ng/mL
卵泡刺激素	FSH	2.25 IU/L ↓	6.74~113.59 IU/L
孕酮	P	0.02 ng/mL ↓	0.08~0.78 ng/mL
泌乳素	PRL	1.99 ng/mL ↓	2.74~19.64 ng/mL
雌二醇	E2	0.0 pg/mL	<25.1 pg/mL

表 39.3　葡萄糖耐量试验及胰岛素、C 肽释放试验检测结果

时间	葡萄糖（mol/L）	胰岛素（ng/mL）	C 肽（μU/mL）
空腹	2.39 ↓	<0.400 ↓	0.0262 ↓
30 min	2.97 ↓	<0.400 ↓	0.0373 ↓
1 h	2.94 ↓	<0.400 ↓	0.0295 ↓
2 h	2.92 ↓	<0.400 ↓	0.0229 ↓
3 h	3.03 ↓	<0.400 ↓	0.0183 ↓

表 39.4　皮质醇节律试验检测结果

时间	8：00 am	16：00 pm	24：00 am
皮质醇（nmol/L）	25.84	20.93	15.38

案例分析

1. 临床案例分析

目前席汉综合征的诊断主要依靠病史、临床表现和实验室检查（激素水平、垂体 MRI 等）。患者 16 年来多次不明原因地间断出现头晕、心慌、乏力症状，伴有怕冷、食欲差、腹胀、腹泻、记忆力减退等症状，多次就诊于当地县级医院，入院完善相关检查、检验后，诊断为低血糖、贫血。患者临床症状中的头晕、乏力、食欲差、记忆力减退等符合贫血的临床表现，且患者发病期间测指尖血糖均 <2.8 mmol/L，是低血糖状态。为进一步诊治，患者来到我院。根据患者入院后完善的基本检查，结果也是"低血糖、贫血"的诊断，但在患者的症状和专科查体中可发现一些端倪。与低血糖和单纯贫血患者不同，患者出现了性腺、肾上腺、甲状腺功能抑制的情况（表情淡漠，反应迟钝，皮肤苍白，极度消瘦，全身皮肤干燥粗糙，眉毛、头发稀疏，腋毛、阴毛明显减少，乳房萎缩，怕冷，食欲差等），再次详细询问患者病史并进一步检查。患者 16 年前在家自行生产时

确有产后大出血情况，并有产后无乳、闭经、怕冷、乏力等表现。进一步检查结果提示甲状腺激素、性激素、皮质醇激素均为低水平。依据席汉综合征的诊断标准，该患者可明确诊断为席汉综合征。席汉综合征诊断年限一般为7~19.7年，该案例患者诊断年限为16年，延迟诊断的主要原因为早期临床表现无特异性，如疲乏、面色苍白等，而垂体本身代偿能力强大，患者多无明显的临床表现。该患者自述多年反复发作低血糖及贫血。低血糖发作的主要原因是垂体前叶激素缺乏，皮质醇、生长激素等升糖激素缺乏导致；而贫血是席汉综合征的另一个常见表现，有文献报道，大约80%的患者伴有贫血，甚至全血细胞减少。贫血主要与患者甲状腺功能、肾上腺皮质功能减退以及患者生理需氧量减少有关，受脑垂体激素调节的促红细胞生成素水平降低造成血红蛋白降低，红细胞减少，最终导致贫血。

2. 检验案例分析

席汉综合征继发于围生期，因前置胎盘、胎盘早剥、胎盘滞留、宫缩无力等引起大出血、休克、血栓形成。使腺垂体大部分缺血坏死和纤维化，导致腺垂体功能减退，腺垂体激素分泌减少，可以是单个激素或多种激素如促性腺激素、促甲状腺激素、促肾上腺皮质激素同时缺乏，表现为甲状腺、肾上腺、性腺等功能减退。本案例患者所有实验室检查指标均符合以上表现，在全垂体功能减退的基础上，各种应激如感染败血症、腹泻、呕吐、失水、饥饿、寒冷、急性心肌梗死、脑血管意外手术、外伤、麻醉及使用镇静药、安眠药、降糖药等均可诱发垂体危象。席汉综合征并发垂体危象患者因腺垂体功能损害程度不同临床表现复杂多样，极易误诊为贫血、低血糖等，误诊率高。对原因不明的畏寒、易感染、毛发脱落、颜面浮肿等患者应详细询问病史，特别是要向其家属询问，注意有无产后大出血、无乳、闭经、性功能减退等病史，如有可高度怀疑为席汉综合征，应尽早检查甲状腺功能、垂体前叶素分泌情况。

知识拓展

席汉综合征是由于垂体前叶组织细胞变性坏死，导致垂体直接分泌的激素减少，再由于垂体-甲状腺轴、垂体-肾上腺轴、垂体-性腺轴受到了影响，导致患者甲状腺激素（FT3、FT4）、肾上腺激素（皮质醇）、性激素（FSH、LH、P、E2）的分泌减少，从而导致低血糖、贫血、乏力、怕冷、性欲减退等临床症状的发生。席汉综合征的诊断标准包括：产后大出血病史；产后无泌乳、闭经、性欲减退、乏力、怕冷、皮肤干燥等垂体前叶功能减退症状；垂体促肾上腺皮质激素、皮质醇激素、促甲状腺激素、甲状腺激素、生长激素、血清泌乳素、黄体生成素、卵泡刺激素、雌二醇低下；排除头部外伤、头部肿瘤手术或放疗术后，淋巴细胞性垂体炎、感染与浸润病变、垂体卒中等原因所致腺垂体功能减退。

易与席汉综合征混淆疾病的鉴别诊断：①原发性甲状腺功能减退症：甲状腺激素合成、分泌或生物效应不足或缺乏所致的以甲状腺功能减退为主要特征的疾病。幼儿发病表现为生长和发育迟缓、智力障碍，称为呆小症，成人发病表现为全身性代谢减低、细胞间糖胺聚糖沉积。根据原发性病因的不同，可分为原发性甲减、继发性甲减、三发性甲减、外周组织性甲减。②内分泌腺功能减退综合征：同一患者同时或继发两种以上的内分泌腺疾病，主要为甲状腺病症、肾上腺病症、子宫内膜病变，具有遗传特性，多以产后大出血为诱因。与原发性甲减促甲状腺激素（thyroid stimulating hormone，TSH）升高不同，席汉综合征患者 TSH 多正常。与内分泌腺功能减退综合征具有遗传特性不同的是，席汉综合征是因产后大出血导致的获得性疾病，不存在遗传特性。根据患者病史及实验室检查可以初步进行易混淆疾病的鉴别诊断。

治疗方面，针对席汉综合征患者低血糖、低血钠状态，及时补充高糖及盐水，同时补充能量。另外给予氢化可的松替代治疗（0.9% 生理盐水 250 mL+ 氢化可的松 50 mg ivgtt）、外源性甲状腺素、性激素补充治疗。5 天后症状很快缓解，改为泼尼松片 5 mg+ 甲状腺素片 20 mg 口服；10 天后病情稳定，自觉症状明显改善出院。应注意甲状腺激素的补充需在皮质醇补充之后进行，否则易诱发肾上腺危象。低血钠的纠正应缓慢进行，每天提高血钠不超过 10 mmol/L，防止脑桥中央髓鞘溶解症的发生。在治疗过程中，需对患者血压、血糖、血电解质水平进行密切监测和评估，以调节激素治疗剂量。嘱患者出院后终身激素替代治疗，定期复查，随访 3 个月，不可私自停药，避免垂体危象的发生。

案例总结

本案例患者 16 余年来一直未明确诊断席汉综合征，因垂体缺血坏死程度及代偿能力不同，腺垂体受损累及的性激素、生长激素和甲状腺激素分泌减退症状起病隐匿，极易与其他疾病混淆，如贫血、低血糖、甲状腺功能减退等。另外，由于席汉综合征患者较少见，基层医师可能对席汉综合征认识不足，易导致疾病的漏诊、误诊。因此，当患者为不明原因低血糖发作的经产妇时，一方面应做好详细询问患者的生育史、月经史等病史和查体工作，发现利于病情判断的蛛丝马迹；另一方面，应尽早完善甲状腺功能、性激素、皮质醇激素、垂体 MRI 等检验、检查，尽快明确诊断，以免延误治疗，给患者带来经济和心理负担。

专家点评

该案例患者产后大出血至今 16 余年，其间多次于当地医院就诊，查出低血糖、贫血，但并未得到席汉综合征的明确诊断。一方面是垂体具有很强的储备能力，当大于 3/4 的垂体受损时才会表现出典型的临床症状；另一方面，基层医院特别是非内分泌科医师对席汉综合征的认识不足，临床医师对任何疾病都应详细询问病史，仔细查体。本案例患者有产后大出血病史，产后无乳，平素乏力，查体呈贫血貌，体毛稀疏，入院后查患者的各垂体靶腺轴明显受累，可明确诊断为席汉综合征。同时该患者出现低血糖、贫血等症状，考虑并发垂体危象。垂体危象（即垂体前叶功能减退危象）的诊断标准是在诊断垂体前叶功能减退（如席汉综合征）的同时合并以下 1 项或几项：包括低体温、高热、低血糖、低血压、水中毒、昏迷等。垂体危象比较常见的病因为席汉综合征和垂体卒中。该例患者主要表现为低血糖型，也是垂体危象最多见的类型，多见于进食过少、感染消耗、内源性胰岛素分泌或注射外源性胰岛素导致低血糖而发病。

询问病史和实验室检查对于席汉综合征患者的诊断及垂体危象的辨别具有重要的意义。

参考文献

［1］陈淑云，王稚珍，董长明．席汉氏综合征 2 例误诊分析［J］．黑龙江医药，1992，（11）：31-32.

［2］方团育，张玉海，全会标，等．中枢性及原发性甲状腺功能减退症临床特征比较［J］．广东药学院学报，2016，32（2）：253-255.

［3］段丽君，郭洪涛，商书霞，等．席汉综合征误诊二例［J］．临床误诊误治，2019，32（6）：15-17.

［4］LAGAN À A S，VITALE S G，NOVENTA M，et al. Current management of polycystic ovary syndrome：from bench to bedside［J］.Int J Endocrinol，2018，2018：7234543.

40

立普妥引起横纹肌溶解合并肝肾损伤

作者：李小虹[1]，黄婷婷[2]（江苏省常州市武进人民医院，1 检验科；2 神经内科）
点评专家：恽志华（常州市武进人民医院）

前言

立普妥是由辉瑞公司研发的降脂药，成分名是阿托伐他汀钙片，是临床常用的他汀类药物之一，主要用于治疗由高胆固醇血症、冠心病、糖尿病和动脉粥样硬化性疾病等引起的血脂异常。它的副作用主要有两个方面：一个是肌肉毒性，另一个是肝毒性。立普妥可引起横纹肌破坏和崩解，导致细胞内容物如肌酸激酶（creatine kinase，CK）、肌红蛋白、电解质等成分进入细胞外液及血液循环，引起内环境紊乱甚至急性肾损伤。立普妥以肝为主要代谢途径，长时间使用会造成肝功能检查异常，天冬氨酸氨基转移酶、丙氨酸氨基转移酶和血碱性磷酸酶升高。

案例经过

患者，男，76 岁。急性病程，于 2022 年 5 月 15 日来我院急诊科就诊，入院前 5 小时余，无明显诱因出现左侧肢体无力加重，当时能持物，不能独立行走。患者无头痛、头晕，无恶心、呕吐，无反应迟钝、呼之不应，无精神异常、胡言乱语，无吞咽困难、饮水呛咳，无四肢抽搐、大小便失禁，无跌倒外伤。既往有脑梗死病史，遗留左侧肢体活动欠灵活；有心房颤动病史，未抗凝，平素口服拜阿司匹林、波立维、立普妥卒中二级预防；有高血压病史 10 年余，口服安博诺 1 片 qd 降压，平素血压控制尚可，否认糖尿病病史，否认冠心病病史。

实验室和器械检查发现谷丙转氨酶 246 U/L ↑，谷草转氨酶 186 U/L ↑，乳酸脱氢酶 303 U/L ↑，肌酸激酶 557 U/L ↑，肌酸激酶同工酶 62 U/L ↑，尿素氮 9.10 mmol/L ↑，尿酸 722.20 μmol/L ↑，肌酐 173 μmol/L ↑，N 末端脑钠肽前体 704 pg/mL ↑。查头颅 CT 未见出血灶，初步诊断为脑梗死，收治入院进一步诊治。

入院完善相关检查，检验科检查提示肾功能异常、肝功能异常、高尿酸血症。头颅 CT 提示：①多发性腔隙脑梗死。②老年脑。胸部 CT 及其他检查提示：两肺下叶背侧轻度间质性/坠积性改变；心影增大，冠脉钙化。③附件双肾囊肿可能。临床予以完善头颅磁共振检查进一步明确梗死部位及大小，暂予以抗血小板聚集、活血化瘀、脑保护、保肝、降同型半胱氨酸（homocysteine，Hcy）、监控血压等对症治疗。

案例分析

1. 检验案例分析

患者入院后进行实验室检查，根据生化指标分析，患者除了肝肾功能受损，肌酸激酶也异常升高。总胆红素 23.2 μmol/L ↑，直接胆红素 6.3 μmol/L ↑，谷丙转氨酶 223 U/L ↑，谷草转氨酶 185 U/L ↑，谷氨酰氨基转移酶 115 U/L ↑，乳酸脱氢酶 296 U/L ↑，肌酸激酶 613 U/L ↑，同型半胱氨酸 69.6 μmol/L ↑，胱抑素 C 2.36 mg/L ↑，肌酐 158.3 μmol/L ↑，尿酸 800.5 μmol/L ↑，胆固醇 3.67 mmol/L ↓，甘油三酯 1.97 mmol/L ↑，载脂蛋白 A1 0.92 g/L ↓，余无特殊。

通常情况下，肌酸激酶升高的临床意义有：

①肌肉损伤：受到外伤时，肌肉挤压引起肌酸激酶升高，肌肉剧烈收缩和痉挛，比如，癫痫发作时，肌酸激酶也会升高。

②心肌受损：心肌受损后 2~4 h 肌酸激酶开始上升，12~48 h 达高峰，2~4 天恢复正常，且增高程度与心肌受损程度基本一致。

③药物副作用：某些药物如他汀类，可能引起肌酸激酶升高。

④其他：感冒、自身免疫性疾病、皮肌炎、脑梗死、溶栓治疗及各种手术、剧烈运动等。

检验人员从检验的角度分析和思考，结合患者有肌肉疼痛和乏力的表现以及其他辅助检查，主动联系临床医生，查看患者常用药物后，发现患者常年服用的立普妥（阿托伐他汀钙片）有可能会导致患者出现横纹肌溶解综合征，合并肝肾功能的损伤，并且该患者属于横纹肌溶解综合征早期阶段，还未出现电解质紊乱和血红蛋白尿。嘱患者立即停用立普妥，并调整用药。由于干预及时，患者出院 13 天后复查肝肾功能，不仅肌肉酸痛和乏力症状消失，而且乳酸脱氢酶（199 U/L）、肌酸激酶（59 U/L）等指标均趋于正常。

2.临床案例分析

本案例患者为老年男性，2017 年有脑梗死病史，遗留左侧肢体活动欠灵活。患者急性起病，有多重脑血管病危险因素，临床表现为左侧肢体无力加重，查体见局灶性神经系统受损呈阳性体征，结合头颅 CT 排除外出血及血生化结果，诊断为"脑梗死、心房颤动、高血压病、肾功能异常、肝功能异常、高尿酸血症、脑梗死后遗症"，予以完善头颅磁共振检查，进一步明确梗死部位及大小，暂予以抗血小板聚集、调脂、活血化瘀、脑保护等治疗。

鉴别诊断：①脑出血：一般有高血压病史，急性起病，局灶性神经功能受损，头颅 CT 显示高密度出血灶，本患者不符合。②脑栓塞：常见于房颤、心脏瓣膜病变及高凝状态患者，突发起病，迅速进展至高峰，引起神经功能缺损症状，头颅 MRI 弥散可见均匀高信号梗死灶，完善头颅 MRI、动态心电图、心超等可鉴别。③瘤卒中：常见于颅外有恶性肿瘤患者，头颅影像学可见颅内多发转移灶，周围有水肿带，有占位效应，可有环形强化，临床表现可有头痛、肢体运动感觉障碍、癫痫发作，进行性加重，该患者目前病灶占位效应及水肿不明显，无颅外肿瘤病史依据，故不支持本病。另外，本案例患者年龄较大，各脏器功能衰退，有并发心脑肾肺等重要器官病变、消化道应激性溃疡出血、肺部感染等并发症的风险，以及有严重药物不良反应危及生命甚至猝死的可能，治疗效果及预后欠佳。

后期通过检验科和临床的沟通，患者立即停用立普妥，调整用药。

知识拓展

立普妥是由辉瑞公司研发的降脂药。他汀类药物最常见的副作用为胃肠道不适，还可引起血氨基转移酶可逆性升高，罕见的不良反应有肌炎、肌痛、横纹肌溶解等，表现为肌肉疼痛、乏力、发烧，并伴有血肌酸激酶升高、肌红蛋白尿等，肌红蛋白尿还可造成急性肾功能衰竭。他汀类药物引起横纹肌溶解的发生率为 0.1%~0.5%，可以发生在治疗过程的任何时间。立普妥与免疫抑制剂、叶酸衍生物、烟酸、红霉素等合用可增加肌病发生的风险。有文献报道，他汀类药物治疗过程中会产生肝损害，但发生率极低（<0.4%），只表现为转氨酶升高。

立普妥引起横纹肌溶解、肝肾损伤的机制可能有以下几点。

（1）药效学因素：亲脂性他汀类药物（如阿托伐他汀）比亲水性他汀药物更可能渗入肌肉组织，加重肌肉毒性。

（2）免疫反应：他汀类药物在肝脏主要经细胞色素 P450（cytochromeP450，

CYP450）同工酶（CYP3A4）代谢发挥作用，该类药物通过竞争性抑制 HMG-CoA 还原酶，阻碍胆固醇生物合成，从而引起肝细胞凋亡。他汀类药物直接抑制转运蛋白，使胆管和转运蛋白抑制或损伤造成胆汁淤积。

（3）药物相互作用：当阿托伐他汀与其他通过 CYP3A4 酶代谢的药物（如大环内酯类抗生素、三环类抗抑郁药等）连用时，会导致对 CYP3A4 的竞争性抑制，减少该酶对药物的降解活性，增加了阿托伐他汀不良反应的发生概率。

（4）其他：他汀类药物导致辅酶 Q10 合成障碍，其缺乏使肌肉线粒体功能紊乱，最终导致骨骼肌功能障碍或损伤；他汀类药物使胆固醇合成减少，导致细胞膜通透性和不稳定性都增加。

案例总结

横纹肌溶解综合征早期症状比较隐匿，出现症状的肌肉多数为靠近躯干部位的肌肉，如大腿、肩关节周围、下腰部，但临床上有超过半数患者肌肉症状并不突出。轻症患者可能尿色较其他患者稍浅，仅见血清肌酸肌酶升高，而较重者可能出现急性肾损伤，临床可表现为少尿、无尿、水肿，如诊治不及时，可能会导致肾功能永久性损伤。病情严重者，也会出现严重的电解质紊乱，甚至危及生命。尤其是高龄患者，主观症状不典型，更容易误诊、漏诊，而且老年患者常合并多系统疾病，联合多种用药又易增加他汀类药物的不良反应概率。

本案例通过查阅相关文献总结了他汀类药物致横纹肌溶解和肝肾损伤的相关机制，旨在提醒临床医师注意他汀类药物的罕见不良反应，尤其是对于多系统疾病的老年患者应慎重联合用药。

专家点评

近年来，药物的副作用对人体的伤害越来越受到临床的重视，检验人应深入临床，为临床提供指导。本案例通过临床症状肌肉酸痛和乏力，加上检验指标乳酸脱氢酶和肌酸激酶升高从而提示临床他汀类药物致横纹肌溶解和肝肾损伤可能，为临床早期诊断和治疗提供了方向。

参考文献

［1］ STAHL K，RASTELLI E，SCHOSER B. A systematic review on the definition of rhabdomyolysis［J］. J Neurol，2020，267（4）：877-882.

［2］ SHARMA U. Statin-induced delayed rhabdomyolysis［J］. BMJ Case Rep，2019，12（9）：e231125.

［3］ CLARKE A T，MILLS P R. Atorvastatin associated liver disease［J］. Dig Liver Dis，2006，38（10）：772-777.

［4］ 田旭，张红梅，李艳娇. 阿托伐他汀钙致横纹肌溶解合并急性肝肾损伤 1 例［J］.中国医院药学杂志，2020，40（16）：1789-1791.

41

垂体危象

作者：戴梁琴[1]，方霞[2]（西南医科大学附属医院，1 医学检验部；2 内分泌科）

点评专家：叶婷（西南医科大学附属医院）

前言

患者，女性，36 岁，因"咳嗽 1 月余，加重伴头晕、恶心 10 余天"入院，体格检查未见明显异常，完善血常规、电解质、垂体激素七项、降钙素原、痰涂片镜检、头胸部 CT、磁共振等相关检查后，诊断为垂体危象，给予抗感染、补液、抗休克、纠正电解质、糖皮质激素、甲状腺激素、性激素替代治疗后，患者血压升高，电解质恢复正常，病情好转。

垂体危象是指原有垂体前叶功能减退，促甲状腺激素、促肾上腺激素、促性腺激素、生长激素、泌乳素、黄体生成素等多种激素分泌不足，机体应激能力下降，出现以体温调节异常、循环衰竭、水电解质失衡和意识障碍为主要表现的临床急危重症。

垂体危象一旦发生，除了积极治疗原发病因，还需要积极进行激素替代的治疗和对症处理。

案例经过

患者，女，36 岁。1 个月前无明显诱因出现咳嗽，10 天前出现头晕、恶心，伴乏力，食欲减退，尿量减少等不适，进食、进饮后症状稍加重，3 天前出现血压过低、一过性意识丧失、休克等，于当地医院予以对症处理后转入我院。患者自诉出生时大脑缺氧，后诊断为垂体功能障碍，5~18 岁使用生长激素。

查体：神清，双侧瞳孔等大，形圆，尿管固定可靠，引流出淡黄色液体；口唇红润，各瓣膜听诊区未闻及病理性杂音；腹软，无压痛及反跳痛，肝脾未及；双下肢无浮肿、四肢活动自如。完善血常规、电解质、垂体激素七项、降钙素原、痰涂片镜检、头胸部CT、磁共振等相关检查后，诊断为垂体危象。

案例分析

1. 检验案例分析

该患者出生时大脑缺氧，诊断为垂体功能障碍，5~18 岁使用生长激素。入院后完善各项检查，检查结果如下。

（1）血细胞分析：白细胞 19.76×10⁹/L ↑，中性粒细胞数 18.55×10⁹/L ↑，红细胞数 $3.58×10^{12}$/L ↓，降钙素原 0.074 ng/mL，提示存在感染性疾病可能。

（2）痰涂片：革兰氏阳性球菌（+++），提示存在肺部细菌感染。

（3）电解质：钾 3.30 mmol/L ↓，钠 129.0 mmol/L ↓，氯 94.0 mmol/L ↓，提示电解质紊乱。

（4）垂体激素七项：垂体泌乳素 2.93 ng/mL ↓，促甲状腺素 0.365 mIU/L ↓，促肾上腺皮质激素（8：00）5.22 pg/mL ↓，皮质醇（8：00）31.45 μg/dL ↑。患者垂体靶腺相关激素含量降低，提示垂体功能减弱；皮质醇含量过高，提示可能存在应激、炎症或肾上腺功能异常。

垂体危象患者相关指标变化：腺垂体分泌的七种激素含量下降，包括促甲状腺激素、促肾上腺皮质激素、生长激素、两种促性腺激素（卵泡刺激素和黄体生成素作用于睾丸和卵巢）、垂体泌乳素、促黑素。以上一种或多种垂体激素分泌不足的临床表现：①促甲状腺激素分泌不足综合症；②促肾上腺皮质激素分泌不足综合症；③生长激素不足综合症；④促性腺激素和催乳素分泌不足综合症；⑤垂体内及附近肿瘤压迫。垂体对下丘脑释放激素（如促甲状腺激素释放激素、促黄体激素释放激素）刺激无反应或反应明显减低。血常规检查可发现不同程度贫血；血胆固醇增高；空腹血糖降低，血钠降低；基础代谢率降低。垂体 X 线、电子计算机断层扫描、磁共振、血管造影可发现垂体肿瘤。本案例患者血压 89/55 mmHg，垂体激素七项检查提示皮质醇 8：00升高，垂体泌乳素、促甲状腺素、促肾上腺皮质激素降低，电解质检查示钾、钠、氯含量降低，考虑垂体危象。

2. 临床案例分析

结合病史和各项检查做出诊断。本案例患者曾诊断为垂体功能障碍，此次突发咳嗽、头晕、恶心、呕吐、低血压、电解质紊乱，考虑感染诱发垂体危象。患者血压低，常见的继发性低血压是由某些疾病或者药物引起的低血压，患者恶心、呕吐，体液丢失过多，造成体内电解质大量流失，电解质紊乱。进一步检查提示患者体内垂体靶腺相关激素低，垂体扫描提示：空蝶鞍。患者原有垂体功能不足，在遭受应激后体内的激素储备不足以对抗外界侵害，导致机体内环境紊乱。

垂体危象常见病因有席汉综合征、垂体卒中、垂体损伤。席汉综合征是产后大出血引起的垂体栓塞以及缺血性坏死，进而引发垂体功能不全，在应激状态下可进展成垂体危象。垂体卒中是垂体腺瘤出血，可能与外伤、高血压、心脏手术、垂体动态功能试验等有关，病死率高达19%，症状可以在几小时至几天内进展，包括头痛、视野缺损、头晕、呕吐和意识障碍等。蝶鞍区手术、放疗和创伤可能损伤正常垂体组织，细菌、病毒、真菌、结核等引起的垂体炎症也是病变的重要原因之一。

垂体危象的治疗：发生垂体危象时应积极寻找诱因，去除诱因。治疗方式主要包括激素替代治疗和对症支持治疗。高热、休克、低血糖患者应立即静脉注射葡萄糖和氢化可的松，根据病情7~10天后可改为正常替代量口服，同时予以甲状腺激素替代治疗。合并感染者，经验性给予抗生素。

本案例患者使用糖皮质激素、甲状腺激素、性激素替代治疗，同时进行抗感染、补液、抗休克、纠正电解质紊乱等对症支持治疗，12天后患者血压升高、电解质恢复正常，病情好转。

知识拓展

垂体危象是指在原有垂体前叶功能减退的基础上，因垂体前叶部分或多种激素分泌不足，导致肾上腺皮质激素和/或甲状腺激素缺乏，机体应激能力下降，出现以体温调节异常、循环衰竭、水电解质失衡和意识障碍为主要表现的临床急危重症，又称为垂体前叶功能减退危象，病死率为6%~33%，早期诊断和治疗可改善预后。垂体功能减退时激素出现异常的顺序一般为生长激素、促性腺激素、促甲状腺激素、促肾上腺皮质激素。垂体危象可分为高热型、低血糖型、低血压型、水中毒型和混合型。怀疑垂体危象时应进行垂体激素的测定、血常规、电解质、血脂、血糖及影像学方面的检查。同时要注意与垂体危象相关的疾病鉴别：①原发性靶腺功能减退时，靶腺激素血浓度降低，相应垂体激素血浓度升高，垂体刺激试验无异常。②垂体瘤压迫颅内血管时，可引起偏瘫等，需与脑血管意外鉴别。脑血管意外既往无继发性靶腺功能减退症状，靶腺及垂体激素血浓度测定在正常水平，还可行CT或MRI相鉴别。③低血糖或低钠脑病昏迷患者，靶腺及垂体激素血浓度基本正常。本案例患者以呼吸系统症状为首发临床表现，后出现头晕、恶心不适，血压降低，血清钠、钾水平低，皮质醇增高，促甲状腺素、促肾上腺皮质激素降低，头颅CT提示部分空蝶鞍，高度提示垂体危象。垂体危象会导致机体应激功能下降，易并发感染，导致败血症、急性心肌梗死、脑血管意外等不良后果。因此，对于垂体危象早期发现、及时诊断、尽早治疗十分重要。

案例总结

垂体危象是多种损害因素作用于腺垂体引起垂体功能全部或大部分被破坏后产生的一系列内分泌腺功能减退表现，导致如休克、昏迷、代谢紊乱等危急征象，若得不到及时诊治，通常会快速危及生命。垂体危象的处理原则除了积极治疗原发病，还要进行激素替代治疗和对症处理，需要及时纠正低血糖、低血压、电解质紊乱，观察患者病情，监测患者生命体征。

专家点评

垂体危象是垂体功能减退症患者在遇到应激情况或处理不当时诱发的代谢功能紊乱和器官功能失调。该案例患者幼时垂体功能受损，此次因感染诱发垂体危象，患者血压低，检验结果可见垂体激素降低，电解质提示低血钠，是一例典型病例。垂体危象除了补充激素治疗，还应及时去除诱因。此外，患者有咳嗽症状，血常规提示中性粒细胞明显升高，考虑细菌感染，可进一步进行痰培养等检查，明确病原体后进行针对性治疗。

由此可见，检验可在不同程度上为疾病诊断指明方向并支撑临床诊断，某些结果更是确诊的关键证据。在工作中，检验人员在得到准确的结果的基础上，与临床医生进行及时、充分的沟通并提出诊疗建议，对全方面诊治疾病具有重要意义。

参考文献

［1］SHEEHAN H L. Post-partum necrosis of the anterior pituitary［J］. Ir J Med Sci，1948，（270）：241-255.

［2］方亦斌，岳志健. 垂体卒中研究进展［J］. 临床神经外科杂志，2009，6（2）：105-106.

［3］ANDERSON T J，GREGOIRE J，PEARSON G J，et al. 2016 Canadian Cardiovascular Society Guidelines for the Management of Dyslipidemia for the Prevention of Cardiovascular Disease in the Adult［J］. Can J Cardiol，2016，32（11）：1263-1282.

42

Gitelman 综合征

作者：乔建启[1]，司御臣[2]（河北省沧州中西医结合医院，1 实验诊断科；2 糖尿病科）

点评专家：张靖宇（河北省沧州中西医结合医院）

前言

家族性低钾低镁血症（familial hypomagnesemia hypokalemia，Gitelman 综合征）是一种罕见的常染色体隐性遗传的失盐性肾小管疾病，肾远曲小管重吸收钠离子和氯离子障碍导致的原发肾性失盐性疾病。临床主要表现为低血钾、低氯性碱中毒、低血镁、低尿钙及正常或偏低的血压同时血浆肾素以及醛固酮水平升高，部分患者会出现抽搐、面部麻木等临床表现。本病发病隐匿，易误诊、漏诊。

案例经过

患者，女，34 岁。主诉一年前出现左肩关节疼痛伴活动不利，劳累后加重，休息后缓解，曾就诊于当地医院行关节腔注射药物治疗，治疗效果欠佳，近日疼痛加重就诊于我院。查体并检查后对症治疗行"左肩关节镜下清理肩袖缝合术"，术后情况良好，患者既往低钾病史，病因未明，为进一步寻求病因，遂转至糖尿病科继续治疗。

既往史：低血钾病史，口服氯化钾缓释片治疗，间断补钾多年反复血钾偏低，未予以特殊治疗，否认糖尿病、高血压、冠心病等慢性病史。

入院检查结果如下。

彩超：心脏结构及功能未见异常，心包未见明显异常。

实验室检查。血常规：白细胞计数 4.86×10^9/L，血红蛋白 94.0 g/L↓，血小板计数 373×10^9/L↑。尿常规未见明显异常。凝血功能：纤维蛋白原 5.10 g/L↑，D- 二聚体、纤维蛋白（原）降解产物（FDP）等均正常。血气分析：pH 7.474↑（参考范围

7.350~7.450），实际碳酸氢根 27.0 mmol/L（参考范围 21.0~28.0 mmol/L），标准碳酸氢根 27.4 mmol/L↑（参考范围 21.0~28.0 mmol/L）。甲状腺功能正常。

生化结果：白蛋白 39.4 g/L↓、钾 2.83 mmol/L↓，氯 96.93 mmol/L↓，镁 0.46 mmol/L↓。

临床初步诊断：①左肩袖损伤；②低钾血症。

案例分析

1.临床案例分析

患者为青年女性，基本情况、进食、睡眠正常，未诉特殊不适。追问病史，患者 15 岁首次发现低钾血症，间断复查血钾，均偏低，服用氯化钾缓释片治疗，效果不佳，未予特殊治疗。入院后反复发生血钾低于正常，低钾血症诊断明确。

分析低钾原因如下。

（1）摄入钾不足：常见于长期禁食、少食，每日摄入钾 <3 g，并持续 2 周以上；该患者进食正常，与此不符，可排除。

（2）排钾过多：①胃肠失钾。因消化液丢失而失钾，见于长期大量呕吐、腹泻、胃肠引流或造瘘等，患者无上述情况，故排除。②肾脏失钾。肾脏疾病如急性肾功能衰竭多尿、肾血管酸中毒、Liddle 综合征，患者肾功能正常，碱中毒，完善 24 h 尿电解质进一步明确诊断；患者低钾血症、低镁血症，血压正常，目前不排除 Gitleman 综合征，完善高血压五项、氢氯噻嗪试验进一步明确诊断。利尿剂的使用如呋塞米等，患者近来未使用利尿剂，暂不考虑该原因；某些抗生素的使用，如青霉素、庆大霉素等，患者未使用该类药物；糖皮质激素应用所致低钾血症，可排除。③其他原因所致失钾。如大面积烧伤、放腹水、腹透等，患者不存在上述情况，可排除。

（3）转移性低钾血症：①甲状腺功能亢进症。患者无甲亢，排除此诊断。②应激状态，可发生钾转移，患者无应激状态，不支持此原因。

（4）稀释性低钾血症：细胞外液潴留时，出现相对低钾，常见于水中毒或大量补液时未及时补钾，与此患者不符，可排除。

鉴于患者低钾、低镁、碱性中毒，应行氢氯噻嗪试验进一步明确诊断。

2.检验案例分析

患者血压正常，甲状腺功能等均正常，排除转移性低钾、高血压用药造成低钾，目前考虑患者肾性失钾可能性大，遂与临床沟通，建议继续补钾治疗，复查电解质与尿液电解质，排除肾性失钾。

检验结果显示：补钾后血钾 2.83 mmol/L↓，血氯 97.8 mmol/L↓，镁 0.46 mmol/L↓。

24 h 尿钾 54.7 mmol/L，24 h 尿钠 273.5 mmol/L，24 h 尿钙 0.28 mmol/L，患者明显为肾性失钾患者。

次日医嘱氢氯噻嗪试验，结果提示：ΔFECl 为 0.98%，小于 2.86%。尿钾：54.7 mmol/24 h，同步血钾：3.05 mmol/L。患者肾性失钾，血压正常，低血钾、低血镁、低尿钙，代谢性碱中毒，醛固酮正常，肾素明显高于正常，再结合氢氯噻嗪试验结果，考虑 Gitleman 综合征诊断较明确。

建议患者行基因检测进一步明确诊断，患者及家属表示暂缓基因检测。为患者加用门冬氨酸钾镁片 2 片 tid。补充诊断：Gitelman 综合征。

知识拓展

Gitelman 综合征是常染色体隐性遗传病，基因突变造成肾远端小管的离子转运蛋白（氢氯噻嗪类利尿剂敏感的钠氯共同转运体 NCC）先天功能缺陷，引起钠氯重吸收障碍，进而引起水电解质紊乱及一系列临床症状，包括低钾血症、低镁血症、代谢性碱中毒等。最早在 1966 年被 Gitelman 等人报道。Gitelman 综合征的患病率为 1/40000，发病年龄段主要见于青少年和成年。

Gitelman 综合征多于青少年及成年起病，主要表现为肢体乏力、烦渴、多尿等低钾导致的临床症状，严重时可导致下肢瘫软，部分患者由于长期低镁，可导致软骨钙沉着，出现关节肿胀疼痛、骨质疏松症等。Gitelman 综合征还可合并原发性醛固酮增多症、骨质疏松症、干燥综合征，甚至心律失常等疾病。Gitelman 综合征的发生、发展往往与多种并发症共存，并发症及合并症的干预或者治疗对 Gitelman 综合征患者的生存和预后具有重要的临床价值。

案例总结

从本案例中我们得到了如下启发：①临床上我们经常会遇到检验结果为低钾血症的患者，检验人员虽然不能与患者直接接触，但是也应该关注患者就诊科室、年龄、是否有基础疾病等容易被忽略的基本信息；②对于异常检验结果，需复查，排除可能的干扰因素，并积极与临床沟通，寻找病因，保证每一份检验结果质量，真正实现检验指导临床应用的价值。

专家点评

本案例就 1 例多年低血钾症患者进行分析，通过缜密的实验室检查，判断了疾病的病因，不仅体现了临床诊疗思维经验的重要性，也充分表明临床与检验沟通的重要性。

随着医疗水平的发展，检验人员不能只局限于保证检验结果的准确性，更应该参与到临床会诊、疾病的诊疗工作中来，检验能力的提升可以更好地指导临床应用，规范准确的检验结果可以帮助临床医生排忧解难，为患者提供更好的服务。

参考文献

［1］ 中国研究型医院学会罕见病分会，中国罕见病联盟，北京罕见病诊疗与保障学会，等. Gitelman 综合征诊疗中国专家共识（2021 版）［J］. 协和医学杂志，2021，12（6）：902-912.

［2］ 魏伟平，全会标，李云倩，等. Gitelman 综合征二例［J］. 临床内科杂志，2023，40（2）：131-132.

［3］ 穆妮热·阿塔吾拉，郭艳英. Gitelman 综合征并发症及常见合并症的研究进展［J］. 医学研究杂志，2023，52（5）：177-179，114.